甘肃省中药配方颗粒标准

第一卷

甘肃省药品监督管理局 编

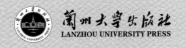

兰州大学出版社
LANZHOU UNIVERSITY PRESS

图书在版编目（ＣＩＰ）数据

甘肃省中药配方颗粒标准. 第一卷 / 甘肃省药品监督管理局编. -- 兰州 ：兰州大学出版社，2023.7
ISBN 978-7-311-06521-8

Ⅰ．①甘… Ⅱ．①甘… Ⅲ．①中成药－颗粒剂－标准－甘肃 Ⅳ．①R286-65

中国国家版本馆CIP数据核字(2023)第134169号

责任编辑　钟　静
封面设计　汪如祥

书　　名　甘肃省中药配方颗粒标准(第一卷)
作　　者　甘肃省药品监督管理局　编
出版发行　兰州大学出版社　（地址:兰州市天水南路222号　730000）
电　　话　0931-8912613(总编办公室)　0931-8617156(营销中心)
网　　址　http://press.lzu.edu.cn
电子信箱　press@lzu.edu.cn
印　　刷　陕西龙山海天艺术印务有限公司
开　　本　880 mm×1230 mm　1/16
印　　张　23.75(插页4)
字　　数　564千
版　　次　2023年7月第1版
印　　次　2023年7月第1次印刷
书　　号　ISBN 978-7-311-06521-8
定　　价　245.00元

《甘肃省中药配方颗粒标准》（第一卷）
编辑委员会

《甘肃省中药配方颗粒标准》（第一卷）
编写单位

甘肃省药品检验研究院

兰州市中药配方颗粒研究推广实训基地

国家药品监督管理局中药材及饮片质量控制重点实验室

广东一方制药有限公司

江阴天江药业有限公司

华润三九医药股份有限公司

四川新绿色药业科技发展有限公司

北京康仁堂药业有限公司

甘肃佛慈红日药业有限公司

前　言

　　中药配方颗粒是采用符合炮制规范的单味中药饮片经提取、分离、浓缩、干燥、制粒、包装等制成供中医临床配方使用的颗粒；是对传统中药饮片的补充，经中医临床配方后，供患者使用。中药配方颗粒是在传统中药汤剂基础上经水煎提取制成，保持了其物质基础，免除了煎煮环节，方便患者携带保存，易于调制和适合工业化生产。

　　按照国家药监局等四部门《关于结束中药配方颗粒试点工作的公告》要求，甘肃省药监局高度重视此项工作，积极组织开展我省配方颗粒质量标准修订、制定工作，建立健全甘肃省中药配方颗粒质量标准制定体制机制，起草制定有关甘肃省中药配方颗粒地方标准修订工作的程序及技术要求等。为了加强甘肃省中药配方颗粒生产、使用、检验和监督管理，并为监管提供法定技术依据，甘肃省药品监督管理局启动了《甘肃省中药配方颗粒标准》（第一卷）的编制工作。

　　《甘肃省中药配方颗粒标准》（第一卷），共收载130个品种的中药配方颗粒质量标准。配方颗粒品种均由水煎煮制备，与传统汤剂保持一致。丁香、高良姜、砂仁（阳春砂）、羌活（羌活）收集挥发油（以β-环糊精适量包合），在混匀前加入挥发油β-环糊精包合物，制粒。各品种项下按照中文名、汉语拼音、来源、制法、性状、鉴别、特征图谱或指纹图谱、检查、浸出物、含量测定、规格、贮藏等项目书写。通过专属性薄层鉴别、特征图谱和含量测定等项目，旨在提高中药配方颗粒的质量可控性，确保生产验证工艺中中药配方颗粒的含量、特征图谱数据及化学成分与随行标准汤剂相当，且具有较好的量值传递关系，并促使企业严格按生产工艺规范生产，保证中药配方颗粒的质量。

　　《甘肃省中药配方颗粒标准》（第一卷），标准号为PFKLBZ-001-2021至PFKLBZ-029-2021的中药配方颗粒地方标准，于2021年11月1日正式实施；标准号为PFKLBZ-030-2021至PFKLBZ-050-2021的中药配方颗粒地方标准，于2021年11月24日正式实施；标准号为PFKLBZ-051-2021至PFKLBZ-130-2021的中药配方颗粒地方标准，于2021年12月1日正式实施；标准号为PFKLBZ-131-2022至PFKLBZ-193-2022的中药配方颗粒地方标准，于2022年4月

26 日正式实施。

《甘肃省中药配方颗粒标准》（第一卷）正式发布实施后，原《甘肃省中药配方颗粒质量标准（试行）》（第一册）收载的相应品种同时终止执行；中药配方颗粒国家药品标准一经颁布实施，本卷《标准》收载的相同品种（规格）即行废止，其修订及解释权归甘肃省药品监督管理局。对其中存在的疏漏和不妥之处，敬请读者和使用单位提出宝贵意见，以便今后改进和提高。我们谨向对本卷《标准》的编制工作给予大力支持的有关单位、领导、专家表示衷心的感谢！

甘肃省药品监督管理局

2023 年 7 月

总　目

凡　例

《甘肃省中药配方颗粒标准》（第一卷）（以下简称"本卷《标准》"），是由甘肃省药品监督管理局颁布实施的地方标准；是甘肃省中药配方颗粒生产、流通、使用、检验和监督管理的法定技术依据。中药配方颗粒国家药品标准一经颁布实施，本卷《标准》收载的相同品种（规格）标准即同时停止使用。

凡例是解释和正确使用本卷《标准》的基本指导原则，是对正文及检验有关的共性问题所作的统一规定，避免在正文中重复说明。凡例中的有关规定具有法定约束力。

本卷《标准》为了规范和方便引用，每一个品种均编制一个唯一的标准编号，标准编号格式规定如下：

PFKLBZ-***-2021

其中"PFKLBZ"为"配方颗粒标准"，"***"为3位标准编号，"2021"为标准颁布的年份。

一、本卷《标准》由前言、目录、凡例、品名目次、正文、对照物质、中文索引（标准号）、汉语拼音索引共同构成。

二、凡例中采用"除另有规定外"这一用语，表示存在与凡例有关规定不一致的情况，在正文中另作规定，并按此规定执行。

三、本卷《标准》所用术语、计量单位、符号、试药、试液及检验方法等，除另有规定外，均以《中华人民共和国药典》（以下简称《中国药典》）凡例和通则作为依据。

四、凡例中未载入的相关技术要求和解释，参照《中国药典》凡例的相关内容，作为执行依据。

五、正文中引用的中药配方颗粒系指本卷《标准》中收载的品种，其质量应符合相关的规定。

六、本卷《标准》未制定附录，有关内容按照《中国药典》的相关规定执行。

七、本卷《标准》引用的《中国药典》《甘肃省中药材标准》及《甘肃省中药饮片炮制规范》等均指现行版，必要时在品种项下另作说明。

八、本卷《标准》各品种项下按顺序列有中文名、汉语拼音、来源、制法、性状、鉴别、特征图谱（指纹图谱）、检查、浸出物、含量测定、规格、贮藏等项目。

九、【来源】项下系指生产配方颗粒投料所用的饮片，应符合《中国药典》一部及《甘肃省中药饮片炮制规范》等标准同品种饮片项下的来源。包括原植物的科名，植物的中文名、拉丁学名、药用部位和药材名称，多来源药材在本卷《标准》各品种项下明确基原。药材来源及药用部位凡《中国药典》收载者，原则上优先收载《中国药典》现行有效版本的来源及药用部位，表述为"经炮制并按标准汤剂的主要质量指标加工制成的配方颗粒"。

十、【制法】对制备工艺进行简要描述，记载规定工艺中的主要步骤和主要技术参数，明确饮片处方量和制成总量。除丁香、羌活、砂仁、高良姜品种系先提取挥发油再水煎制备，其余品种均由水煎煮制备，与传统汤剂保持一致。

十一、【检查】除另有规定外，应参照《中国药典》通则颗粒剂项下的有关规定。特定检查项可另列标题及检测方法。

十二、【含量测定】项下规定的试验方法，测定配方颗粒中有效成分或活性成分的含量，以每1 g饮片的配方颗粒中的量表示。

十三、【规格】采用每1 g配方颗粒折算成同品种饮片量表示。

十四、本卷《标准》的修订和解释权归甘肃省药品监督管理局。

品名目次

二 画

丁

三 画

三大川小山马

四 画

天木五牛水凤

五 画

玉艾石龙北仙白半丝

六 画

地西当决灯红

七 画

麦赤芦杠两连伸皂龟羌沙附鸡

八 画

青罗垂金

九 画

胡荔南枳枸威砂牵韭香重独

十 画

莲莪桃凌高拳粉娑海浮

十 一 画

菝黄银猪猫麻密续

十二画

葫葶萹

十三画

蒲椿槐路

十四画

蔓槟

十八画

覆

中药配方颗粒标准

甘肃省药品监督管理局
中药配方颗粒标准

丁香配方颗粒
Dingxiang Peifangkeli

【来源】　本品为桃金娘科植物丁香 *Eugenia caryophyllata* Thumb. 的干燥花蕾经炮制并按标准汤剂的主要质量指标加工制成的配方颗粒。

【制法】　取丁香饮片2100 g，加水煎煮，收集挥发油适量（以β-环糊精适量包合，备用），滤过，滤液浓缩成清膏（干浸膏出膏率为13.4%～32.0%），加辅料适量，干燥（或干燥，粉碎），再加入辅料适量，加入挥发油β-环糊精包合物，混匀，制粒，制成1000 g，即得。

【性状】　本品为黄棕色至棕褐色的颗粒；气芳香浓烈，味辛、微麻舌。

【鉴别】　取本品0.5 g，加热水20 ml使溶解，放冷，用乙酸乙酯振摇提取2次，每次20 ml，合并乙酸乙酯液，蒸干，残渣加乙酸乙酯1 ml使溶解，作为供试品溶液。另取丁香对照药材0.5 g，加乙酸乙酯5 ml，振摇数分钟，滤过，滤液蒸干，残渣加乙酸乙酯1 ml使溶解，作为对照药材溶液。再取丁香酚对照品，加乙酸乙酯制成每1 ml含2 mg的溶液，作为对照品溶液。照薄层色谱法（中国药典2020年版 通则0502）试验，吸取供试品溶液和对照药材溶液各4 μl，对照品溶液1 μl，分别点于同一硅胶G薄层板上，以甲苯-乙酸乙酯-甲醇（8：1：1）为展开剂，展开，取出，晾干，喷以10%硫酸乙醇溶液，在105 ℃加热至斑点显色清晰。供试品色谱中，在与对照药材色谱和对照品色谱相应的位置上，显相同颜色的斑点。

【特征图谱】　照高效液相色谱法（中国药典2020年版 通则0512）测定。

色谱条件与系统适用性试验　以十八烷基硅烷键合硅胶为填充剂（柱长为150 mm，内径为2.1 mm，粒径为1.6 μm）；以乙腈为流动相A，以0.2%磷酸溶液为流动相B，按下表中的规定进行梯度洗脱；流速为每分钟0.30 ml；柱温为30 ℃；检测波长为255 nm。理论板数按槲皮素-3-*O*-β-D-吡喃葡萄糖醛酸苷峰计算应不低于5000。

时间（分钟）	流动相A（%）	流动相B（%）
0～8	3→10	97→90
8～15	10	90
15～35	10→20	90→80
35～49	20→100	80→0
49～50	100→3	0→97

参照物溶液的制备 取丁香对照药材0.3 g，置具塞锥形瓶中，加入70%甲醇25 ml，加热回流60分钟，放冷，摇匀，滤过，取续滤液，作为对照药材参照物溶液。另取没食子酸对照品、鞣花酸对照品、槲皮素-3-*O*-*β*-D-吡喃葡萄糖醛酸苷对照品，分别加甲醇制成每1 ml含没食子酸90 µg、鞣花酸90 µg、槲皮素-3-*O*-*β*-D-吡喃葡萄糖醛酸苷20 µg的溶液，作为对照品参照物溶液。

供试品溶液的制备 同〔含量测定〕项。

测定法 分别精密吸取参照物溶液与供试品溶液各1 µl，注入液相色谱仪，测定，即得。

供试品色谱中应呈现5个特征峰，并应与对照药材参照物色谱中的5个特征峰的保留时间相对应，其中峰1、峰4和峰5应分别与相应对照品参照物峰的保留时间相对应。

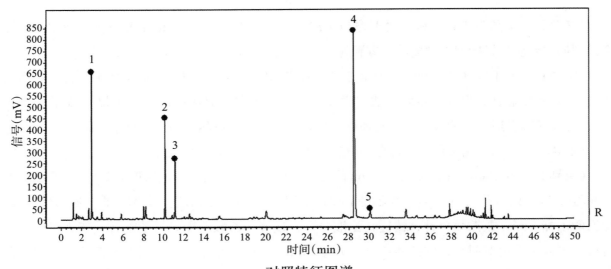

对照特征图谱

峰1：没食子酸；峰4：鞣花酸；峰5：槲皮素-3-*O*-*β*-D-吡喃葡萄糖醛酸苷

色谱柱：CORTECS T3；2.1 mm×150 mm，1.6 µm

【检查】 应符合颗粒剂项下有关的各项规定（中国药典2020年版 通则0104）。

【浸出物】 照醇溶性浸出物测定法（中国药典2020年版 通则2201）项下的热浸法测定，用乙醇作溶剂，不得少于10.0%。

【含量测定】 **挥发油** 照挥发油测定法（中国药典2020年版 通则2204）测定。

本品含挥发油应为1.0%～8.0%（ml/g）。

槲皮素-3-*O*-*β*-D-吡喃葡萄糖醛酸苷 照高效液相色谱法（中国药典2020年版 通则0512）测定。

色谱条件与系统适用性试验 以十八烷基硅烷键合硅胶为填充剂（柱长为100 mm，内径为2.1 mm，粒径为1.8 µm）；以甲醇为流动相A，以0.01%的磷酸溶液为流动相B，按下表中的规定进行梯度洗脱；检测波长为255 nm。理论板数按槲皮素-3-*O*-*β*-D-吡喃葡萄糖醛酸苷峰计算应不低于5000。

时间（分钟）	流动相A（%）	流动相B（%）
0～9	35	65
9～10	35→80	65→20
10～12	80	20

对照品溶液的制备　取槲皮素-3-*O*-β-D-吡喃葡萄糖醛酸苷对照品适量，精密称定，加甲醇制成每1 ml含50 µg的溶液，摇匀，即得。

供试品溶液的制备　取本品适量，研细，取约0.4 g，精密称定，精密加入70%甲醇25 ml，密塞，称定重量，超声处理（功率250 W，频率40 kHz）30分钟，放冷，再称定重量，用70%甲醇补足减失的重量，摇匀，滤过，取续滤液，即得。

测定法　分别精密吸取对照品溶液与供试品溶液各1 µl，注入液相色谱仪，测定，即得。

本品每1 g含槲皮素-3-*O*-β-D-吡喃葡萄糖醛酸苷（$C_{21}H_{18}O_{13}$）应为1.0 mg～7.5 mg。

【规格】　每1 g配方颗粒相当于饮片2.1 g

【贮藏】　密封。

甘肃省药品监督管理局
中药配方颗粒标准

标准号：PFKLBZ-083-2021

三棱配方颗粒
Sanleng Peifangkeli

【来源】　本品为黑三棱科植物黑三棱 *Sparganium stoloniferum* Buch.-Ham. 的干燥块茎经炮制并按标准汤剂的主要质量指标加工制成的配方颗粒。

【制法】　取三棱饮片9000 g，加水煎煮，滤过，滤液浓缩成清膏（干浸膏出膏率为5.6%～9.1%），加辅料适量，干燥（或干燥，粉碎），再加入辅料适量，混匀，制粒，制成1000 g，即得。

【性状】　本品为棕黄色至黄棕色的颗粒；气微，味淡。

【鉴别】　取本品1 g，研细，加水20 ml，微热使溶解，冷却，用乙酸乙酯振摇提取2次，每次20 ml，合并乙酸乙酯液，蒸干，残渣加甲醇1 ml使溶解，作为供试品溶液。另取三棱对照药材5 g，加水50 ml，加热回流30分钟，滤过，滤液浓缩至约20 ml，同法制成对照药材溶液。照薄层色谱法（中国药典2020年版 通则0502）试验，吸取供试品溶液5 μl、对照药材溶液15 μl，分别点于同一硅胶G薄层板上，以环己烷-乙酸乙酯-甲酸（3∶1.5∶0.1）为展开剂，展开，取出，晾干，置紫外光灯（365 nm）下检视。供试品色谱中，在与对照药材色谱相应的位置上，显相同颜色的荧光主斑点。

【特征图谱】　照高效液相色谱法（中国药典2020年版 通则0512）测定。

色谱条件与系统适用性试验　同［含量测定］项。

参照物溶液的制备　取三棱对照药材1 g，置具塞锥形瓶中，加水20 ml，加热回流30分钟，放冷，摇匀，滤过，取续滤液，作为对照药材参照物溶液。另取4-香豆酸对照品、香草酸对照品、香草醛对照品，分别加70%甲醇制成每1 ml含4-香豆酸5 μg、香草酸10 μg、香草醛10 μg的溶液，作为对照品参照物溶液。再取阿魏酸对照品，加甲醇制成每1 ml含10 μg的溶液，作为对照品参照物溶液。

供试品溶液的制备　同［含量测定］项。

测定法　分别精密吸取参照物溶液与供试品溶液各2 μl，注入液相色谱仪，测定，即得。

供试品色谱中应呈现7个特征峰，并应与对照药材参照物色谱峰的保留时间相对应，其中峰1、峰2、峰3和峰5应分别与相应对照品参照物峰的保留时间相对应。

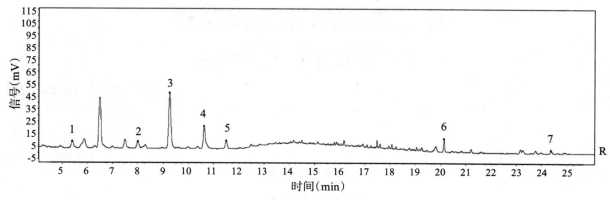

对照特征图谱

峰1：香草酸；峰2：香草醛；峰3：4-香豆酸；峰5：阿魏酸

色谱柱：CORTECS T3；2.1 mm×100 mm，1.6 μm

【检查】 应符合颗粒剂项下有关的各项规定（中国药典2020年版 通则0104）。

【浸出物】 照醇溶性浸出物测定法（中国药典2020年版 通则2201）项下的热浸法测定，用乙醇作溶剂，不得少于10.0%。

【含量测定】 照高效液相色谱法（中国药典2020年版 通则0512）测定。

色谱条件与系统适用性试验 以十八烷基硅烷键合硅胶为填充剂（柱长为100 mm，内径为2.1 mm，粒径为1.6 μm）；以乙腈为流动相A，以0.1%冰醋酸溶液为流动相B，按下表中的规定进行梯度洗脱；流速为每分钟0.30 ml；柱温为35 ℃；检测波长为300 nm。理论板数按4-香豆酸峰计算应不低于5000。

时间（分钟）	流动相A(%)	流动相B(%)
0～2	7	93
2～10	7→13	93→87
10～17	13→33	87→67
17～25	33～40	67～60

对照品溶液的制备 取4-香豆酸对照品适量，精密称定，加70%甲醇制成每1 ml含5 μg的溶液，摇匀，即得。

供试品溶液的制备 取本品适量，研细，取约0.5 g，精密称定，置具塞锥形瓶中，精密加入70%甲醇20 ml，称定重量，超声处理（功率250 W，频率40 kHz）30分钟，放冷，再称定重量，用70%甲醇补足减失重量，摇匀，滤过，取续滤液，即得。

测定法 分别精密吸取对照品溶液与供试品溶液各2 μl，注入液相色谱仪，测定，即得。

本品每1 g含4-香豆酸（$C_9H_8O_3$）应为0.10 mg～0.70 mg。

【规格】 每1 g配方颗粒相当于饮片9 g

【贮藏】 密封。

甘肃省药品监督管理局
中药配方颗粒标准

标准号：PFKLBZ-080-2021

醋三棱配方颗粒
Cusanleng Peifangkeli

【来源】 本品为黑三棱科植物黑三棱 *Sparganium stoloniferum* Buch.-Ham. 的干燥块茎经炮制并按标准汤剂的主要质量指标加工制成的配方颗粒。

【制法】 取醋三棱饮片9000 g，加水煎煮，滤过，滤液浓缩成清膏（干浸膏出膏率为5.6%～9.1%），加辅料适量，干燥（或干燥，粉碎），再加入辅料适量，混匀，制粒，制成1000 g，即得。

【性状】 本品为棕黄色至黄棕色的颗粒；气微，味淡。

【鉴别】 取本品1 g，研细，加水20 ml，微热使溶解，冷却，用乙酸乙酯振摇提取2次，每次20 ml，合并乙酸乙酯液，蒸干，残渣加甲醇1 ml使溶解，作为供试品溶液。另取三棱对照药材5 g，加水50 ml，加热煮沸30分钟，滤过，滤液浓缩至约20 ml，同法制成对照药材溶液。照薄层色谱法（中国药典2020年版 通则0502）试验，吸取供试品溶液5 μl、对照药材溶液15 μl，分别点于同一硅胶G薄层板上，以环己烷-乙酸乙酯-甲酸（3∶1.5∶0.1）为展开剂，展开，取出，晾干，置紫外光灯（365 nm）下检视。供试品色谱中，在与对照药材色谱相应的位置上，显相同颜色的荧光主斑点。

【特征图谱】 照高效液相色谱法（中国药典2020年版 通则0512）测定。

色谱条件与系统适用性试验 同［含量测定］项下。

参照物溶液的制备 取三棱对照药材1 g，置具塞锥形瓶中，加入水20 ml，加热回流30分钟，放冷，摇匀，滤过，取续滤液，作为对照药材参照物溶液。另取4-香豆酸对照品、香草酸对照品、香草醛对照品，分别加70%甲醇制成每1 ml含4-香豆酸5 μg、香草酸10 μg、香草醛10 μg的溶液，作为对照品参照物溶液。再取阿魏酸对照品适量，精密称定，加甲醇制成每1 ml含10 μg的溶液，作为对照品参照物溶液。

供试品溶液的制备 同［含量测定］项下。

测定法 分别精密吸取参照物溶液与供试品溶液各2 μl，注入液相色谱仪，测定，即得。

供试品色谱中应呈现7个特征峰，并应与对照药材参照物色谱峰的保留时间相对应，其中峰1、峰2、峰3、峰5应与相应对照品参照物峰的保留时间分别相对应。

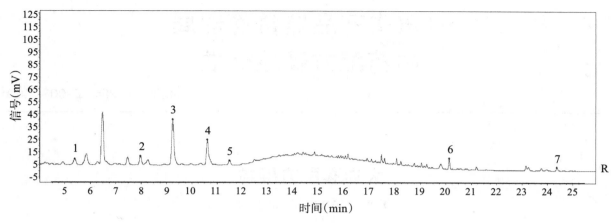

对照特征图谱

峰1：香草酸；峰2：香草醛；峰3：4-香豆酸；峰5：阿魏酸

色谱柱：CORTECS T3；2.1 mm×100 mm，1.6 μm

【检查】　应符合颗粒剂项下有关的各项规定（中国药典2020年版　通则0104）。

【浸出物】　照醇溶性浸出物测定法（中国药典2020年版　通则2201）项下的热浸法测定，用乙醇作溶剂，不得少于10.0%。

【含量测定】　照高效液相色谱法（中国药典2020年版　通则0512）测定。

色谱条件与系统适用性试验　以十八烷基硅烷键合硅胶为填充剂（柱长为100 mm，内径为2.1 mm，粒径为1.6 μm）；以乙腈为流动相A，以0.1%冰醋酸溶液为流动相B，按下表中的规定进行梯度洗脱；流速为每分钟0.30 ml；柱温为35 ℃；检测波长为300 nm。理论板数按4-香豆酸峰计算应不低于5000。

时间（分钟）	流动相A（%）	流动相B（%）
0～2	7	93
2～10	7→13	93→87
10～17	13→33	87→67
17～25	33→40	67→60

对照品溶液的制备　取4-香豆酸对照品适量，精密称定，加70%甲醇制成每1 ml含5 μg的溶液，摇匀，即得。

供试品溶液的制备　取本品适量，研细，取约0.5 g，精密称定，置具塞锥形瓶中，精密加入70%甲醇20 ml，称定重量，超声处理（功率250 W，频率40 kHz）30分钟，放冷，再称定重量，用70%甲醇补足减失重量，摇匀，滤过，取续滤液，即得。

测定法　分别精密吸取对照品溶液与供试品溶液各2 μl，注入液相色谱仪，测定，即得。

本品每1 g含4-香豆酸（$C_9H_8O_3$）应为0.10 mg～0.70 mg。

【规格】　每1 g配方颗粒相当于饮片9 g

【贮藏】　密封。

甘肃省药品监督管理局
中药配方颗粒标准

标准号：PFKLBZ-008-2021

大血藤配方颗粒
Daxueteng Peifangkeli

【来源】　本品为木通科植物大血藤 *Sargentodoxa cuneata*（Oliv.）Rehd.et Wils.的干燥藤茎经炮制并按标准汤剂的主要质量标准加工制成的配方颗粒。

【制法】　取大血藤饮片6000 g，加水煎煮，滤过，滤液浓缩成清膏（干浸膏出膏率为9.0%～14.0%），加入辅料适量，干燥（或干燥，粉碎），再加入辅料适量，混匀，制粒，制成1000 g，即得。

【性状】　本品为黄棕色至浅红棕色的颗粒；气微，味微苦。

【鉴别】　取本品0.1 g，加甲醇20 ml，超声处理20分钟，离心，上清液回收溶剂至干，残渣加甲醇2 ml使溶解，作为供试品溶液。另取大血藤对照药材0.5 g，同法制成对照药材溶液。照薄层色谱法（中国药典2020版 通则0502）试验，吸取上述两种溶液各3 μl，分别点于同一硅胶G薄层板上，以三氯甲烷-甲醇-丙酮-水（6∶3∶1∶1）的下层溶液为展开剂，展开，取出，晾干，置碘蒸气中熏至斑点显色清晰。供试品色谱中，在与对照药材色谱相应的位置上，显相同颜色的斑点。

【特征图谱】　照高效液相色谱法（中国药典2020年版 通则0512）测定。

色谱条件与系统适用性试验　以十八烷基硅烷键合硅胶为填充剂；以乙腈为流动相A，以0.1%磷酸溶液为流动相B，按下表中的规定进行梯度洗脱；流速为每分钟1.0 ml；柱温为30 ℃；检测波长为300 nm。理论板数按绿原酸峰计算应不低于5000。

时间(分钟)	流动相A(%)	流动相B(%)
0～25	5→10	95→90
25～45	10→20	90→80
45～65	20→28	80→72

参照物溶液的制备　取大血藤对照药材1.5 g，精密称定，置具塞锥形瓶中，精密加水50 ml，称定重量，煎煮，微沸30分钟，放冷，用水补足减失的重量，过滤，滤液蒸干，残渣中精密加入50%甲醇25 ml，密塞，超声处理（功率600 W，频率40 kHz）30分钟，放冷，摇匀，滤过，取续滤液，作为对照药材参照物溶液。另取绿原酸对照品适量，精密称定，加50%甲醇制成每

1 ml含50 μg的溶液，作为对照品参照物溶液。

供试品溶液的制备　取本品适量，研细，取约0.5 g，精密称定，置具塞锥形瓶中，加50%甲醇50 ml，密塞，超声处理（功率600 W，频率40 kHz）30分钟，放冷，摇匀，滤过，取续滤液，即得。

测定法　分别精密吸取参照物溶液与供试品溶液各10 μl，注入液相色谱仪，测定，即得。

供试品特征图谱中应呈现6个特征峰，并应与对照药材参照物色谱中的6个特征峰保留时间相对应，其中峰5应与对照品参照物峰保留时间相一致。

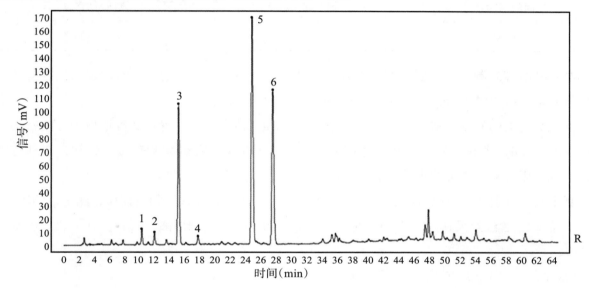

对照特征图谱

峰2：原儿茶酸；峰3：新绿原酸；峰5：绿原酸；峰6：隐绿原酸

色谱柱：Agilent Eclipse Plus C18；4.6 mm×250 mm，5 μm

【检查】　应符合颗粒剂项下有关的各项规定（中国药典2020年版　通则0104）。

【浸出物】　取本品适量，研细，照醇溶性浸出物测定法（中国药典2020年版　通则2201）项下的热浸法测定，用乙醇作溶剂，不得少于23.0%。

【含量测定】　**总酚**　对照品溶液的制备　取没食子酸对照品适量，精密称定，加水制成每1 ml含50 μg的溶液，即得。

标准曲线的制备　精密量取对照品溶液0.2 ml、0.4 ml、0.6 ml、0.8 ml、1.0 ml、1.2 ml、1.4 ml，分别置10 ml量瓶中，加水6 ml，摇匀，再加入福林酚试液0.5 ml，摇匀，0.5～8分钟内加入20%碳酸钠溶液1.5 ml，加水至刻度，摇匀。在75 ℃水浴中放置10分钟，以相应的试剂作空白，照紫外-可见分光光度法（中国药典2020年版　通则0401），在760 nm波长处测定吸光度。以吸光度为纵坐标，浓度为横坐标，绘制标准曲线。

供试品溶液的制备　取本品适量，研细，取约0.1 g，精密称定，精密加入水100 ml，密塞，超声处理（功率200 W，频率40 kHz）30分钟，放冷，滤过，取续滤液，即得。

测定法　精密量取续滤液300 μl，置10 ml棕色量瓶中，照标准曲线的制备项下的方法，自"加水6 ml"起，依法测定吸光度，从标准曲线上读出供试品溶液中相当于没食子酸的浓度，计算，即得。

本品每 1 g 含总酚以没食子酸（$C_7H_6O_5$）计，应为 100 mg～250 mg。

红景天苷、绿原酸 照高效液相色谱法（中国药典 2020 年版 通则 0512）测定。

色谱条件与系统适用性试验 以十八烷基硅烷键合硅胶为填充剂；以乙腈为流动相 A，0.1% 甲酸溶液为流动相 B，按下表中的规定进行梯度洗脱；流速为每分钟 1.0 ml；柱温为 30 ℃；检测波长为 275 nm。理论板数按绿原酸峰计算应不低于 2000。

时间（分钟）	流动相 A（%）	流动相 B（%）
0～40	6→9	94→91

对照品溶液的制备 分别取红景天苷对照品、绿原酸对照品适量，精密称定，加 50% 甲醇制成每 1 ml 含绿原酸 0.1 mg、红景天苷 50 μg 的混合溶液，即得。

供试品溶液的制备 取本品适量，研细，约 0.1 g，精密称定，置具塞锥形瓶中，精密加入 50% 甲醇 20 ml，密塞，称定重量，超声处理（功率 600 W，频率 40 kHz）20 分钟，再称定重量，用 50% 甲醇补足减失的重量，放冷，摇匀，滤过，取续滤液，即得。

测定法 分别精密吸取对照品溶液与供试品溶液各 10 μl，注入液相色谱仪，测定，即得。

本品每 1 g 含红景天苷（$C_{14}H_{20}O_7$）应为 1.0 mg～10.0 mg，含绿原酸（$C_{16}H_{18}O_9$）应为 5.0 mg～20.0 mg。

【规格】 每 1 g 配方颗粒相当于饮片 6 g

【贮藏】 密封。

甘肃省药品监督管理局
中药配方颗粒标准

标准号：PFKLBZ-057-2021

大黄（唐古特大黄）配方颗粒
Dahuang（Tanggute Dahuang） Peifangkeli

【来源】　本品为蓼科植物唐古特大黄 *Rheum tanguticum* Maxim.ex Balf. 的干燥根和根茎经炮制并按标准汤剂的主要质量指标加工制成的配方颗粒。

【制法】　取大黄（唐古特大黄）饮片4500 g，加水煎煮，滤过，滤液浓缩成清膏（干浸膏出膏率为11.1%～22.2%），加辅料适量，干燥（或干燥，粉碎），再加辅料适量，混匀，制粒，制成1000 g，分装，即得。

【性状】　本品为黄色至黄棕色的颗粒；气微，味苦、微涩。

【鉴别】　取本品0.1 g，研细，加甲醇20 ml，超声处理20分钟，滤过，取滤液5 ml，蒸干，加水10 ml使溶解，再加盐酸1 ml，加热回流30分钟，立即冷却，用乙醚分2次振摇提取，每次20 ml，合并乙醚液，蒸干，残渣加三氯甲烷1 ml使溶解，作为供试品溶液。另取大黄（唐古特大黄）对照药材0.1 g，同法制成对照药材溶液。再取芦荟大黄素对照品、大黄酸对照品、大黄素对照品、大黄素甲醚对照品和大黄酚对照品，加甲醇制成每1 ml各含1 mg的混合溶液，作为对照品溶液。照薄层色谱法（中国药典2020年版 通则0502）试验，吸取供试品溶液与对照药材溶液各5 μl、对照品溶液2 μl，分别点于同一硅胶H薄层板上，以石油醚（30～60 ℃）-甲酸乙酯-甲酸（15：5：1）的上层溶液为展开剂，在0～10 ℃展开，取出，晾干，置紫外光灯（365 nm）下检视。供试品色谱中，在与对照药材色谱和对照品色谱相应的位置上，显相同的五个橙黄色荧光主斑点。

【指纹图谱】　照高效液相色谱法（中国药典2020年版 通则0512）测定。

色谱条件与系统适用性试验　以十八烷基硅烷键合硅胶为填充剂（柱长为150 mm，内径2.1 mm，粒径为1.6 μm）；以乙腈为流动相A，以0.1%磷酸溶液为流动相B，按下表中的规定进行梯度洗脱；流速为每分钟0.30 ml；柱温为25 ℃；检测波长为260 nm，理论板数按大黄素峰计算应不低于3000。

时间（分钟）	流动相A（%）	流动相B（%）
0～1	2→11	98→89
1～3	11	89
3～6	11→15	89→85
6～8	15	85

时间（分钟）	流动相A（%）	流动相B（%）
8～9	15→18	85→82
9～12	18→19	82→81
12～14	19→25	81→75
14～20	25→27	75→73
20～25	27→40	73→60
25～28	40→100	60→0
28～35	100	0

参照物溶液的制备 取大黄（唐古特大黄）对照药材0.5 g，置具塞锥形瓶中，加水25 ml，加热回流60分钟，放冷，摇匀，滤过，取续滤液，作为对照药材参照物溶液。另取大黄素对照品，加甲醇制成每1 ml含50 μg的溶液，作为对照品参照物溶液。

供试品溶液的制备 同〔含量测定〕游离蒽醌项。

测定法 分别精密吸取参照物溶液与供试品溶液各1 μl，注入液相色谱仪，测定，记录色谱图，即得。

供试品指纹图谱中应分别呈现与参照物色谱峰保留时间相对应的色谱峰。按中药色谱指纹图谱相似度评价系统计算，采用Mark峰匹配，供试品指纹图谱与对照指纹图谱的相似度不得低于0.90。

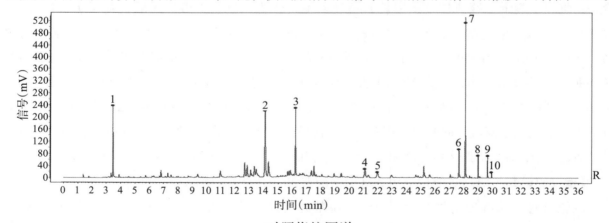

对照指纹图谱

峰1：没食子酸；峰2：大黄酸-8-*O*-*β*-D-葡萄糖苷；峰3：番泻苷A；

峰4：决明酮-8-*O*-*β*-D-葡萄糖苷；峰5：大黄素-8-*O*-*β*-D-葡萄糖苷；

峰6：芦荟大黄素；峰7：大黄酸；峰8：大黄素；峰9：大黄酚；峰10：大黄素甲醚

色谱柱：CORTECS T3；2.1 mm×150 mm，1.6 μm

【检查】 **土大黄苷** 取本品适量，研细，取约0.2 g，加甲醇10 ml，超声处理20分钟，滤过，取滤液1 ml，加甲醇至10 ml，作为供试品溶液。另取土大黄苷对照品，加甲醇制成每1 ml含10 μg的溶液，作为对照品溶液（临用新制）。照薄层色谱法（中国药典2020年版 通则0502）试验，吸取上述两种溶液各5 μl，分别点于同一聚酰胺薄膜上，以甲苯-甲酸乙酯-丙酮-甲醇-甲酸（30：5：5：20：0.1）为展开剂，展开，取出，晾干，置紫外光灯（365 nm）下检视。供试品色谱中，在与对照品色谱相应的位置上，不得显相同的亮蓝色荧光斑点。

其他 应符合颗粒剂项下有关的各项规定（中国药典2020年版 通则0104）。

【浸出物】 照醇溶性浸出物测定法（中国药典2020年版 通则2201）项下的热浸法测定，用乙醇作溶剂，不得少于20.0%。

【含量测定】 **总蒽醌** 照高效液相色谱法（中国药典2020年版 通则0512）测定。

色谱条件与系统适用性试验 以十八烷基硅烷键合硅胶为填充剂（柱长为100 mm，内径2.1 mm，粒径为1.8 μm）；以甲醇-乙腈溶液（1：4）为流动相A，以0.1%磷酸溶液为流动相B，按下表中的规定进行梯度洗脱；检测波长为254 nm。理论板数按大黄素峰计算应不低于3000。

时间（分钟）	流动相A（%）	流动相B（%）
0～15	52→75	48→25

对照品溶液的制备 取芦荟大黄素对照品、大黄酸对照品、大黄素对照品、大黄酚对照品、大黄素甲醚对照品适量，精密称定，加甲醇分别制成每1 ml含芦荟大黄素16 μg、大黄酸40 μg、大黄素15 μg、大黄酚12 μg、大黄素甲醚6 μg的混合溶液，即得。

供试品溶液的制备 取本品适量，研细，取约0.2 g，精密称定，置具塞锥形瓶中，精密加入甲醇50 ml，密塞，称定重量，超声处理（功率250 W，频率40 kHz）60分钟，放冷，再称定重量，用甲醇补足减失的重量，摇匀，滤过。精密量取续滤液5 ml，置烧瓶中，挥去溶剂，加8%盐酸溶液10 ml，超声处理（功率250 W，频率40 kHz）2分钟，再加三氯甲烷10 ml，加热回流1小时，放冷，置分液漏斗中，用少量三氯甲烷洗涤容器，并入分液漏斗中，分取三氯甲烷层，酸液再用三氯甲烷提取3次，每次10 ml，合并三氯甲烷液，减压回收溶剂至干，残渣加甲醇使溶解，转移至10 ml量瓶中，加甲醇至刻度，摇匀，滤过，取续滤液，即得。

测定法 分别精密吸取对照品溶液1 μl～2 μl、供试品溶液2 μl，注入液相色谱仪，测定，即得。

本品每1 g含总蒽醌以芦荟大黄素（$C_{15}H_{10}O_5$）、大黄酸（$C_{15}H_8O_6$）、大黄素（$C_{15}H_{10}O_5$）、大黄酚（$C_{15}H_{10}O_4$）和大黄素甲醚（$C_{16}H_{12}O_5$）的总量计，应为10.0 mg～45.0 mg。

游离蒽醌 照高效液相色谱法（中国药典2020年版 通则0512）测定。

色谱条件与系统适用性试验 同［含量测定］总蒽醌项。

对照品溶液的制备 同［含量测定］总蒽醌项。

供试品溶液的制备 取本品适量，研细，取约0.2 g，精密称定，置具塞锥形瓶中，精密加入甲醇25 ml，称定重量，超声处理（功率250 W，频率40 kHz）30分钟，放冷，再称定重量，用甲醇补足减失的重量，摇匀，滤过，取续滤液，即得。

测定法 分别精密吸取对照品溶液1 μl～2 μl、供试品溶液2 μl，注入液相色谱仪，测定。

本品每1 g含游离蒽醌以芦荟大黄素（$C_{15}H_{10}O_5$）、大黄酸（$C_{15}H_8O_6$）、大黄素（$C_{15}H_{10}O_5$）、大黄酚（$C_{15}H_{10}O_4$）和大黄素甲醚（$C_{16}H_{12}O_5$）的总量计，应为4.0 mg～25.0 mg。

【规格】 每1 g配方颗粒相当于饮片4.5 g

【贮藏】 密封。

甘肃省药品监督管理局
中药配方颗粒标准

标准号：PFKLBZ-096-2021

酒大黄（唐古特大黄）配方颗粒
Jiudahuang（Tanggute Dahuang） Peifangkeli

【来源】 本品为蓼科植物唐古特大黄 *Rheum tanguticum* Maxim.ex Balf. 的干燥根和根茎经炮制并按标准汤剂的主要质量指标制成的配方颗粒。

【制法】 取酒大黄（唐古特大黄）饮片4000 g，加水煎煮，滤过，滤液浓缩成清膏（干浸膏出膏率为12.5%～25.0%），加辅料适量，干燥（或干燥，粉碎），再加入辅料适量，混匀，制粒，制成1000 g，即得。

【性状】 本品为棕黄色至深棕色的颗粒；气微，味苦、微涩。

【鉴别】 取本品0.1 g，研细，加甲醇20 ml，超声处理20分钟，滤过，取滤液5 ml，蒸干，加水10 ml使溶解，再加盐酸1 ml，加热回流30分钟，立即冷却，用乙醚分2次振摇提取，每次20 ml，合并乙醚液，蒸干，残渣加三氯甲烷1 ml使溶解，作为供试品溶液。另取大黄（唐古特大黄）对照药材0.1 g，同法制成对照药材溶液。再取芦荟大黄素对照品、大黄酸对照品、大黄素对照品、大黄素甲醚对照品和大黄酚对照品，加甲醇制成每1 ml各含1 mg的混合溶液，作为对照品溶液。照薄层色谱法（中国药典2020年版 通则0502）试验，吸取供试品溶液、对照药材溶液各5 μl、对照品溶液2 μl，分别点于同一硅胶H薄层板上，以石油醚（30～60 ℃）-甲酸乙酯-甲酸（15：5：1）的上层溶液为展开剂，在0～10 ℃展开，取出，晾干，在紫外光灯（365 nm）下检视。供试品色谱中，在与对照药材色谱和对照品色谱相应的位置上，显相同颜色的荧光斑点。

【指纹图谱】 照高效液相色谱法（中国药典2020年版 通则0512）测定。

色谱条件与系统适用性试验 以十八烷基硅烷键合硅胶为填充剂（柱长为150 mm，内径为2.1 mm，粒径为1.6 μm）；以乙腈为流动相A，以0.1%磷酸溶液为流动相B，按下表中的规定进行梯度洗脱；流速为每分钟0.30 ml；柱温为25 ℃；检测波长为260 nm。理论板数按大黄素峰计算应不低于3000。

时间（分钟）	流动相A（%）	流动相B（%）
0～1	2→11	98→89
1～3	11	89
3～6	11→15	89→85
6～8	15	85

时间（分钟）	流动相A(%)	流动相B(%)
8～9	15→18	85→82
9～12	18→19	82→81
12～14	19→25	81→75
14～20	25→27	75→73
20～25	27→40	73→60
25～28	40→100	60→0
28～35	100	0

参照物溶液的制备　取大黄（唐古特大黄）对照药材0.5 g，置具塞锥形瓶中，加水25 ml，加热回流60分钟，放冷，摇匀，滤过，取续滤液，作为对照药材参照物溶液。另取大黄素对照品适量，精密称定，加甲醇制成每1 ml含50 μg的溶液，作为对照品参照物溶液。

供试品溶液的制备　同〔含量测定〕游离蒽醌项。

测定法　分别精密吸取参照物溶液与供试品溶液各1 μl，注入液相色谱仪，测定，即得。

供试品指纹图谱中应分别呈现与参照物色谱峰保留时间相对应的色谱峰。按中药色谱指纹图谱相似度评价系统计算，采用Mark峰匹配，供试品指纹图谱与对照指纹图谱的相似度不得低于0.90。

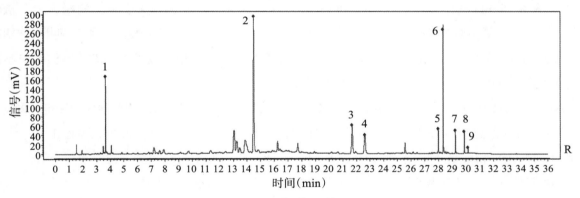

对照指纹图谱

峰1：没食子酸；峰2：大黄酸-8-*O*-β-D-葡萄糖苷；峰3：决明酮-8-*O*-β-D-葡萄糖苷；

峰4：大黄素-8-*O*-β-D-葡萄糖苷；峰5：芦荟大黄素；峰6：大黄酸；峰7：大黄素；

峰8：大黄酚；峰9：大黄素甲醚

色谱柱：CORTECS T3；2.1 mm×150 mm，1.6 μm

【检查】　土大黄苷　取本品适量，研细，取约0.2 g，加甲醇10 ml，超声处理20分钟，滤过，取滤液1 ml，加甲醇至10 ml，作为供试品溶液。另取土大黄苷对照品，加甲醇制成每1 ml含10 μg的溶液，作为对照品溶液（临用新制）。照薄层色谱法（中国药典2020年版　通则0502）试验，吸取上述两种溶液各5 μl，分别点于同一聚酰胺薄膜上，以甲苯-甲酸乙酯-丙酮-甲醇-甲酸（30∶5∶5∶20∶0.1）为展开剂，展开，取出，晾干，在紫外光（365 nm）下检视。供试品色谱中，在与对照品色谱相应的位置上，不得显相同的亮蓝色荧光斑点。

其他 应符合颗粒剂项下有关的各项规定（中国药典2020年版 通则0104）。

【浸出物】 照醇溶性浸出物测定法（中国药典2020年版 通则2201）项下的热浸法测定，用乙醇作溶剂，不得少于30.0%。

【含量测定】 **总蒽醌** 照高效液相色谱法（中国药典2020年版 通则0512）测定。

色谱条件与系统适用性试验 以十八烷基硅烷键合硅胶为填充剂（粒长为100 mm，内径为21 mm，粒径1.8 μm）；以甲醇-乙腈（1∶4）为流动相A，以0.1%磷酸溶液为流动相B，按下表中的规定进行梯度洗脱；流速为每分钟0.30 ml；检测波长为254 nm。理论板数按大黄素峰计算应不低于3000。

时间（分钟）	流动相A（%）	流动相B（%）
0～15	52→75	48→25

对照品溶液的制备 取芦荟大黄素对照品、大黄酸对照品、大黄素对照品、大黄酚对照品、大黄素甲醚对照品适量，精密称定，加甲醇分别制成每1 ml含芦荟大黄素16 μg、大黄酸40 μg、大黄素15 μg、大黄酚12 μg、大黄素甲醚6 μg的混合溶液，即得。

供试品溶液的制备 取本品适量，研细，取约0.2 g，精密称定，置具塞锥形瓶中，精密加入甲醇50 ml，密塞，称定重量，超声处理（功率250 W，频率40 kHz）60分钟，放冷，再称定重量，用甲醇补足减失的重量，摇匀，滤过。精密量取续滤液5 ml，置烧瓶中，挥去溶剂，加8%盐酸溶液10 ml，超声处理2分钟，再加三氯甲烷10 ml，加热回流1小时，放冷，置分液漏斗中，用少量三氯甲烷洗涤容器，并入分液漏斗中，分取三氯甲烷层，酸液再用三氯甲烷提取3次，每次10 ml，合并三氯甲烷液，减压回收溶剂至干，残渣加甲醇使溶解，转移至10 ml量瓶中，加甲醇至刻度，摇匀，滤过，取续滤液，即得。

测定法 分别精密吸取对照品溶液1 μl～2 μl、供试品溶液2 μl，注入液相色谱仪，测定，即得。

本品每1 g含总蒽醌以芦荟大黄素（$C_{15}H_{10}O_5$）、大黄酸（$C_{15}H_8O_6$）、大黄素（$C_{15}H_{10}O_5$）、大黄酚（$C_{15}H_{10}O_4$）和大黄素甲醚（$C_{16}H_{12}O_5$）的总量计，应为14.0 mg～40.0 mg。

游离蒽醌 照高效液相色谱法（中国药典2020年版 通则0512）测定。

色谱条件与系统适用性试验 同［含量测定］总蒽醌项。

对照品溶液的制备 同［含量测定］总蒽醌项。

供试品溶液的制备 取本品适量，研细，取约0.2 g，精密称定，置具塞锥形瓶中，精密加入甲醇25 ml，密塞，称定重量，超声处理（功率250 W，频率40 kHz）30分钟，放冷，再称定重量，用甲醇补足减失的重量，摇匀，滤过，取续滤液，即得。

测定法 分别精密吸取对照品溶液1～2 μl、供试品溶液2 μl，注入液相色谱仪，测定，即得。

本品每1 g含游离蒽醌以芦荟大黄素（$C_{15}H_{10}O_5$）、大黄酸（$C_{15}H_8O_6$）、大黄素（$C_{15}H_{10}O_5$）、大黄酚（$C_{15}H_{10}O_4$）和大黄素甲醚（$C_{16}H_{12}O_5$）的总量计，应为2.0 mg～20.0 mg。

【规格】 每1 g配方颗粒相当于饮片4 g

【贮藏】 密封。

甘肃省药品监督管理局
中药配方颗粒标准

标准号：PFKLBZ-092-2021

熟大黄（唐古特大黄）配方颗粒
Shudahuang（Tanggute Dahuang）Peifangkeli

【来源】 本品为蓼科植物唐古特大黄 *Rheum tanguticum* Maxim.ex Balf.的干燥根和根茎经炮制并按标准汤剂的主要质量指标制成的配方颗粒。

【制法】 取熟大黄（唐古特大黄）饮片 3600 g，加水煎煮，滤过，滤液浓缩成清膏（干浸膏出膏率为14%～27.8%），加辅料适量，干燥（或干燥，粉碎），再加入辅料适量，混匀，制粒，制成 1000 g，即得。

【性状】 本品为棕黄色至深棕色的颗粒；气微，味苦而微涩。

【鉴别】 取本品 0.1 g，研细，加甲醇 20 ml，超声处理 20分钟，滤过，取滤液 5 ml，蒸干，加水 10 ml 使溶解，再加盐酸 1 ml，加热回流 30分钟，立即冷却，用乙醚分2次振摇提取，每次 20 ml，合并乙醚液，蒸干，残渣加三氯甲烷 1 ml 使溶解，作为供试品溶液。另取大黄（唐古特大黄）对照药材 0.1 g，同法制成对照药材溶液。再取芦荟大黄素对照品、大黄酸对照品、大黄素对照品、大黄素甲醚对照品和大黄酚对照品，加甲醇制成每 1 ml 各含 1 mg 的混合溶液，作为对照品溶液。照薄层色谱法（中国药典2020年版 通则0502）试验，吸取供试品溶液、对照药材溶液各 5 μl、对照品溶液 2 μl，分别点于同一硅胶H薄层板上，以石油醚（30～60 ℃）-甲酸乙酯-甲酸（15∶5∶1）的上层溶液为展开剂，在 0～10 ℃ 展开，取出，晾干，在紫外灯（365 nm）下检视。供试品色谱中，在与对照药材色谱和对照品色谱相应的位置上，显相同颜色的荧光斑点。

【指纹图谱】 照高效液相色谱法（中国药典2020年版 通则0512）测定。

色谱条件与系统适用性试验 以十八烷基硅烷键合硅胶为填充剂（柱长为150 mm，内径 2.1 mm，粒径为1.6 μm）；以乙腈为流动相A，以0.1%磷酸溶液为流动相B，按下表中的规定进行梯度洗脱；流速为每分钟 0.30 ml；柱温为25 ℃；检测波长为260 nm。理论板数按大黄素峰计算应不低于3000。

时间（分钟）	流动相A（%）	流动相B（%）
0～1	2→11	98→89
1～3	11	89
3～6	11→15	89→85
6～8	15	85

时间(分钟)	流动相A(%)	流动相B(%)
8～9	15→18	85→82
9～12	18→19	82→81
12～14	19→25	81→75
14～20	25→27	75→73
20～25	27→40	73→60
25～28	40→100	60→0
28～35	100	0

参照物溶液的制备 取大黄（唐古特大黄）对照药材0.5 g，置具塞锥形瓶中，加水25 ml，加热回流60分钟，放冷，摇匀，滤过，取续滤液，作为对照药材参照物溶液。另取大黄素对照品适量，精密称定，加甲醇制成每1 ml含50 μg的溶液，作为对照品参照物溶液。

供试品溶液的制备 同［含量测定］游离蒽醌项。

测定法 分别精密吸取参照物溶液与供试品溶液各1 μl，注入液相色谱仪，测定，即得。

供试品指纹图谱中应分别呈现与参照物色谱峰保留时间相对应的色谱峰。按中药色谱指纹图谱相似度评价系统计算，采用Mark峰匹配，供试品指纹图谱与对照指纹图谱的相似度不得低于0.90。

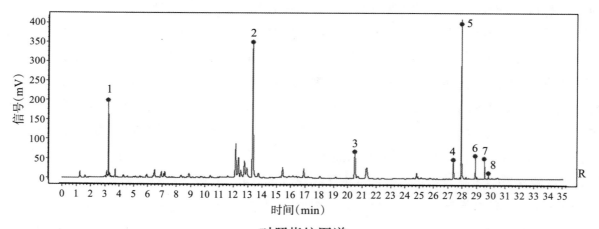

对照指纹图谱

峰1：没食子酸；峰2：大黄酸8-*O*-*β*-D葡萄糖苷；峰3：决明酮8-*O*-*β*-D葡萄糖苷；

峰4：芦荟大黄素；峰5：大黄酸；峰6：大黄素；峰7：大黄酚；峰8：大黄素甲醚

色谱柱：CORTECS T3；2.1 mm×150 mm，1.6 μm

【检查】 **土大黄苷** 取本品适量，研细，取约0.2 g，加甲醇10 ml，超声处理20分钟，滤过，取滤液1 ml，加甲醇至10 ml，作为供试品溶液。另取土大黄苷对照品，加甲醇制成每1 ml含10 μg的溶液，作为对照品溶液（临用新制）。照薄层色谱法（中国药典2020年版 通则0502）试验，吸取上述两种溶液各5 μl，分别点于同一聚酰胺薄膜上，以甲苯-甲酸乙酯-丙酮-甲醇-甲酸（30：5：5：20：0.1）为展开剂，展开，取出，晾干，在紫外光灯（365 nm）下检视。供试品色谱中，在与对照品色谱相应的位置上，不得显相同的亮蓝色荧光斑点。

其他　应符合颗粒剂项下有关的各项规定（中国药典2020年版　通则0104）。

【浸出物】　照醇溶性浸出物测定法（中国药典2020年版　通则2201）项下的热浸法测定，用乙醇作溶剂，不得少于15.0%。

【含量测定】　**总蒽醌**　照高效液相色谱法（中国药典2020年版　通则0512）测定。

色谱条件与系统适用性试验　以十八烷基硅烷键合硅胶为填充剂（柱长为100 mm，内径2.1 mm，粒径为1.8 μm）；以甲醇-乙腈溶液（20∶80）为流动相A，以0.1%磷酸溶液为流动相B，按下表中的规定进行梯度洗脱；流速为每分钟0.30 ml；检测波长为254 nm。理论板数按大黄素峰计算应不低于3000。

时间（分钟）	流动相A（%）	流动相B（%）
0～15	52→75	48→25

对照品溶液的制备　取芦荟大黄素对照品、大黄酸对照品、大黄素对照品、大黄酚对照品、大黄素甲醚对照品适量，精密称定，加甲醇分别制成每1 ml含芦荟大黄素16 μg、大黄酸40 μg、大黄素15 μg、大黄酚12 μg、大黄素甲醚6 μg的混合溶液，即得。

供试品溶液的制备　取本品适量，研细，取约0.2 g，精密称定，置具塞锥形瓶中，精密加入甲醇50 ml，密塞，称定重量，超声处理（功率250 W，频率40 kHz）60分钟，放冷，再称定重量，用甲醇补足减失的重量，摇匀，滤过。精密量取续滤液5 ml，置烧瓶中，挥去溶剂，加8%盐酸溶液10 ml，超声处理（功率250 W，频率40 kHz）2分钟，再加三氯甲烷10 ml，加热回流1小时，放冷，置分液漏斗中，用少量三氯甲烷洗涤容器，并入分液漏斗中，分取三氯甲烷层，酸液再用三氯甲烷提取3次，每次10 ml，合并三氯甲烷液，减压回收溶剂至干，残渣加甲醇使溶解，转移至10 ml量瓶中，加甲醇至刻度，摇匀，滤过，取续滤液，即得。

测定法　分别精密吸取对照品溶液1 μl～2 μl、供试品溶液2 μl，注入液相色谱仪，测定，即得。

本品每1 g含总蒽醌以芦荟大黄素（$C_{15}H_{10}O_5$）、大黄酸（$C_{15}H_8O_6$）、大黄素（$C_{15}H_{10}O_5$）、大黄酚（$C_{15}H_{10}O_4$）和大黄素甲醚（$C_{16}H_{12}O_5$）的总量计，应为5.0 mg～23.0 mg。

游离蒽醌　照高效液相色谱法（中国药典2020年版　通则0512）测定。

色谱条件与系统适用性试验　同［含量测定］总蒽醌项。

对照品溶液的制备　同［含量测定］总蒽醌项。

供试品溶液的制备　取本品适量，研细，取约0.2 g，精密称定，置具塞锥形瓶中，精密加入甲醇25 ml，密塞，称定重量，超声处理30分钟，放冷，再称定重量，用甲醇补足减失的重量，摇匀，滤过，取续滤液，即得。

测定法　分别精密吸取对照品溶液1 μl～2 μl、供试品溶液2 μl，注入液相色谱仪，测定，即得。

本品每1 g含游离蒽醌以芦荟大黄素（$C_{15}H_{10}O_5$）、大黄酸（$C_{15}H_8O_6$）、大黄素（$C_{15}H_{10}O_5$）、大黄酚（$C_{15}H_{10}O_4$）和大黄素甲醚（$C_{16}H_{12}O_5$）的总量计，应为2.0 mg～10.0 mg。

【规格】　每1 g配方颗粒相当于饮片3.6 g

【贮藏】　密封。

大腹皮配方颗粒
Dafupi Peifangkeli

【来源】　本品为棕榈科植物槟榔 *Areca catechu* L.的干燥果皮（大腹皮）经炮制并按标准汤剂的主要质量指标加工制成的配方颗粒。

【制法】　取大腹皮饮片 5500 g，加水煎煮，滤过，滤液浓缩成清膏（干浸膏出膏率为 9.2%～18.2%），加辅料适量，干燥（或干燥，粉碎），再加辅料适量，混匀，制粒，制成 1000 g，即得。

【性状】　本品为棕黄色至浅棕褐色的颗粒；气微，味微涩。

【鉴别】　取本品 2 g，研细，加乙酸乙酯 30 ml，加热回流 30 分钟，滤过，滤液蒸干，残渣加乙酸乙酯 1 ml 使溶解，作为供试品溶液。另取大腹皮对照药材 2 g，同法制成对照药材溶液。照薄层色谱法（中国药典 2020 年版 通则 0502）试验，吸取上述两种溶液各 10 μl，分别点于同一硅胶 G 薄层板上，以甲苯-乙酸乙酯（5∶1）为展开剂，展开，取出，晾干，置紫外光灯（365 nm）下检视。供试品色谱中，在与对照药材色谱相应的位置上，显相同颜色的荧光主斑点。

【特征图谱】　照高效液相色谱法（中国药典 2020 年版 通则 0512）测定。

色谱条件与系统适用性试验　同［含量测定］项。

参照物溶液的制备　取大腹皮对照药材 0.5 g，置具塞锥形瓶中，加水 25 ml，加热回流 30 分钟，放冷，摇匀，滤过，取续滤液，作为对照药材参照物溶液。另取［含量测定］项下的对照品溶液，作为对照品参照物溶液。再取去甲槟榔碱对照品，加甲醇制成每 1 ml 含 15 μg 的溶液，作为对照品参照物溶液。

供试品溶液的制备　同［含量测定］项。

测定法　分别精密吸取参照物溶液与供试品溶液各 10 μl，注入液相色谱仪，测定，即得。

供试品色谱中应呈现 5 个特征峰，并与对照药材参照物色谱中的 5 个特征峰保留时间相对应；其中峰 2、峰 3、峰 4 和峰 5 应分别与相应对照品参照物峰的保留时间相对应。

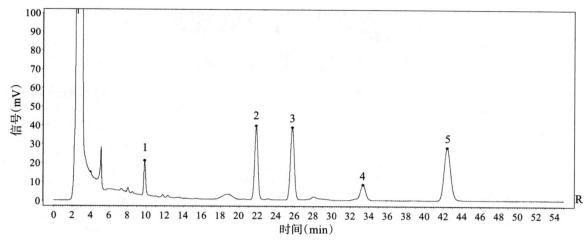

对照特征图谱

峰2：去甲槟榔次碱；峰3：槟榔次碱；峰4：去甲槟榔碱；峰5：槟榔碱

色谱柱：ZORBAX 300-SCX；4.6 mm×250 mm，5 μm

【检查】 应符合颗粒剂项下有关的各项规定（中国药典2020年版 通则0104）。

【浸出物】 照醇溶性浸出物测定法（中国药典2020年版 通则2201）项下的热浸法测定，用乙醇作溶剂，不得少于20.0%。

【含量测定】 照高效液相色谱法（中国药典2020年版 通则0512）测定。

色谱条件与系统适用性试验 以强阳离子交换键合硅胶为填充剂（SCX-强阳离子交换树脂柱）（柱长为250 mm，内径为4.6 mm，粒径为5 μm）；以乙腈-0.01mol/L磷酸二氢铵溶液（用磷酸调pH值至2.2）（49：51）为流动相；流速为每分钟1.0 ml；柱温为30 ℃；检测波长为215 nm。理论板数按去甲槟榔次碱峰计算应不低于3000。

对照品溶液的制备 取去甲槟榔次碱对照品、槟榔次碱对照品、氢溴酸槟榔碱对照品适量，精密称定，加甲醇制成每1 ml含去甲槟榔次碱20 μg、槟榔次碱50 μg、槟榔碱25 μg（槟榔碱重量=氢溴酸槟榔碱重量/1.5214）的溶液，摇匀，即得。

供试品溶液的制备 取本品适量，研细，取约0.2 g，精密称定，置具塞锥形瓶中，精密加入水25 ml，密塞，称定重量，超声处理（功率250 W，频率40 kHz）30分钟，放冷，再称定重量，用水补足减失的重量，摇匀，滤过，取续滤液5 ml，转移至10 ml量瓶中，加甲醇至刻度，摇匀，滤过，取续滤液，即得。

测定法 分别精密吸取对照品溶液与供试品溶液各10 μl，注入液相色谱仪，测定，即得。

本品每1 g含去甲槟榔次碱（$C_6H_9NO_2$）、槟榔次碱（$C_7H_{11}NO_2$）、槟榔碱（$C_8H_{13}NO_2$）的总量应为8.0 mg～40.0 mg。

【规格】 每1 g配方颗粒相当于饮片5.5 g

【贮藏】 密封。

甘肃省药品监督管理局
中药配方颗粒标准

标准号：PFKLBZ-033-2021

酒川牛膝配方颗粒
Jiuchuanniuxi Peifangkeli

【来源】　本品为苋科植物川牛膝 *Cyathula officinalis* Kuan 的干燥根经炮制并按标准汤剂的主要质量指标加工制成的配方颗粒。

【制法】　取酒川牛膝饮片 1500 g，加水煎煮，滤过，滤液浓缩至清膏（干浸膏出膏率为40.0%～60.0%），加入辅料适量，干燥（或干燥，粉碎），加入辅料适量，混匀，制粒，制成1000 g，即得。

【性状】　本品为浅黄色至棕黄色的颗粒；气微，味甘。

【鉴别】　取本品 1 g，研细，加甲醇 50 ml，超声 30 分钟，滤过，滤液浓缩至约 1 ml，加于中性氧化铝柱（100～200 目，2 g，内径为 1cm）上，用甲醇-乙酸乙酯（1∶1）40 ml 洗脱，收集洗脱液，蒸干，残渣加甲醇 1 ml 使溶解，作为供试品溶液。另取川牛膝对照药材 2 g，加水50 ml，煮沸 30 分钟，滤过，滤液蒸干，残渣加甲醇 50 ml，同法制成对照药材溶液。再取杯苋甾酮对照品，加甲醇制成每 1 ml 含 0.5 mg 的溶液，作为对照品溶液。照薄层色谱法（中国药典2020年版　通则 0502）试验，吸取供试品溶液、对照药材溶液和对照品溶液各 5 μl，分别点于同一硅胶 G 薄层板上，以三氯甲烷-甲醇（10∶1）为展开剂，展开，取出，晾干，喷以 10% 硫酸乙醇溶液，在 105 ℃加热至斑点显色清晰，置紫外光（365 nm）下检视。供试品色谱中，在与对照药材色谱和对照品色谱相应的位置上，显相同颜色的荧光斑点。

【特征图谱】　照高效液相色谱法（中国药典2020年版　通则 0512）测定。

色谱条件与系统适用性试验　以十八烷基硅烷键合硅胶为填充剂；以乙腈为流动相 A，以0.2% 磷酸溶液为流动相 B，按下表中的规定进行梯度洗脱；流速为每分钟 0.50 ml；柱温为30 ℃；检测波长为 266 nm；理论板数按杯苋甾酮峰计算应不低于 3000。

时间（分钟）	流动相A（%）	流动相B（%）
0～20	5→10	95→90
20～35	10→18	90→82
35～45	18→23	82→77
45～60	23	77

时间(分钟)	流动相A(%)	流动相B(%)
60～75	23→45	77→55
75～85	45→100	55→0
85～86	100→5	0→95
86～95	5	95

参照物溶液的制备 取川牛膝对照药材2 g，精密称定，置具塞锥形瓶中，加水50 ml，加热回流45分钟，取出，放冷，滤过，滤液蒸干，加入30%甲醇25 ml，密塞，超声处理（功率300 W，频率40 kHz）30分钟，取出，放冷，摇匀，滤过，取续滤液，作为对照药材参照物溶液。另取5-羟甲基糠醛对照片适量，加50%甲醇制成每1 ml含20 μg的溶液，作为对照品参照物溶液，再取〔含量测定〕项下对照品溶液，作为对照片参照物溶液。

供试品溶液的制备 取本品适量，研细，取约1 g，精密称定，精密加入30%甲醇25 ml，密塞，超声处理（功率300 W，频率40 kHz）30分钟，取出，放冷，摇匀，滤过，取续滤液，即得。

测定法 分别精密吸取参照物溶液与供试品溶液各20 μl，注入液相色谱仪，测定，即得。

供试品色谱中应呈现8个特征峰，除峰1外，应与对照药材参照物色谱中的7个特征峰保留时间相对应，其中峰1、峰6应与相应的对照品参照物峰的保留时间相对应。计算峰1与峰5的相对峰面积应不低于0.29。

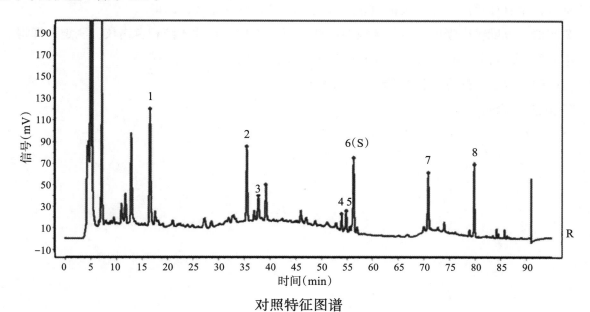

对照特征图谱

峰1：5-羟甲基糠醛；峰6（S）：杯苋甾酮

色谱柱：Kromasil 100-5-C18；4.6 mm×250 mm，5 μm

【检查】 应符合颗粒剂项下有关的各项规定（中国药典2020年版 通则0104）。

重金属及有害元素 照铅、镉、砷、汞、铜测定法（中国药典2020年版 通则2321原子吸收分光光度法或电感耦合等离子体质谱法）测定，铅不得过 5 mg/kg，镉不得过 1 mg/kg，砷不得过 2 mg/kg，汞不得过 0.2 mg/kg，铜不得过 20 mg/kg。

【浸出物】 取本品适量，研细，取约 2 g，精密称定，精密加入乙醇 100 ml，照醇溶性浸出物测定法（中国药典 2020 年版 通则 2201）项下的热浸法测定，不得少于 9.0%。

【含量测定】 照高效液相色谱法（中国药典 2020 年版 通则 0512）测定。

色谱条件与系统适用性试验 以十八烷基硅烷键合硅胶为填充剂（柱长为 250 mm，内径为 4.6 mm，粒径为 5 μm）；以甲醇为流动相 A，以水为流动相 B，按下表中的规定进行梯度洗脱；检测波长为 243 nm。理论板数按杯苋甾酮峰计算应不低于 3000。

时间（分钟）	流动 A（%）	流动相 B（%）
0～5	10	90
5～15	10→35	90→65
15～35	35	65
35～36	35→100	65→0

对照品溶液的制备 取杯苋甾酮对照品适量，精密称定，加甲醇制成每 1 ml 含 25 μg 的溶液，即得。

供试品溶液的制备 取本品适量，研细，取约 0.5 g，精密称定，置具塞锥形瓶中，精密加入 70% 甲醇 20 ml，密塞，称定重量，超声处理（功率 300 W，频率 40 Hz）30 分钟，放冷，再称定重量，用 70% 甲醇补足减失的重量，摇匀，滤过，取续滤液，即得。

测定法 分别精密吸取对照品溶液与供试品溶液各 10 μl，注入液相色谱仪，测定，即得。

本品每 1 g 含杯苋甾酮（$C_{29}H_{44}O_8$）应为 0.42 mg～1.6 mg。

【规格】 每 1 g 配方颗粒相当于饮片 1.5 g

【贮藏】 密封。

甘肃省药品监督管理局
中药配方颗粒标准

标准号：PFKLBZ-050-2021

炒川楝子配方颗粒
Chaochuanlianzi Peifangkeli

【来源】 本品为楝科植物川楝 *Melia toosendan* Sieb. et Zucc. 的干燥成熟果实经炮制并按标准汤剂的主要质量指标加工制成的配方颗粒。

【制法】 取炒川楝子饮片3000 g，加水煎煮，滤过，滤液浓缩成清膏（干浸膏出膏率为19%～31%），加入辅料适量，干燥（或干燥，粉碎），再加入辅料适量，混匀，制粒，制成1000 g，即得。

【性状】 本品为浅黄色至棕黄色的颗粒；气微，味酸、苦。

【鉴别】 取本品1 g，研细，加乙醇30 ml，超声处理30分钟，滤过，滤液蒸干，残渣加甲醇1 ml使溶解，作为供试品溶液。另取川楝子对照药材2 g，加水50 ml，煮沸30分钟，滤过，滤液蒸干，残渣加乙醇30 ml，同法制成对照药材溶液。照薄层色谱法（中国药典2020年版 通则0502）试验，吸取上述两种溶液各5 μl，分别点于同一硅胶G薄层板上，以甲苯-乙酸乙酯-甲酸（7∶3∶0.25）为展开剂，展开，取出，晾干，置紫外光灯（365 nm）下检视。供试品色谱中，在与对照药材色谱相对应的位置上，显相同颜色的荧光斑点。

【特征图谱】 照高效液相色谱法（中国药典2020年版 通则0512）测定。

色谱条件与系统适用性试验 以十八烷基硅烷键合硅胶为填充剂（柱长为250 mm，内径为4.6 mm，粒径为5.0 μm）；以乙腈为流动相A，以0.1%甲酸溶液为流动相B，按下表中的规定进行梯度洗脱；流速为每分钟1.0 ml；柱温为30 ℃；蒸发光散射检测器检测。理论板数按川楝素峰计算应不低于5000。

时间（分钟）	流动相A（%）	流动相B（%）
0～5	5	95
5～20	5→10	95→90
20～40	10→24	90→76
40～55	24→32	76→68
55～75	32→42	68→58
75～80	42→5	58→95

参照物溶液的制备 取川楝子对照药材约1.0 g，精密称定，置具塞锥形瓶中，加70%甲醇50 ml，加热回流60分钟，放冷，离心（转速为每分钟4000转）10分钟，取上清液25 ml，蒸干，残渣加70%甲醇溶解，置2 ml量瓶中，加70%甲醇至刻度，摇匀，滤过，取续滤液，作为对照药材参照物溶液。另取川楝素对照品适量，精密称定，加甲醇制成每1 ml含0.1 mg的溶液，摇匀，作为对照品参照物溶液。

供试品溶液的制备 取本品适量，研细，取约0.3 g，精密称定，置具塞锥形瓶中，加70%甲醇50 ml，称定重量，超声处理（功率300 W，频率40 kHz）30分钟，放冷，再称定重量，用70%甲醇补足减失的重量，离心（转速为每分钟4000转）10分钟，取上清液25 ml，蒸干，残渣加70%甲醇溶解，置2 ml量瓶中，加70%甲醇至刻度，摇匀，滤过，取续滤液，即得。

测定法 分别精密吸取参照物溶液与供试品溶液各20 μl，注入液相色谱仪，测定，即得。

供试品色谱中应呈现4个特征峰，并应与对照药材参照物色谱中的4个特征峰保留时间相对应，其中峰3、峰4应分别与相对应对照品参照物峰保留时间相一致。

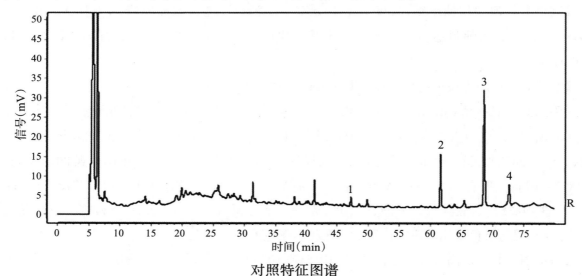

对照特征图谱

峰3：川楝素；峰4：川楝素

色谱柱：Triart C18；4.6 mm×250 mm，5.0 μm

【检查】 应符合颗粒剂项下有关的各项规定（中国药典2020年版 通则0104）。

【浸出物】 取本品研细，取约2 g，精密称定，精密加入乙醇100 ml，照醇溶性浸出物测定法（中国药典2020年版 通则2201）项下的热浸法测定，不得少于22.0%。

【含量测定】 照高效液相色谱法（中国药典2020年版 通则0512）测定。

色谱、质谱条件与系统适用性试验 以十八烷基硅烷键合硅胶为填充剂（柱长为50 mm，内径为2.1 mm，粒径为1.6 μm）；以乙腈-0.01%甲酸溶液（31∶69）为流动相进行等度洗脱；采用三重四级杆质谱检测器，电喷雾离子化（ESI）负离子模式下选择质荷比（m/z）573离子进行检测；流速为每分钟0.30 ml，柱温为30 ℃。理论板数按川楝素峰计算应不低于8000。

对照品溶液的制备 取川楝素对照品适量，精密称定，加甲醇制成每1 ml含4.0 μg的溶液，即得。

供试品溶液的制备 取本品适量，研细，取约0.1 g，精密称定，置具塞锥形瓶中，精密加入甲醇25 ml，称定重量，超声处理（功率300 W，频率40 kHz）30分钟，放冷，再称定重量，用甲醇补足减失的重量，摇匀，滤过，取续滤液，即得。

测定法 分别精密吸取对照品溶液与供试品溶液各1 µl，注入液相色谱-质谱联用仪，测定，以川楝素两个峰面积之和计算，即得。

本品每1 g含川楝素（$C_{30}H_{38}O_{11}$）应为0.30 mg～2.85 mg。

【规格】 每1 g配方颗粒相当于饮片3 g

【贮藏】 密封。

甘肃省药品监督管理局
中药配方颗粒标准

标准号：PFKLBZ-098-2021

小通草（中国旌节花）配方颗粒
Xiaotongcao（Zhongguojingjiehua）Peifangkeli

【来源】　本品为旌节花科植物中国旌节花 *Stachyurus chinensis* Franch. 的干燥茎髓经炮制并按标准汤剂的主要质量指标加工制成的配方颗粒。

【制法】　取小通草（中国旌节花）饮片10000 g，加水煎煮，滤过，滤液浓缩成清膏（干浸膏出膏率为3%～6%），加辅料适量，干燥（或干燥，粉碎），再加入辅料适量，混匀，制粒，制成1000 g，即得。

【性状】　本品为类白色至灰黄色的颗粒；气微，味淡。

【鉴别】　取本品2 g，研细，加乙醇20 ml，超声处理30分钟，滤过，滤液蒸干，残渣加乙醇1 ml使溶解，作为供试品溶液。另取小通草（中国旌节花）对照药材1 g，加乙醇50 ml，同法制成对照药材溶液。照薄层色谱法（中国药典2020年版 通则0502）试验，吸取供试品溶液10 μl、对照药材溶液5 μl，分别点于同一硅胶G薄层板上，以二氯甲烷-乙酸乙酯（5∶1）为展开剂，展开，取出，晾干，喷以10%硫酸乙醇溶液，在105 ℃加热数分钟，置紫外光灯（365 nm）下检视。供试品色谱中，在与对照药材色谱相应的位置上，显相同颜色的荧光主斑点。

【特征图谱】　照高效液相色谱法（中国药典2020年版 通则0512）测定。

色谱条件与系统适用性试验　同［含量测定］项。

参照物溶液的制备　取松柏醇对照品、β-蜕皮甾酮对照品，分别加50%甲醇制成每1 ml含松柏醇70 μg、β-蜕皮甾酮12 μg的溶液，作为对照品参照物溶液。

供试品溶液的制备　同［含量测定］项。

测定法　分别精密吸取参照物溶液与供试品溶液各2 μl，注入液相色谱仪，测定，即得。

供试品色谱中应呈现5个特征峰，5个峰应与对照药材参照物峰的保留时间相对应，其中峰1、峰2应分别与对照品参照物峰的保留时间相对应。

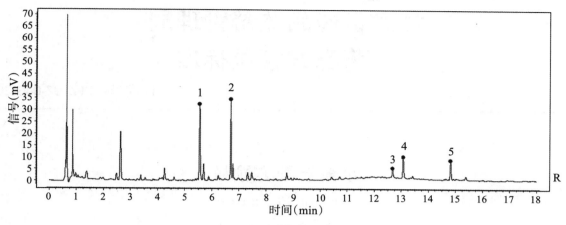

对照特征图谱

峰1：松柏醇；峰2：β-蜕皮甾酮

色谱柱：Eclipse Plus C18；2.1 mm×100 mm，1.8 μm

【检查】 应符合颗粒剂项下有关的各项规定（中国药典2020年版 通则0104）。

【浸出物】 照醇溶性浸出物测定法（中国药典2020年版 通则2201）项下的热浸法测定，用乙醇作溶剂，不得少于3.5%。

【含量测定】 照高效液相色谱法（中国药典2020年版 通则0512）测定。

色谱条件与系统适用性试验 以十八烷基硅烷键合硅胶为填充剂（柱长为100 mm，内径为2.1 mm，粒径为1.8 μm）；以乙腈为流动相A，以0.1%甲酸溶液为流动相B，按下表中的规定进行梯度洗脱；流速为每分钟0.40 ml；柱温为35 ℃；检测波长为254 nm。理论板数按β-蜕皮甾酮峰计算应不低于5000。

时间（分钟）	流动相A（%）	流动相B（%）
0～5	5→20	95→80
5～9	20→28	80→72
9～15	28→55	72→45
15～17	55	45

对照品溶液的制备 取β-蜕皮甾酮对照品适量，精密称定，加50%甲醇制成每1 ml含12 μg的溶液，即得。

供试品溶液的制备 取本品适量，研细，取约0.2 g，精密称定，置具塞锥形瓶中，精密加入70%甲醇10 ml，密塞，称定重量，超声处理（功率250 W，频率40 kHz）30分钟，放冷，再称定重量，用70%甲醇补足减失的重量，摇匀，滤过，取续滤液，即得。

测定法 分别精密吸取对照品溶液与供试品溶液各2 μl，注入液相色谱仪，测定，即得。

本品每1 g含β-蜕皮甾酮（$C_{27}H_{44}O_7$）应为0.10 mg～1.20 mg。

【规格】 每1 g配方颗粒相当于饮片10 g

【贮藏】 密封。

小蓟炭配方颗粒

Xiaojitan Peifangkeli

【来源】　本品为菊科植物刺儿菜 *Cirsium setosum*（Willd.）MB.的干燥地上部分经炮制并按标准汤剂的主要质量指标加工制成的配方颗粒。

【制法】　取小蓟炭饮片4500 g，加水煎煮，滤过，滤液浓缩成清膏（干浸膏出膏率为14%～22%），干燥（或干燥，粉碎），再加入辅料适量，混匀，制粒，制成1000 g，即得。

【性状】　本品为棕黄色至棕褐色的颗粒；气微，味苦。

【鉴别】　取本品粉末0.5 g，加甲醇5 ml，超声处理30分钟，滤过，滤液蒸干，残渣加甲醇2 ml使溶解，作为供试品溶液。另取小蓟对照药材0.1 g，同法制成对照药材溶液。照薄层色谱法（中国药典2020年版 通则0502）试验，吸取上述两种溶液各1 μl，分别点于同一聚酰胺薄膜上，以乙酰丙酮-丁酮-乙醇-水（1∶3∶3∶13）为展开剂，展开，取出，晾干，喷以三氯化铝试液，晾干，置紫外光灯（365 nm）下检视。供试品色谱中，在与对照药材色谱的位置上，显相同颜色的荧光斑点。

【特征图谱】　照高效液相色谱法（中国药典2020年版 通则0512）测定。

色谱条件与系统适用性试验　以十八烷基硅烷键合硅胶为填充剂（柱长为250 mm，内径为4.6 mm，粒径为5 μm）；以乙腈为流动相A，以0.1%磷酸为流动相B，按下表中的规定进行梯度洗脱；流速为每分钟1.0 ml；柱温为30 ℃；检测波长为270 nm。理论板数按蒙花苷峰计算应不低于1500。

时间（分钟）	流动相A（%）	流动相B（%）
0～13	7	93
13～20	7→15	93→85
20～35	15→30	85→70
35～50	30→35	70→65
50～60	35→60	65→40
60～70	60→80	40→20
70～85	80	20

参照物溶液的制备　取小蓟对照药材2 g，置具塞锥形瓶中，加入甲醇25 ml，称定重量，超声处理（功率600 W，频率25 kHz）30分钟，放冷，摇匀，滤过，取续滤液，作为对照药材参照物溶液。另取蒙花苷和5-羟甲基糠醛对照品适量，精密称定，加甲醇制成每1 ml各含40 μg的溶液，作为对照品参照物溶液。

供试品溶液的制备　取本品适量，研细，取约0.5 g，精密称定，置具塞锥形瓶中，精密加入甲醇25 ml，称定重量，超声处理（功率600 W，频率25 kHz）30分钟，放冷，再称定重量，用甲醇补足减失的重量，摇匀，滤过，取续滤液，即得。

测定法　分别精密吸取参照物溶液和供试品溶液各10 μl，注入液相色谱仪，测定，即得。供试品色谱中应呈现4个特征峰，峰3、峰4与对照药材参照物色谱中的2个特征峰保留时间相对应，其中2个峰应分别与相应对照品参照物峰的保留时间相对应。与蒙花苷参照物相应的峰为S峰。计算峰2与S峰的相对保留时间，相对保留时间应在规定值的±10%范围之内，规定值为0.306（峰2）。

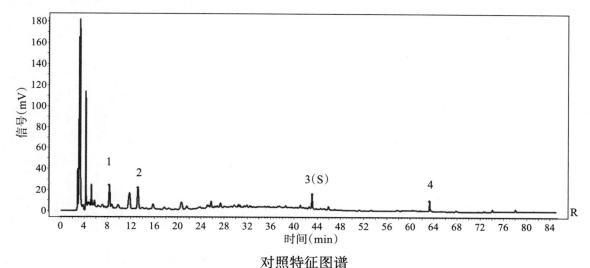

对照特征图谱

峰1：5-羟甲基糠醛；峰3（S）：蒙花苷

色谱柱：5 TC C18；4.6 mm×250 mm，5 μm

【检查】　应符合颗粒剂项下有关的各项规定（中国药典2020年版　通则0104）。

【浸出物】　照醇溶性浸出物测定法（中国药典2020年版　通则2201）项下的热浸法测定，用乙醇作溶剂，不得少于15.0%。

【含量测定】　照高效液相色谱法（中国药典2020年版　通则0512）测定。

色谱条件与系统适用性试验　以十八烷基硅烷键合硅胶为填充剂（柱长为250 mm，内径为4.6 mm，粒度为5 μm）；以甲醇-0.5%冰醋酸（55∶45）为流动相；检测波长为326 nm。理论板数按蒙花苷峰计算应不低于1500。

对照品溶液的制备　取蒙花苷对照品适量，精密称定，加50%甲醇制成每1 ml含40 μg的溶液，即得。

供试品溶液的制备　取本品适量，研细，取约0.5 g，精密称定，置具塞锥形瓶中，精密加入50%甲醇25 ml，称定重量，超声处理（功率600 W，频率40 kHz）30分钟，放冷，再称定重量，用50%甲醇补足减失的重量，摇匀，即得。

测定法 分别精密吸取对照品溶液与供试品溶液各10 μl，注入液相色谱仪，测定，即得。

本品每1 g含蒙花苷（$C_{28}H_{32}O_{14}$）应为0.15 mg～3.20 mg。

【规格】 每1 g配方颗粒相当于小蓟炭饮片4.5 g

【贮藏】 密封。

甘肃省药品监督管理局
中药配方颗粒标准

标准号：PFKLBZ-025-2021

山药配方颗粒
Shanyao Peifangkeli

【来源】 本品为薯蓣科植物薯蓣 *Dioscorea opposita* Thunb. 的干燥根茎经炮制并按标准汤剂的主要质量指标加工制成的配方颗粒。

【制法】 取山药饮片4000 g，加水煎煮，滤过，滤液浓缩成清膏（干浸膏出膏率为15%～25%），加入辅料适量，干燥（或干燥，粉碎），再加入辅料适量，混匀，制粒，制成1000 g，即得。

【性状】 本品为类白色至黄色的颗粒；气微，味淡、微酸。

【鉴别】 取本品1 g，研细，加乙醇20 ml，超声处理20分钟，滤过，滤液浓缩至2 ml，作为供试品溶液。另取山药对照药材2 g，同法制成对照药材溶液。照薄层色谱法（中国药典2020年版 通则0502）试验，吸取供试品溶液2 μl、对照药材溶液5 μl，分别点于同一硅胶G薄层板上，以水饱和正丁醇-冰醋酸（13∶3）为展开剂，展开，取出，晾干，喷以茚三酮试液，在105 ℃加热至斑点显色清晰。供试品色谱中，在与对照药材色谱相应的位置上，显相同颜色的斑点。

【特征图谱】 照高效液相色谱法（中国药典2020年版 通则0512）测定。

色谱条件与系统适用性试验 同腺苷［含量测定］项。

参照物溶液的制备 取山药对照药材约0.5 g，置具塞锥形瓶中，加10%甲醇25 ml，超声处理（功率300 W，频率40 kHz）30分钟，取出，放冷，摇匀，滤过，取续滤液，作为对照药材参照物溶液。另取腺苷［含量测定］项下的对照品溶液，作为对照品参照物溶液。

供试品溶液的制备 同腺苷［含量测定］项。

测定法 分别精密吸取参照物溶液与供试品溶液各1 μl，注入液相色谱仪，测定，即得。

供试品色谱中应呈现4个特征峰，并应与对照药材参照物色谱中的4个特征峰保留时间相对应，其中峰1应与对照品参照物峰保留时间相一致。

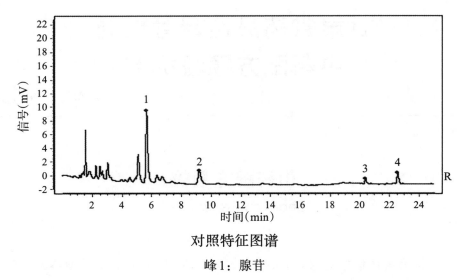

对照特征图谱

峰1：腺苷

色谱柱：YMC Triart C18；2.1 mm×100 mm，1.9 μm

【检查】 溶化性 照颗粒剂溶化性检查方法（中国药典2020年版 通则0104）检查，加热水200 ml，搅拌5分钟（必要时加热煮沸5分钟），立即观察，应全部溶化或轻微浑浊，不得有焦屑。

其他 应符合颗粒剂项下有关的各项规定（中国药典2020年版 通则0104）。

【浸出物】 取本品研细，取约2 g，精密称定，精密加入乙醇100 ml，照醇溶性浸出物测定法（中国药典2020年版 通则2201）项下的热浸法测定，不得少于7.0%。

【含量测定】 腺苷 照高效液相色谱法（中国药典2020年版 通则0512）测定。

色谱条件与系统适用性试验 以十八烷基硅烷键合硅胶为填充剂（柱长为100 mm，内径为2.1 mm，粒径为1.9 μm）；以乙腈为流动相A，以0.2%磷酸溶液为流动相B，按下表中的规定进行梯度洗脱；流速为每分钟0.20 ml；柱温为30 ℃；检测波长为258 nm。理论板数按腺苷峰计算应不低于4000。

时间（分钟）	流动相A(%)	流动相B(%)
0～4	1	99
4～10	1→3	99→97
10～25	3→20	97→80

对照品溶液的制备 取腺苷对照品适量，精密称定，加10%甲醇制成每1 ml含5 μg的溶液，即得。

供试品溶液的制备 取本品适量，研细，取约0.3 g，精密称定，置具塞锥形瓶中，精密加入10%甲醇25 ml，称定重量，超声处理（功率300 W，频率40 kHz）30分钟，取出，放冷，再称定重量，用10%甲醇补足减失的重量，摇匀，滤过，取续滤液，即得。

测定法 分别精密吸取对照品溶液与供试品溶液各1 μl，注入液相色谱仪，测定，即得。

本品每1 g含腺苷（$C_{10}H_{13}N_5O_4$）应为0.30 mg～1.50 mg。

尿囊素 照高效液相色谱法（中国药典2020年版 通则0512）测定。

色谱条件与系统适用性试验 以氨基键合硅胶为填充剂；以乙腈-水（90：10）为流动相；检测波长为224 nm。理论板数按尿囊素峰计算应不低于2500。

对照品溶液的制备 取尿囊素对照品适量，精密称定，加甲醇制成每1 ml含80 μg的溶液，作为对照品溶液。

供试品溶液的制备 取本品适量，研细，取约0.3 g，精密称定，置具塞锥形瓶中，精密加入稀乙醇25 ml，称定重量，超声处理（功率300 W，频率40 kHz）30分钟，取出，放冷，再称定重量，用稀乙醇补足减失的重量，摇匀，滤过，取续滤液，即得。

测定法 分别精密吸取对照品溶液与供试品溶液各10 μl，注入液相色谱仪，测定，即得。

本品每1 g含尿囊素（$C_4H_6N_4O_3$）应为7.0 mg～42.0 mg。

【规格】 每1 g配方颗粒相当于饮片4 g

【贮藏】 密封。

甘肃省药品监督管理局
中药配方颗粒标准

标准号：PFKLBZ-011-2021

麸炒山药配方颗粒
Fuchaoshanyao Peifangkeli

【来源】　本品为薯蓣科植物薯蓣 Dioscorea opposita Thunb. 的干燥根茎经炮制并按标准汤剂的主要质量指标加工制成的配方颗粒。

【制法】　取麸炒山药饮片4000 g，加水煎煮，滤过，滤液浓缩成清膏（干浸膏出膏率为15%～25%），加入辅料适量，干燥（或干燥，粉碎），再加入辅料适量，混匀，制粒，制成1000 g，即得。

【性状】　本品为类白色至灰黄色颗粒；气微，味淡、微甜。

【鉴别】　取本品1 g，研细，加乙醇20 ml，超声处理20分钟，滤过，滤液浓缩至2 ml，作为供试品溶液。另取山药对照药材2 g，同法制成对照药材溶液。照薄层色谱法（中国药典2020年版 通则0502）试验，吸取供试品溶液2 µl，对照药材溶液8 µl，分别点于同一硅胶G薄层板上，以水饱和正丁醇-冰醋酸（13：3）为展开剂，展开，取出，晾干，喷以茚三酮试液，在105 ℃加热至斑点显色清晰。供试品色谱中，在与对照药材色谱相应的位置上，显相同颜色的斑点。

【特征图谱】　照高效液相色谱法（中国药典2020年版 通则0512）测定。

色谱条件与系统适用性试验　同腺苷［含量测定］项。

参照物溶液的制备　取山药对照药材约0.5 g，置具塞锥形瓶中，加10%甲醇25 ml，超声处理（功率300 W，频率40 kHz）30分钟，取出，放冷，摇匀，滤过，取续滤液，作为对照药材参照物溶液。另取腺苷［含量测定］项下的对照品溶液，作为对照品参照物溶液。

供试品溶液的制备　同腺苷［含量测定］项。

测定法　分别精密吸取参照物溶液与供试品溶液各1 µl，注入液相色谱仪，测定，即得。

供试品色谱中应呈现5个特征峰，并应与对照药材参照物色谱中的2个特征峰保留时间相对应，其中峰1与对照品参照物峰保留时间相一致。

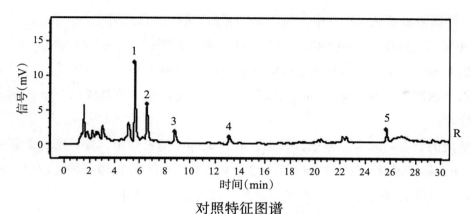

对照特征图谱

峰1：腺苷

色谱柱：YMC Triart C18；2.1 mm×100 mm，1.9 μm

【检查】　溶化性　照颗粒剂溶化性检查方法（中国药典2020年版　通则0104）检查，加热水200 ml，搅拌5分钟（必要时加热煮沸5分钟），立即观察，应全部溶化或轻微浑浊，不得有焦屑。

　　其他　应符合颗粒剂项下有关的各项规定（中国药典2020年版　通则0104）。

【浸出物】　取本品研细，取约2 g，精密称定，精密加入乙醇100 ml，照醇溶性浸出物测定法（中国药典2020年版　通则2201）项下的热浸法测定，不得少于7.0%。

【含量测定】　腺苷　照高效液相色谱法（中国药典2020年版　通则0512）测定。

　　色谱条件与系统适用性试验　以十八烷基硅烷键合硅胶为填充剂（柱长为100 mm，内径为2.1 mm，粒径为1.9 μm）；以乙腈为流动相A，以0.2%磷酸溶液为流动相B，按下表中的规定进行梯度洗脱；流速为每分钟0.20 ml；柱温为30 ℃；检测波长为258 nm。理论板数按腺苷峰计算应不低于4000。

时间（分钟）	流动相A(%)	流动相B(%)
0～4	1	99
4～10	1→3	99→97
10～25	3→20	97→80
25～27	20→1	80→99

　　对照品溶液的制备　取腺苷对照品适量，精密称定，加10%甲醇制成每1 ml含5 μg的溶液，即得。

　　供试品溶液的制备　取本品适量，研细，取约0.3 g，精密称定，置具塞锥形瓶中，精密加入10%甲醇25 ml，称定重量，超声处理（功率300 W，频率40 kHz）30分钟，取出，放冷，再称定重量，用10%甲醇补足减失的重量，摇匀，滤过，取续滤液，即得。

　　测定法　分别精密吸取对照品溶液与供试品溶液各1 μl，注入液相色谱仪，测定，即得。

　　本品每1 g含腺苷（$C_{10}H_{13}N_5O_4$）应为0.30 mg～1.60 mg。

尿囊素　照高效液相色谱法（中国药典2020年版　通则0512）测定。

色谱条件与系统适用性试验　以氨基键合硅胶为填充剂；以乙腈-水（90∶10）为流动相；检测波长为224 nm。理论板数按尿囊素峰计算应不低于2500。

对照品溶液的制备　取尿囊素对照品适量，精密称定，加甲醇制成每1 ml含80 μg的溶液，作为对照品溶液。

供试品溶液的制备　取本品适量，研细，取约0.3 g，精密称定，置具塞锥形瓶中，精密加入稀乙醇25 ml，称定重量，超声处理（功率300 W，频率40 kHz）30分钟，取出，放冷，再称定重量，用稀乙醇补足减失的重量，摇匀，滤过，取续滤液，即得。

测定法　分别精密吸取对照品溶液与供试品溶液各10 μl，注入液相色谱仪，测定，即得。

本品每1 g含尿囊素（$C_4H_6N_4O_3$）应为13.5 mg～33.5 mg。

【规格】　每1 g配方颗粒相当于饮片4 g

【贮藏】　密封。

甘肃省药品监督管理局
中药配方颗粒标准

标准号：PFKLBZ-066-2021

马齿苋配方颗粒
Machixian Peifangkeli

【来源】 本品为马齿苋科植物马齿苋 *Portulaca oleracea* L.的干燥地上部分经炮制并按标准汤剂主要质量指标加工制成的颗粒。

【制法】 取马齿苋饮片4000 g，加水煎煮，滤过，滤液浓缩成清膏（干浸膏出膏率为14%～25%），加辅料适量，干燥（或干燥，粉碎），再加入辅料适量，混匀，制粒，制成1000 g，分装，即得。

【性状】 本品为黄棕色至棕褐色的颗粒；气微，味微酸。

【鉴别】 取本品0.5 g，研细，加乙醇20 ml，超声处理20分钟，滤过，滤液蒸干，残渣加乙醇1 ml使溶解，作为供试品溶液。另取马齿苋对照药材1 g，加水50 ml，加热煮沸30分钟，滤过，滤液蒸干，残渣加乙醇20 ml，同法制成对照药材溶液。照薄层色谱法（中国药典2020年版 通则0502）试验，吸取上述两种溶液各2 μl，分别点于同一聚酰胺薄膜上，以乙酸乙酯-甲醇-甲酸（18∶1∶1）为展开剂，展开，取出，晾干，置紫外光灯（365 nm）下检视。供试品色谱中，在与对照药材色谱相应的位置上，显相同颜色的荧光斑点。

【特征图谱】 照高效液相色谱法（中国药典2020年版 通则0512）测定。

色谱条件与系统适用性试验 同［含量测定］项下。

参照物溶液的制备 取马齿苋对照药材2 g，置具塞锥形瓶中，加水25 ml，超声处理（功率500 W，频率40 kHz）30分钟，取出，离心，取上清液转移至50 ml量瓶中，重复提取一次，合并上清液，用水定容至刻度，精密量取25 ml，置分液漏斗中，用乙酸乙酯振摇提取3次，每次20 ml，合并乙酸乙酯液，自然挥干，残渣加甲醇2 ml使溶解，滤过，取续滤液，作为对照药材参照物溶液。另取咖啡酸和阿魏酸对照品，加甲醇制成每1 ml含咖啡酸4 μg、阿魏酸6 μg的混合溶液，作为对照品参照物溶液。

供试品溶液的制备 同［含量测定］项下。

测定法 分别精密吸取参照物溶液与供试品溶液各1 μl，注入液相色谱仪，测定，即得。

供试品色谱中应呈现5个特征峰，并应与对照药材参照物色谱中的5个特征峰相对应，其中峰2、峰5应与相应对照品参照物色谱峰的保留时间相对应。

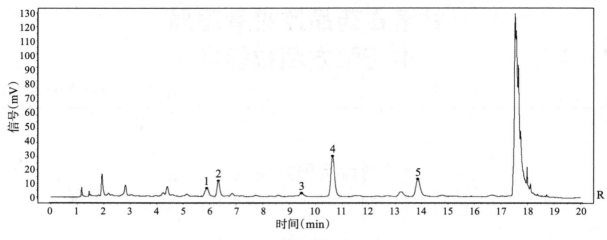

对照特征图谱

峰2：咖啡酸；峰5：阿魏酸

色谱柱：BEH C18；2.1 mm×100 mm，1.7 μm

【检查】 应符合颗粒剂项下有关的各项规定（中国药典2020年版 通则0104）。

【浸出物】 照醇溶性浸出物测定法（中国药典2020年版 通则2201）项下的热浸法测定，用乙醇作溶剂，不得少于14.0%。

【含量测定】 照高效液相色谱法（中国药典2020年版 通则0512）测定。

色谱条件与系统适用性试验 以十八烷基硅烷键合硅胶为填充剂（柱长为100 mm，内径为2.1 mm，粒径为1.7 μm）；以乙腈为流动相A，以0.2%磷酸溶液为流动相B，按下表中的规定进行梯度洗脱；流速为每分钟0.20 ml；柱温为35 ℃，检测波长为323 nm。理论板数按咖啡酸峰计算应不低于5000。

时间（分钟）	流动相A(%)	流动相B(%)
0～15	8→13	92→87
15～15.1	13→90	87→10
15.1～17	90	10

对照品溶液的制备 取咖啡酸和阿魏酸对照品适量，精密称定，加甲醇制成每1 ml含咖啡酸4 μg、阿魏酸6 μg的混合溶液，即得。

供试品溶液的制备 取本品适量，研细，取约0.5 g，精密称定，置具塞锥形瓶中，精密加入水20 ml，超声处理（功率250 W，频率40 kHz）30分钟，放冷，用乙酸乙酯振摇提取3次，每次20 ml，合并乙酸乙酯液，自然挥干，残渣加甲醇使溶解，转移至10 ml量瓶中，加甲醇至刻度，摇匀，滤过，取续滤液，即得。

测定法 分别精密吸取对照品溶液与供试品溶液各1 μl，注入液相色谱仪，测定，即得。

本品每1 g含咖啡酸（$C_9H_8O_4$）和阿魏酸（$C_{10}H_{10}O_4$）的总量应为0.06 mg～0.2 mg。

【规格】 每1 g配方颗粒相当于饮片4 g

【贮藏】 密封。

天葵子配方颗粒

Tiankuizi Peifangkeli

【来源】　本品为毛茛科植物天葵 *Semiaquilegia adoxoides*（DC.）Makino 的干燥块根经炮制并按标准汤剂的主要质量指标加工制成的配方颗粒。

【制法】　取天葵子饮片 1400 g，加水煎煮，滤过，滤液浓缩成清膏（干浸膏出膏率为36%～60%），加入辅料适量，干燥（或干燥，粉碎），再加入辅料适量，混匀，制粒，制成1000 g，即得。

【性状】　本品为浅黄棕色至棕褐色的颗粒；气微，味甘、微苦。

【鉴别】　取本品适量，研细，取约 0.5 g，加甲醇 20 ml，加热回流 30 分钟，放冷，滤过，滤液蒸干，残渣加甲醇 2 ml 使溶解，作为供试品溶液。另取天葵子对照药材 2 g，同法制成对照药材溶液。再取格列风内酯对照品、紫草氰苷对照品，加甲醇制成每 1 ml 各含 1 mg 的混合溶液，作为对照品溶液。照薄层色谱法（中国药典 2020 年版 通则 0502）试验，吸取供试品溶液 3 μl、对照药材溶液与对照品溶液各 1 μl，分别点于同一硅胶 GF$_{254}$ 薄层板上，以三氯甲烷-甲醇-水（6：4：1）的下层溶液为展开剂，展开，取出，晾干，在紫外光灯（254 nm）下检视。供试品色谱中，在与对照药材色谱和对照品色谱相应的位置上，显相同颜色的斑点。

【特征图谱】　照高效液相色谱法（中国药典 2020 年版 通则 0512）测定。

色谱条件与系统适用性试验　同［含量测定］项。

参照物溶液的制备　取天葵子对照药材约 1 g，精密称定，置具塞锥形瓶中，精密加入 70%甲醇 50 ml，称定重量，加热回流 30 分钟，取出，放冷，再称定重量，用 70%甲醇补足减失的重量，摇匀，取续滤液，作为对照药材参照物溶液。另取格列风内酯对照品、紫草氰苷对照品、木兰花碱对照品适量，精密称定，加 70%甲醇制成每 1 ml 各含 10 μg 的溶液，作为对照品参照物溶液。

供试品溶液的制备　同［含量测定］项。

测定法　分别精密吸取参照物溶液与供试品溶液各 1 μl，注入液相色谱仪，测定，即得。

供试品色谱中应呈现 7 个特征峰，并应与对照药材参照物色谱中的 7 个特征峰保留时间相对应，其中峰 1、峰 3 和峰 6 应分别与相应的对照品参照物峰保留时间相一致。

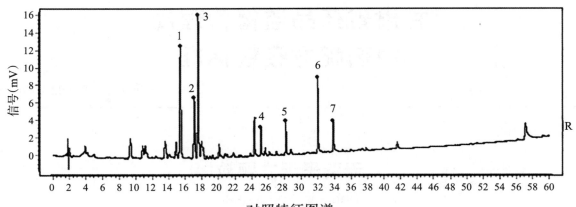

对照特征图谱

峰1：格列风内酯；峰3：紫草氰苷；峰6：木兰花碱

色谱柱：Waters ACQUITY HSS T3；2.1 mm×150 mm，1.8 μm

【检查】 应符合颗粒剂项下有关的各项规定（中国药典2020年版 通则0104）。

【含量测定】 照高效液相色谱法（中国药典2020年版 通则0512）测定。

色谱条件与系统适用性试验 以十八烷基硅烷键合硅胶为填充剂（柱长为150 mm，内径为2.1 mm，粒径为1.8 μm）；以甲醇为流动相A，以0.05%磷酸溶液为流动相B，按下表中的规定进行梯度洗脱；流速为每分钟0.25 ml；柱温为15 ℃；检测波长为260 nm。理论板数按格列风内酯峰计算应不低于5000。

时间（分钟）	流动相A（%）	流动相B（%）
0~12	0→6	100→94
12~60	6→80	94→20

对照品溶液的制备 取格列风内酯对照品、木兰花碱对照品适量，精密称定，加70%甲醇制成每1 ml含格列风内酯5 μg、木兰花碱20 μg的混合溶液，即得。

供试品溶液的制备 取本品适量，研细，取约0.2 g，精密称定，置具塞锥形瓶中，精密加入70%甲醇25 ml，称定重量，超声处理（功率250 W，频率40 kHz）30分钟，放冷，再称定重量，用70%甲醇补足减失的重量，摇匀，滤过，取续滤液，即得。

测定法 分别精密吸取对照品溶液与供试品溶液各1 μl，注入液相色谱仪，测定，即得。

本品每1 g含格列风内酯（$C_8H_8O_4$）应为0.20 mg~0.85 mg，含木兰花碱（$C_{20}H_{24}NO_4$）应为0.30 mg~2.10 mg。

【规格】 每1 g配方颗粒相当于饮片1.4 g

【贮藏】 密封。

甘肃省药品监督管理局
中药配方颗粒标准

标准号：PFKLBZ-067-2021

木瓜配方颗粒
Mugua Peifangkeli

【来源】 本品为蔷薇科植物贴梗海棠 *Chaenomelse speciosa*（Sweet）Nakai 的干燥近成熟果实经炮制并按标准汤剂的主要质量指标加工制成的配方颗粒。

【制法】 取木瓜饮片 1800 g，加水煎煮，滤过，滤液浓缩成清膏（干浸膏出膏率为 28%～40%），加辅料适量，干燥（或干燥，粉碎），再加辅料适量，混匀，制粒，制成 1000 g，即得。

【性状】 本品为浅棕红色至红棕色的颗粒；气微，味微酸、微涩。

【鉴别】 取本品 0.5 g，研细，加水 20 ml 使溶解，用乙酸乙酯振摇提取 2 次，每次 20 ml，合并乙酸乙酯液，蒸干，残渣加甲醇 1 ml 使溶解，作为供试品溶液。另取木瓜对照药材 1 g，加水 50 ml，煎煮 30 分钟，滤过，滤液浓缩至约 20 ml，同法制成对照药材溶液。照薄层色谱法（中国药典 2020 年版 通则 0502）试验，吸取供试品溶液 4 μl，对照药材溶液 2 μl，分别点于同一聚酰胺薄膜上，以甲醇-冰醋酸-水（18：1：1）为展开剂，展开，取出，晾干，置紫外光灯（365 nm）下检视。供试品色谱中，在与对照药材色谱相应的位置上，显相同颜色的荧光主斑点。

【特征图谱】 照高效液相色谱法（中国药典 2020 年版 通则 0512）测定。

色谱条件与系统适用性试验 以十八烷基硅烷键合硅胶为填充剂（柱长为 250 mm，内径为 4.6 mm，粒径为 5 μm）；以甲醇为流动相 A，以 0.3% 醋酸溶液为流动相 B，按下表中的规定进行梯度洗脱；流速为每分钟 1.0 ml；柱温为 30 ℃；检测波长为 290 nm。理论板数按原儿茶酸峰计算应不低于 5000。

时间（分钟）	流动相A（%）	流动相B（%）
0～30	5→35	95→65
30～40	35→46	65→54
40～50	46→75	54→25
50～55	75→95	25→5

参照物溶液的制备 取木瓜对照药材 0.5 g，置具塞锥形瓶中，加入 75% 甲醇 15 ml，加热回流 30 分钟，放冷，摇匀，滤过，取续滤液，作为对照药材参照物溶液。另取原儿茶酸对照品、

绿原酸对照品、肉桂酸对照品适量，精密称定，分别加甲醇制成每1 ml含原儿茶酸100 μg、绿原酸15 μg、肉桂酸100 μg的溶液，作为对照品参照物溶液。

供试品溶液的制备 取本品适量，研细，取约0.2 g，精密称定，置具塞锥形瓶中，精密加入75%甲醇20 ml，密塞，称定重量，加热回流30分钟，放冷，再称定重量，用75%甲醇补足减失的重量，摇匀，滤过，取续滤液，即得。

测定法 分别精密吸取参照物溶液和供试品溶液各10 μl，注入液相色谱仪，测定，即得。

供试品色谱中应呈现5个特征峰，并应与对照药材参照物色谱中的5个特征峰的保留时间相对应；其中峰3、峰4和峰5应分别与相应对照品参照物峰的保留时间相对应。

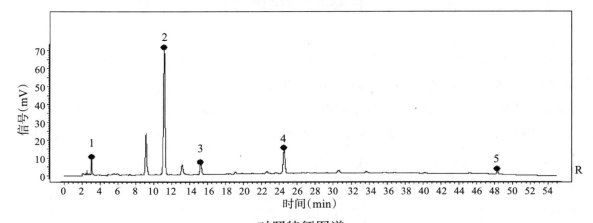

对照特征图谱

峰3：原儿茶酸；峰4：绿原酸；峰5：肉桂酸

色谱柱：Phenomenex Luna Omega PS C18；4.6 mm×250 mm，5 μm

【检查】 应符合颗粒剂项下有关的各项规定（中国药典2020年版 通则0104）。

【浸出物】 照醇溶性浸出物测定法（中国药典2020年版 通则2201）项下的热浸法测定，用乙醇作溶剂，不得少于20.0%。

【含量测定】 照高效液相色谱法（中国药典2020年版 通则0512）测定。

色谱条件与系统适用性试验 以十八烷基硅烷键合硅胶为填充剂（柱长为100 mm，内径为2.1 mm，粒径为1.8 μm）；以甲醇为流动相A，以0.3%醋酸溶液为流动相B，按下表中的规定进行梯度洗脱；流速为每分钟0.30 ml；柱温为30 ℃；检测波长为260 nm。理论板数按原儿茶酸峰计算应不低于1500。

时间（分钟）	流动相A（%）	流动相B（%）
0～10	5→35	95→65
10～13	35	65
13～14	35→5	65→95

对照品溶液的制备 取原儿茶酸对照品适量，精密称定，加甲醇制成每1 ml含15 μg的溶液，摇匀，即得。

供试品溶液的制备　取本品适量，研细，取约0.2 g，精密称定，置具塞锥形瓶中，精密加入水20 ml，密塞，称定重量，加热回流60分钟，放冷，再称定重量，用水补足减失的重量，摇匀，滤过，取续滤液，即得。

测定法　分别精密吸取对照品溶液1 μl、供试品溶液2 μl，注入液相色谱仪，测定，即得。

本品每1 g原儿茶酸（$C_7H_6O_4$）应为0.25 mg～1.50 mg。

【规格】　每1 g配方颗粒相当于饮片1.8 g

【贮藏】　密封。

甘肃省药品监督管理局
中药配方颗粒标准

标准号：PFKLBZ-068-2021

木通（三叶木通）配方颗粒
Mutong（Sanyemutong）Peifangkeli

【来源】　本品为木通科植物三叶木通 *Akebia trifoliata*（Thumb.）Koidz. 的干燥藤茎经炮制并按标准汤剂的主要质量指标加工制成的配方颗粒。

【制法】　取木通（三叶木通）饮片6000 g，加水煎煮，滤过，滤液浓缩成清膏（干浸膏出膏率为8.4%～13.7%），加辅料适量，干燥（或干燥，粉碎），再加入辅料适量，混匀，制粒，制成1000 g，即得。

【性状】　本品为黄色至黄棕色的颗粒；气微，味苦。

【鉴别】　取本品0.2 g，研细，加70%甲醇50 ml，超声处理30分钟，滤过，滤液蒸干，残渣加水10 ml使溶解，用乙酸乙酯振摇提取3次，每次10 ml，合并乙酸乙酯液，蒸干，残渣加甲醇1 ml使溶解，作为供试品溶液。另取木通苯乙醇苷B对照品，加甲醇制成每1 ml含1 mg的溶液，作为对照品溶液。照薄层色谱法（中国药典2020年版 通则0502）试验，吸取供试品溶液10 μl，对照品溶液5 μl，分别点于同一硅胶G薄层板上，以三氯甲烷-甲醇-水（30∶10∶1）为展开剂，展开，取出，晾干，喷以2%香草醛硫酸乙醇溶液，在105 ℃加热至斑点显色清晰。供试品色谱中，在与对照品色谱相应的位置上，显相同颜色的斑点。

【特征图谱】　照高效液相色谱法（中国药典2020年版 通则0512）测定。

色谱条件与系统适用性试验　以十八烷基硅烷键合硅胶为填充剂（柱长为100 mm，内径为2.1 mm，粒径为1.7 μm）；以乙腈为流动相A，以0.1%磷酸溶液为流动相B，按下表中的规定进行梯度洗脱；流速为每分钟0.30 ml；柱温为30 ℃；检测波长为326 nm。理论板数按绿原酸峰计算应不低于5000。

时间（分钟）	流动相A（%）	流动相B（%）
0～5	3→4	97→96
5～6	4→6	96→94
6～12	6→10	94→90
12～16	10→15	90→85
16～20	15→20	85→80

时间(分钟)	流动相A(%)	流动相B(%)
20～24	20→25	80→75
24～27	25→26	75→74
27～28	26→70	74→30
28～30	70	30
30～31	70→3	30→97

参照物溶液的制备 取木通（三叶木通）对照药材1 g，置具塞锥形瓶中，加水25 ml，加热回流60分钟，放冷，摇匀，滤过，取续滤液，作为对照药材参照物溶液。另取［含量测定］项下对照品溶液作为对照品参照物溶液。再取绿原酸对照品、新绿原酸对照品、隐绿原酸对照品，精密称定，分别加30%甲醇制成每1 ml含绿原酸0.15 mg、新绿原酸0.15 mg、隐绿原酸0.1 mg的溶液，作为对照品参照物溶液。

供试品溶液的制备 同［含量测定］项。

测定法 分别精密吸取参照物溶液与供试品溶液各1 µl，注入液相色谱仪，测定，即得。

供试品色谱中应呈现6个特征峰，并应与对照药材参照物色谱中的6个特征峰保留时间相对应；其中峰1、峰2、峰3和峰6应分别与相应对照品参照物峰相对应。

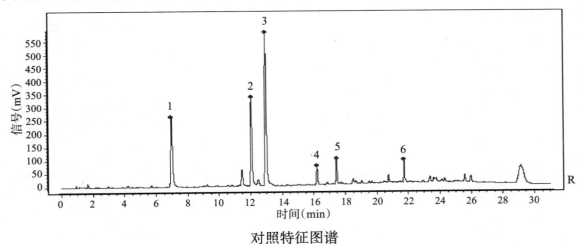

对照特征图谱

峰1：新绿原酸；峰2：隐绿原酸；峰3：绿原酸；峰6：木通苯乙醇苷B

色谱柱：BEH Shield RP18；2.1 mm×100 mm，1.7 µm

【检查】 应符合颗粒剂项下有关的各项规定（中国药典2020年版 通则0104）。

【浸出物】 照醇溶性浸出物测定法（中国药典2020年版 通则2201）项下的热浸法测定，用乙醇作溶剂，不得少于30.0%。

【含量测定】 照高效液相色谱法（中国药典2020年版 通则0512）测定。

色谱条件与系统适用性试验 以十八烷基硅烷键合硅胶为填充剂（柱长为100 mm，内径为2.1 mm，粒径为1.8 µm）；以乙腈-0.1%甲酸溶液（17∶83）为流动相；检测波长为330 nm。理论板数按木通苯乙醇苷B峰计算应不低于5000。

对照品溶液的制备 取木通苯乙醇苷B对照品适量，精密称定，加30%甲醇制成每1 ml含60 μg的溶液，即得。

供试品溶液的制备 取本品适量，研细，取约0.5 g，精密称定，置具塞锥形瓶中，精密加入30%甲醇15 ml，密塞，称定重量，超声处理（功率250 W，频率40 kHz）30分钟，放冷，再称定重量，用30%甲醇补足减失的重量，摇匀，滤过，取续滤液，即得。

测定法 分别精密吸取对照品溶液与供试品溶液各1 μl，注入液相色谱仪，测定，即得。

本品每1 g含木通苯乙醇苷B（$C_{23}H_{26}O_{11}$）应为0.5 mg～8.0 mg。

【规格】 每1 g配方颗粒相当于饮片6 g

【贮藏】 密封。

甘肃省药品监督管理局
中药配方颗粒标准

标准号：PFKLBZ-129-2021

五味子配方颗粒
Wuweizi Peifangkeli

【来源】 本品为木兰科植物五味子 *Schisandra chinensis*（Turcz.）Baill. 的干燥成熟果实经炮制并按标准汤剂的主要质量指标加工制成的配方颗粒。

【制法】 取五味子饮片 1600 g，加水煎煮，滤过，滤液浓缩成清膏（干浸膏出膏率为 31.3%～47.5%），加辅料适量，干燥（或干燥，粉碎），再加辅料适量，制成 1000 g，即得。

【性状】 本品为浅棕红色至红棕色的颗粒；气微，味酸。

【鉴别】 取本品 1 g，研细，加乙醇 30 ml，超声处理 30 分钟，滤过，滤液蒸干，残渣加乙醇 1 ml 使溶解，作为供试品溶液。另取五味子对照药材 2 g，加水 50 ml，煮沸 30 分钟，滤过，滤液蒸干，残渣加乙醇 30 ml，同法制成对照药材溶液。照薄层色谱法（中国药典 2020 年版 通则 0502）试验，吸取供试品溶液 5 µl，对照药材溶液 2 µl，分别点于同一硅胶 GF$_{254}$ 薄层板上，以甲苯-乙酸乙酯（3∶2）为展开剂，展开，取出，晾干，置紫外光（254 nm）下检视。供试品色谱中，在与对照药材色谱相应的位置上，显相同颜色的斑点。

【特征图谱】 照高效液相色谱法（中国药典 2020 年版 通则 0512）测定。

色谱条件与系统适用性试验 同［含量测定］项。

参照物溶液的制备 取五味子对照药材 0.5 g，置具塞锥形瓶中，加入 50% 甲醇 20 ml，超声处理 30 分钟，放冷，摇匀，滤过，取续滤液，作为对照药材参照物溶液。另取 5-羟甲基糠醛、原儿茶酸、五味子醇甲对照品适量，加甲醇制成每 1 ml 含 5-羟甲基糠醛 50 µg、原儿茶酸 50 µg、五味子醇甲 0.2 mg 的溶液，作为对照品参照物溶液。

供试品溶液的制备 同［含量测定］项。

测定法 分别精密吸取参照物溶液和供试品溶液各 1 µl，注入液相色谱仪，测定，即得。

供试品色谱中应呈现 10 个特征峰，并应与对照药材参照物色谱中的 10 个特征峰保留时间相对应，其中峰 1、峰 2、峰 3 应分别与相应对照品参照物峰的保留时间相对应。

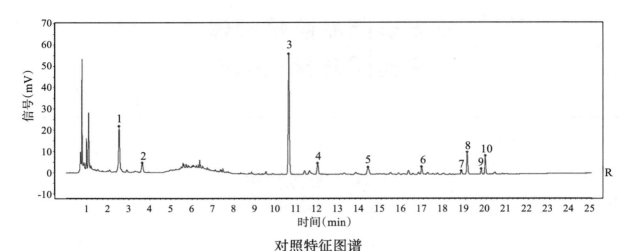

对照特征图谱

峰1：5-羟甲基糠醛；峰2：原儿茶酸；峰3：五味子醇甲

色谱柱：HSS T3；2.1 mm×100 mm，1.8 μm

【检查】 应符合颗粒剂项下有关的各项规定（中国药典2020年版 通则0104）。

【浸出物】 照醇溶性浸出物测定法（中国药典2020年版 通则2201）项下的热浸法测定，用乙醇作溶剂，不得少于25.0%。

【含量测定】 照高效液相色谱法（中国药典2020年版 通则0512）测定。

色谱条件与系统适用性试验 以十八烷基硅烷键合硅胶为填充剂（柱长为100 mm，内径为2.1 mm，粒径为1.8 μm）；以乙腈为流动相A，以0.2%冰醋酸溶液为流动相B，按下表中的规定进行梯度洗脱；流速为每分钟0.40 ml；柱温为30 ℃；检测波长为260 nm。理论板数按五味子醇甲峰计算应不低于2000。

时间（分钟）	流动相A（%）	流动相B（%）
0～3	5	95
3～6	5→45	95→55
6～13	45→50	55→50
13～23	50→100	50→0
23～25	100	0

对照品溶液的制备 取五味子醇甲对照品适量，精密称定，加甲醇制成每1 ml含100 μg的溶液，摇匀，即得。

供试品溶液的制备 取本品适量，研细，取约0.4 g，精密称定，置具塞锥形瓶中，精密加入甲醇15 ml，密塞，称定重量，超声处理（功率250 W，频率40 kHz）30分钟，放冷，再称定重量，用甲醇补足减失的重量，摇匀，取续滤液，即得。

测定法 分别精密吸取对照品溶液与供试品溶液各1 μl，注入液相色谱仪，测定。

以五味子醇甲对照品为参照，以其相应的峰为S峰，计算五味子醇乙、当归酰基戈米辛H、五味子酯乙、五味子甲素、五味子乙素的相对保留时间，其相对保留时间应在规定值的±10%范围之内（若相对保留时间偏离超过10%，则应以相应的被替代对照品确证为准）。相对保留时间及校正因子见下表：

待测成分(峰)	相对校正因子	相对保留时间
五味子醇甲（S）	1.00	1.00
五味子醇乙	1.03	1.13
当归酰基戈米辛H	1.30	1.37
五味子酯乙	1.58	1.61
五味子甲素	1.16	1.82
五味子乙素	1.16	1.91

以五味子醇甲的峰面积为对照，分别乘以相对校正因子，计算五味子醇甲、五味子醇乙、当归酰基戈米辛H、五味子酯乙、五味子甲素、五味子乙素的含量。

本品每1g含木脂素类成分以五味子醇甲（$C_{24}H_{32}O_7$）、五味子醇乙（$C_{23}H_{28}O_7$）、当归酰基戈米辛H（$C_{28}H_{36}O_8$）、五味子酯乙（$C_{28}H_{34}O_9$）、五味子甲素（$C_{24}H_{32}O_6$）和五味子乙素（$C_{23}H_{28}O_6$）的总量计，应为4.0 mg～16.0 mg。

【规格】　每1g配方颗粒相当于饮片1.6 g

【贮藏】　密封。

甘肃省药品监督管理局
中药配方颗粒标准

标准号：PFKLBZ-099-2021

醋五味子配方颗粒
Cuwuweizi Peifangkeli

【来源】　本品为木兰科植物五味子 *Schisandra chinensis*（Turcz.）Baill.的干燥成熟果实经炮制并按标准汤剂的主要质量指标加工制成的配方颗粒。

【制法】　取醋五味子饮片1500 g，加水煎煮，滤过，滤液浓缩成清膏（干浸膏出膏率为33.5%～51.7%），加辅料适量，干燥（或干燥，粉碎），再加辅料适量，制成1000 g，分装，即得。

【性状】　本品为浅棕黄色至黄棕色的颗粒；气微，味酸。

【鉴别】　取本品1 g，研细，加乙醇30 ml，超声处理30分钟，滤过，滤液蒸干，残渣加乙醇1 ml使溶解，作为供试品溶液。另取五味子对照药材2 g，加水50 ml，煮沸30分钟，滤过，滤液蒸干，残渣加乙醇30 ml，同法制成对照药材溶液。照薄层色谱法（中国药典2020年版 通则0502）试验，吸取供试品溶液5 μl，对照药材溶液2 μl，分别点于同一硅胶GF$_{254}$薄层板上，以甲苯-乙酸乙酯（3∶2）为展开剂，展开，取出，晾干，置紫外光（254 nm）下检视。供试品色谱中，在与对照药材色谱相应的位置上，显相同颜色的斑点。

【特征图谱】　照高效液相色谱法（中国药典2020年版 通则0512）测定。

色谱条件与系统适用性试验　同［含量测定］项。

参照物溶液的制备　取五味子对照药材0.5 g，置具塞锥形瓶中，加入50%甲醇20 ml，超声处理30分钟，放冷，摇匀，滤过，取续滤液，作为对照药材参照物溶液。另取5-羟甲基糠醛、原儿茶酸、五味子醇甲对照品，加甲醇制成每1 ml含5-羟甲基糠醛50 μg、原儿茶酸50 μg、五味子醇甲0.2 mg的溶液，作为对照品参照物溶液。

供试品溶液的制备　同［含量测定］项。

测定法　分别精密吸取参照物溶液和供试品溶液各1 μl，注入液相色谱仪，测定，即得。

供试品色谱中应呈现10个特征峰，并应与对照药材参照物色谱中的10个特征峰保留时间相对应，其中峰1、峰2和峰3应分别与相应对照品参照物峰的保留时间相对应。

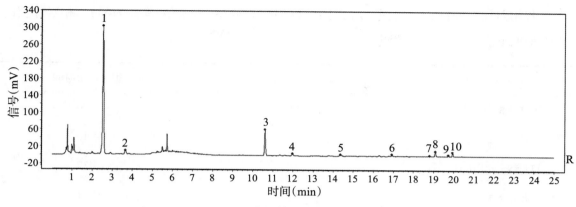

对照特征图谱

峰1：5-羟甲基糠醛；峰2：原儿茶酸；峰3：五味子醇甲

色谱柱：HSS T3；2.1 mm×100 mm，1.8 μm

【检查】 应符合颗粒剂项下有关的各项规定（中国药典2020年版 通则0104）。

【浸出物】 照醇溶性浸出物测定法（中国药典2020年版 通则2201）项下的热浸法测定，用乙醇作溶剂，不得少于25.0%。

【含量测定】 照高效液相色谱法（中国药典2020年版 通则0512）测定。

色谱条件与系统适用性试验 以十八烷基硅烷键合硅胶为填充剂（柱长为100 mm，内径为2.1 mm，粒径为1.8 μm）；以乙腈为流动相A，以0.2%冰醋酸溶液为流动相B，按下表中的规定进行梯度洗脱；流速为每分钟0.40 ml；柱温为30 ℃；检测波长为260 nm。理论板数按五味子醇甲峰计算应不低于2000。

时间（分钟）	流动相A（%）	流动相B（%）
0～3	5	95
3～6	5→45	95→55
6～13	45→50	55→50
13～23	50→100	50→0
23～25	100	0

对照品溶液的制备 取五味子醇甲对照品适量，精密称定，加甲醇制成每1 ml含五味子醇甲100 μg的溶液，摇匀，即得。

供试品溶液的制备 取本品适量，研细，取约0.4 g，精密称定，置具塞锥形瓶中，精密加入甲醇15 ml，密塞，称定重量，超声处理（功率250 W，频率40 kHz）30分钟，放冷，再称定重量，用甲醇补足减失的重量，摇匀，取续滤液，即得。

测定法 分别精密吸取对照品溶液与供试品溶液各1 μl，注入液相色谱仪，测定。

以五味子醇甲对照品为参照，以其相应的峰为S峰，计算五味子醇乙、当归酰基戈米辛H、五味子酯乙、五味子甲素、五味子乙素的相对保留时间，其相对保留时间应在规定值的±10%范围之内（若相对保留时间偏离超过10%，则应以相应的被替代对照品确证为准）。相对保留时间及校正因子见下表：

待测成分(峰)	相对校正因子	相对保留时间
五味子醇甲（S）	1.00	1.00
五味子醇乙	1.03	1.13
当归酰基戈米辛 H	1.30	1.37
五味子酯乙	1.58	1.61
五味子甲素	1.16	1.82
五味子乙素	1.16	1.91

以五味子醇甲的峰面积为对照，分别乘以相对校正因子，计算五味子醇甲、五味子醇乙、当归酰基戈米辛 H、五味子酯乙、五味子甲素、五味子乙素的含量。

本品每1 g含木脂素类成分以五味子醇甲（$C_{24}H_{32}O_7$）、五味子醇乙（$C_{23}H_{28}O_7$）、当归酰基戈米辛 H（$C_{28}H_{36}O_8$）、五味子酯乙（$C_{28}H_{34}O_9$）、五味子甲素（$C_{24}H_{32}O_6$）和五味子乙素（$C_{23}H_{28}O_6$）的总量计，应为4.0 mg～15.0 mg。

【规格】　每1 g配方颗粒相当于饮片1.5 g

【贮藏】　密封。

甘肃省药品监督管理局
中药配方颗粒标准

标准号：PFKLBZ-019-2021

酒牛膝配方颗粒
Jiuniuxi Peifangkeli

【来源】　本品为苋科植物牛膝 *Achyranthes bidentata* Bl. 的干燥根经炮制并按标准汤剂的主要质量指标加工制成的配方颗粒。

【制法】　取酒牛膝饮片 1500 g，加水煎煮，滤过，滤液浓缩成清膏（干浸膏出膏率为 38%～60%），加入辅料适量，干燥（或干燥，粉碎），再加入辅料适量，混匀，制粒，制成 1000 g，即得。

【性状】　本品为浅黄色至棕黄色的颗粒；气微，味微甜而稍苦涩。

【鉴别】　取本品 3 g，研细，加 80% 甲醇 50 ml，加热回流 3 小时，滤过，滤液蒸干，残渣加水 15 ml，微热使溶解，加在 D101 型大孔吸附树脂柱（内径为 1.5 cm，柱高为 15 cm）上，用水 100 ml 洗脱，弃去水液，再用 20% 乙醇 100 ml 洗脱，弃去洗脱液，继用 80% 乙醇 100 ml 洗脱，收集洗脱液，蒸干，残渣加 80% 甲醇 1 ml 使溶解，作为供试品溶液。另取牛膝对照药材 3 g，加水 100 ml，煮沸 30 分钟，滤过，滤液蒸干，残渣加 80% 甲醇 50 ml，同法制成对照药材溶液。再取人参皂苷 Ro 对照品，加甲醇制成每 1 ml 含 1 mg 的溶液，作为对照品溶液。照薄层色谱法（中国药典 2020 年版　通则 0502）试验，吸取供试品溶液和对照药材溶液各 1 μl～2 μl、对照品溶液 5 μl，分别点于同一硅胶 G 薄层板上，以三氯甲烷-甲醇-水-甲酸（7：3：0.5：0.05）为展开剂，展开，取出，晾干，喷以 5% 香草醛硫酸溶液，在 105 ℃加热至斑点显色清晰。供试品色谱中，在与对照药材色谱和对照品色谱相应的位置上，显相同颜色的斑点。

【特征图谱】　照高效液相色谱法（中国药典 2020 年版　通则 0512）测定。

色谱条件与系统适用性试验　以十八烷基硅烷键合硅胶为填充剂；以乙腈为流动相 A，以 0.05% 甲酸溶液为流动相 B，按下表中的规定进行梯度洗脱；流速为每分钟 0.30 ml；柱温为 40 ℃；检测波长为 270 nm。理论板数按 β-蜕皮甾酮峰计算应不低于 5000。

时间（分钟）	流动相 A（%）	流动相 B（%）
0～3	0→3.5	100→96.5
3～5	3.5→15	96.5→85
5～10.5	15→20	85→80
10.5～15	20→38	80→62
15～17	38→100	62→0

参照物溶液的制备 取牛膝对照药材1.0 g，加水20 ml，煮沸30分钟，滤过，取续滤液，蒸干，加水10 ml，超声处理（功率300 W，频率40 kHz）20分钟，放冷，摇匀，滤过，取续滤液，作为对照药材参照物溶液。另取〔含量测定〕项下对照品溶液，再取5-羟甲基糠醛对照品适量，加甲醇制成每1 ml含8 μg的对照品溶液，作为对照品参照物溶液。

供试品溶液的制备 取本品适量，研细，取约0.2 g，置具塞锥形瓶中，加10%甲醇10 ml，超声处理（功率300 W，频率40 kHz）30分钟，放冷，摇匀，滤过，取续滤液，即得。

测定法 分别精密吸取参照物溶液与供试品溶液各1 μl，注入液相色谱仪，测定，即得。

供试品色谱中应呈现6个特征峰，其中峰1、峰4、峰5、峰6应与对照药材参照物色谱中的4个特征峰保留时间相对应，且峰3、峰4应分别与相应对照品参照物峰保留时间相一致。

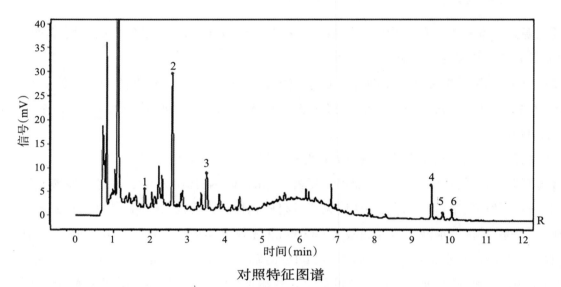

对照特征图谱

峰3：5-羟甲基糠醛；峰4：*β*-蜕皮甾酮

色谱柱：Waters CORTECS T3；2.1 mm×100 mm，1.6 μm

【检查】 应符合颗粒剂项下有关的各项规定（中国药典2020年版 通则0104）。

【浸出物】 取本品研细，取约2 g，精密称定，精密加入乙醇100 ml，照醇溶性浸出物测定法（中国药典2020年版 通则2201）项下的热浸法测定，不得少于13.0%。

【含量测定】 照高效液相色谱法（中国药典2020版 通则0512）测定。

色谱条件与系统适用性试验 以十八烷基硅烷键合硅胶为填充剂；以乙腈-水-甲酸（16：84：0.1）为流动相；流速为每分钟0.30 ml；柱温为35 ℃；检测波长为250 nm。理论板数按*β*-蜕皮甾酮峰计算应不低于5000。

对照品溶液的制备 取*β*-蜕皮甾酮对照品适量，精密称定，加甲醇制成每1 ml含2.5 μg的溶液，即得。

供试品溶液的制备 取本品适量，研细，取约0.2 g，精密称定，置具塞锥形瓶中，精密加入甲醇50 ml，称定重量，超声处理（功率300 W，频率40 kHz）20分钟，放冷，再称定重量，用甲醇补足减失的重量，摇匀，滤过，取续滤液，即得。

测定法 分别精密吸取对照品溶液与供试品溶液各1 μl，注入液相色谱仪，测定，即得。

本品每1 g含β-蜕皮甾酮（$C_{27}H_{44}O_7$）应为0.5 mg～1.0 mg。

【注意】　孕妇慎用。

【规格】　每1 g配方颗粒相当于饮片1.5 g

【贮藏】　密封。

甘肃省药品监督管理局
中药配方颗粒标准

标准号：PFKLBZ-105-2021

水红花子配方颗粒

Shuihonghuazi Peifangkeli

【来源】　本品为蓼科植物红蓼 *polygonum orientale* L. 的干燥成熟果实按标准汤剂的主要质量指标加工制成的配方颗粒。

【制法】　取水红花子 13500 g，加水煎煮，滤过，滤液浓缩成清膏（干浸膏出膏率为 3.7%～7.4%），加辅料适量，干燥（或干燥，粉碎），再加入辅料适量，混匀，制粒，制成 1000 g，即得。

【性状】　本品为黄棕色至棕褐色的颗粒；气微，味微苦微涩。

【鉴别】　取本品 0.2 g，研细，加甲醇 20 ml，超声处理 20 分钟，滤过，滤液蒸干，残渣加甲醇 1 ml 使溶解，作为供试品溶液。另取水红花子对照药材 1 g，加水 50 ml，加热回流 30 分钟，滤过，滤液蒸干，残渣加甲醇 20 ml，同法制成对照药材溶液。再取花旗松素对照品，加甲醇制成每 1 ml 含 1 mg 的溶液，作为对照品溶液。照薄层色谱法（中国药典 2020 年版 通则 0502）试验，吸取供试品溶液和对照品溶液各 5 μl、对照药材溶液 10 μl，分别点于同一硅胶 G 薄层板上，以石油醚（60～90 ℃）-乙酸乙酯-甲酸（10：11：0.5）为展开剂，展开，取出，晾干，喷以 10% 硫酸乙醇试液，在 105 ℃加热至斑点显色清晰。供试品色谱中，在与对照药材色谱和对照品色谱相应的位置上，显相同颜色的斑点。

【特征图谱】　照高效液相色谱法（中国药典 2020 年版 通则 0512）测定。

色谱条件与系统适用性试验　以十八烷基硅烷键合硅胶为填充剂（柱长为 100 mm，内径为 2.1 mm，粒径为 1.8 μm）；以乙腈为流动相 A，以 0.1% 磷酸溶液为流动相 B，按下表中的规定进行梯度洗脱；流速为每分钟 0.30 ml；柱温为 25 ℃；检测波长为 210 nm。理论板数按花旗松素峰计算应不低于 6000。

时间（分钟）	流动相 A（%）	流动相 B（%）
0～2	5→12	95→88
2～8	12→25	88→75
8～13	25→35	75→65
13～15	35	65

参照物溶液的制备　取水红花子对照药材1g，置具塞锥形瓶中，加入水50ml，加热回流30分钟，放冷，摇匀，滤过，取续滤液，作为对照药材参照物溶液。另取〔含量测定〕项下对照品溶液，作为对照品参照物溶液。再取儿茶素对照品适量，精密称定，加甲醇制成每1ml含20μg的溶液，作为对照品参照物溶液。

供试品溶液的制备　同〔含量测定〕项。

测定法　分别精密吸取参照物溶液与供试品溶液各1μl，注入液相色谱仪，测定，即得。

供试品色谱中应呈现5个特征峰，并应与对照药材参照物色谱中的5个特征峰的保留时间相对应，其中峰1、峰2和峰3应分别与相应对照品参照物峰的保留时间相对应。

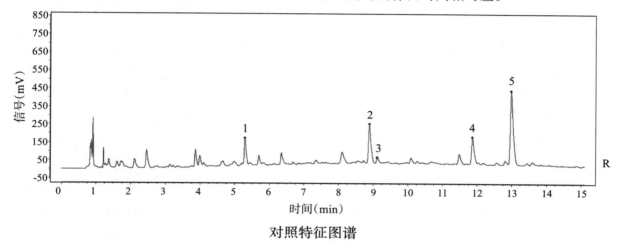

对照特征图谱

峰1：儿茶素；峰2：花旗松素；峰5：槲皮素

色谱柱：HSS T3 C18；2.1 mm×100 mm，1.8μm

【检查】　应符合颗粒剂项下有关的各项规定（中国药典2020年版　通则0104）。

【浸出物】　照醇溶性浸出物测定法（中国药典2020年版　通则2201）项下的热浸法测定，用乙醇作溶剂，不得少于12.0%。

【含量测定】　照高效液相色谱法（中国药典2020年版　通则0512）测定。

色谱条件与系统适用性试验　以十八烷基硅烷键合硅胶为填充剂（柱长为100 mm，内径为2.1 mm，粒径为1.8μm）；以乙腈为流动相A，以0.1%磷酸溶液为流动相B，按下表中的规定进行梯度洗脱；流速为每分钟0.30 ml；柱温为25℃；检测波长为290 nm。理论板数按花旗松素峰计算应不低于6000。

时间（分钟）	流动相A（%）	流动相B（%）
0～2	5→12	95→88
2～8	12→25	88→75
8～13	25→35	75→65
13～15	35	65

对照品溶液的制备　取花旗松素对照品、槲皮素对照品适量，精密称定，加甲醇制成每

1 ml含花旗松素50 μg、槲皮素100 μg的溶液，即得。

供试品溶液的制备 取本品适量，研细，取约0.3 g，精密称定，置具塞锥形瓶中，精密加入70%甲醇25 ml，密塞，称定重量，超声处理（功率250 W，频率40 kHz）30分钟，放冷，再称定重量，用70%甲醇补足减失的重量，摇匀，滤过，取续滤液，即得。

测定法 分别精密吸取对照品溶液与供试品溶液各1 μl，注入液相色谱仪，测定，即得。

本品每1 g含花旗松素（$C_{15}H_{12}O_7$）、槲皮素（$C_{15}H_{10}O_7$）总量应为5.0 mg～35.0 mg。

【规格】 每1 g配方颗粒相当于饮片13.5 g

【贮藏】 密封。

甘肃省药品监督管理局
中药配方颗粒标准

标准号：PFKLBZ-115-2021

凤仙透骨草配方颗粒
Fengxiantougucao Peifangkeli

【来源】　本品为凤仙花科植物凤仙花 *Impatiens balsamina* L. 的干燥茎经炮制并按标准汤剂的主要质量指标加工制成的配方颗粒。

【制法】　取凤仙透骨草饮片 5000 g，加水煎煮，滤过，滤液浓缩成清膏（干浸膏出膏率为10%～17%），加辅料适量，干燥（或干燥，粉碎），再加入辅料适量，混匀，制粒，制成1000 g，即得。

【性状】　本品为棕黄色至棕色的颗粒；气微，味微苦。

【鉴别】　取本品1 g，研细，加甲醇25 ml，超声处理30分钟，滤过，滤液蒸干，残渣加甲醇1 ml使溶解，作为供试品溶液。另取凤仙透骨草对照药材1 g，加甲醇25 ml，同法制成对照药材溶液。再取东莨菪内酯对照品，加甲醇制成每1 ml含1 mg的溶液，作为对照品溶液。照薄层色谱法（中国药典2020年版　通则0502）试验，吸取上述供试品溶液和对照药材溶液各5 μl，对照品溶液2 μl，分别点于同一硅胶G薄层板上，以环己烷-三氯甲烷-乙酸乙酯-甲酸（6：10：7：1.2）为展开剂，展开，取出，晾干，置紫外光灯（365 nm）下检视。供试品色谱中，在与对照药材色谱和对照品色谱相应的位置上，显相同颜色的荧光斑点。

【特征图谱】　照高效液相色谱法（中国药典2020年版　通则0512）测定。

色谱条件与系统适用性试验　以十八烷基硅烷键合硅胶为填充剂（柱长为100 mm，内径为2.1 mm，粒径为2.2 μm）；以甲醇为流动相A，以0.3%磷酸溶液为流动相B，按下表中的规定进行梯度洗脱；流速为每分钟0.30 ml；柱温为25 ℃；检测波长为344 nm。理论板数按东莨菪内酯峰计算应不低于3000。

时间（分钟）	流动相A（%）	流动相B（%）
0～3	20→30	80→70
3～7	30→37	70→63
7～10	37→45	63→55
10～13	45→54	55→46
13～17	54→57	46→43

时间（分钟）	流动相A（%）	流动相B（%）
17～21	57→62	43→38
21～25	62→71	38→29
25～27	71→85	29→15
27～31	85	15
31～34	85→20	15→80

参照物溶液的制备　取凤仙透骨草对照药材1 g，置具塞锥形瓶中，加水50 ml，加热回流1小时，放冷，摇匀，滤过，取续滤液，作为对照药材参照物溶液。另取［含量测定］项下对照品溶液，作为对照品参照物溶液。再取阿魏酸对照品，加30%甲醇制成每1 ml含10 μg的溶液，也作为对照品参照物溶液。

供试品溶液的制备　同［含量测定］项下。

测定法　分别精密吸取参照物溶液与供试品溶液各2 μl，注入液相色谱仪，测定，即得。

供试品色谱中应呈现3个特征峰，并应与对照药材参照物色谱中的3个特征峰保留时间相对应；其中峰1、峰2应分别与对照品参照物峰的保留时间相对应。

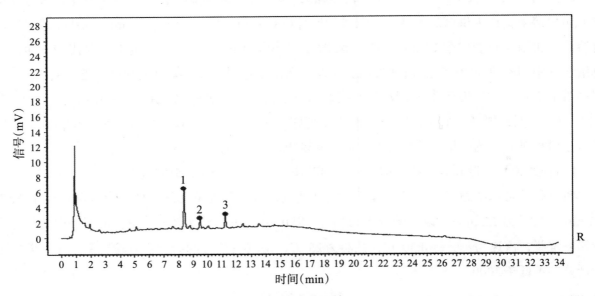

对照特征图谱

峰1：东莨菪内酯；峰2：阿魏酸

色谱柱：AcclaimTM RSLC 120 C18；2.1 mm×100 mm，2.2 μm

【检查】　应符合颗粒剂项下有关的各项规定（中国药典2020年版　通则0104）。

【浸出物】　照醇溶性浸出物测定法（中国药典2020年版　通则2201）项下的热浸法测定，用乙醇作溶剂，不得少于15.0%。

【含量测定】　照高效液相色谱法（中国药典2020年版　通则0512）测定。

色谱条件与系统适用性试验　以十八烷基硅烷键合硅胶为填充剂（柱长为 100 mm，内径为 2.1 mm，粒径为 1.7 μm）；以甲醇-0.3%磷酸溶液（31∶69）为流动相，检测波长为 344 nm。理论板数按东莨菪内酯峰计算应不低于 3000。

对照品溶液的制备　取东莨菪内酯对照品适量，精密称定，加 30% 甲醇制成每 1 ml 含 1 μg 的溶液，摇匀，即得。

供试品溶液的制备　取本品适量，研细，取约 0.2 g，精密称定，置具塞锥形瓶中，精密加入 30% 甲醇 25 ml，密塞，称定重量，超声处理（功率 250 W，频率 40 kHz）30 分钟，放冷，再称定重量，用 30% 甲醇补足减失的重量，摇匀，滤过，取续滤液，即得。

测定法　分别精密吸取对照品溶液与供试品溶液各 2 μl，注入液相色谱仪，测定，即得。

本品每 1 g 含东莨菪内酯（$C_{10}H_8O_4$）应为 0.05 mg～0.50 mg。

【规格】　每 1 g 配方颗粒相当于饮片 5 g

【贮藏】　密封。

甘肃省药品监督管理局
中药配方颗粒标准

标准号：PFKLBZ-114-2021

玉竹配方颗粒
Yuzhu Peifangkeli

【来源】　本品为百合科植物玉竹 *Polygonatum ordoratum*（Mill.）Druce 的干燥根茎经炮制并按标准汤剂主要质量指标加工制成的配方颗粒。

【制法】　取玉竹饮片1200 g，加水煎煮，滤过，滤液浓缩成清膏（干浸膏出膏率为42%～58%），加辅料适量，干燥（或干燥，粉碎），再加入辅料适量，混匀，制粒，制成1000 g，即得。

【性状】　本品为浅黄白色至黄褐色的颗粒；气微，味微甘。

【鉴别】　取本品2 g，研细，加水20 ml，微热使溶解，放冷，用乙酸乙酯振摇提取2次，每次20 ml，合并乙酸乙酯液，蒸干，残渣加甲醇1 ml使溶解，作为供试品溶液。另取玉竹对照药材2 g，加水50 ml，煮沸30分钟，滤过，滤液浓缩至约20 ml，同法制成对照药材溶液。照薄层色谱法（中国药典2020年版　通则0502）试验，吸取上述两种溶液各10 μl，分别点于同一硅胶G薄层板上，以甲苯-乙酸乙酯-甲酸（3∶6∶1）为展开剂，展开，取出，晾干，置紫外光灯（365 nm）下检视。供试品色谱中，在与对照药材色谱相应的位置上，显相同颜色的荧光主斑点。

【特征图谱】　照高效液相色谱法（中国药典2020年版　通则0512）测定。

色谱条件与系统适用性试验　同［含量测定］项。

参照物溶液的制备　取玉竹对照药材0.5 g，置具塞锥形瓶中，加水50 ml，加热回流30分钟，放冷，摇匀，滤过，取续滤液，作为对照药材参照物溶液。另取［含量测定］项下对照品溶液，作为对照品参照物溶液。再取D-无水葡萄糖对照品、蔗糖对照品，分别加甲醇制成每1 ml含D-无水葡萄糖150 μg、蔗糖150 μg的溶液，作为对照品参照物溶液。

供试品溶液的制备　同［含量测定］项下。

测定法　分别精密吸取参照物溶液与供试品溶液各1 μl，注入液相色谱仪，测定，即得。

供试品色谱中应呈现4个特征峰，并应与对照药材参照物色谱中的4个特征峰保留时间相对应；其中峰1、峰2、峰3和峰4应分别与相应对照品参照物峰的保留时间相对应。

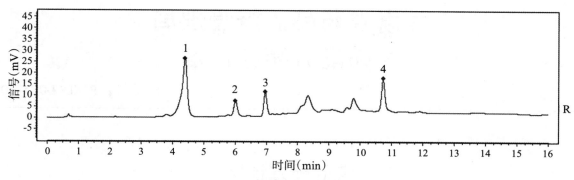

对照特征图谱

峰1：果糖；峰2、峰3：D-无水葡萄糖；峰4：蔗糖

色谱柱：InfinityLab Poroshell 120 HILIC-Z；2.1 mm×100 mm，2.7 μm

【检查】 应符合颗粒剂项下有关的各项规定（中国药典2020年版 通则0104）。

【浸出物】 照醇溶性浸出物测定法项下的热浸法（中国药典2020年版 通则2201）测定，用乙醇作溶剂，不得少于6.0%。

【含量测定】 照高效液相色谱法（中国药典2020年版 通则0512）测定。

色谱条件与系统适用性试验 以两性离子亲水作用固定相为填充剂（柱长为100 mm，内径为2.1 nm，粒径为2.7 μm）；以乙腈为流动相A，以0.005 mol/L甲酸铵溶液（含0.1%甲酸）为流动相B，按下表中的规定进行梯度洗脱；流速为每分钟0.45 ml；柱温为30 ℃；电雾式检测器检测。理论板数按果糖峰计算应不低于2000。

时间（分钟）	流动相A（%）	流动相B（%）
0~4	95→91	5→9
4~5	91→86	9→14
5~16	86	14

对照品溶液的制备 取果糖对照品适量，精密称定，加甲醇制成每1 ml含0.3 mg溶液，即得。

供试品溶液的制备 取本品适量，研细，取约0.2 g，精密称定，置具塞锥形瓶中，精密加入70%甲醇50 ml，密塞，超声处理（功率250 W，频率40 kHz）30分钟，放冷，再次称定重量，用70%甲醇补足减失的重量，摇匀，滤过，取续滤液，即得。

测定法 分别精密吸取对照品溶液0.5 μl、3 μl，供试品溶液1 μl~2 μl，注入液相色谱仪，测定，用外标两点法对数方程计算，即得。

本品每1 g含果糖（$C_6H_{12}O_6$）应为35.0 mg~115.0 mg。

【规格】 每1 g配方颗粒相当于饮片1.2 g

【贮藏】 密封。

甘肃省药品监督管理局
中药配方颗粒标准

标准号：PFKLBZ-001-2021

艾叶配方颗粒
Aiye Peifangkeli

【来源】　本品为菊科植物艾 *Artemisia argyi* Lévl. et Vant. 的干燥叶经炮制并按标准汤剂的主要质量指标加工制成的配方颗粒。

【制法】　取艾叶饮片4000 g，加水煎煮，滤过，滤液浓缩成清膏（干浸膏出膏率为15%～25%），加入辅料适量，干燥（或干燥，粉碎），再加入辅料适量，混匀，制粒，制成1000 g，即得。

【性状】　本品为黄棕色至棕褐色的颗粒；气微香，味苦。

【鉴别】　取本品1 g，研细，加70%乙醇30 ml及盐酸2 ml，加热回流1小时，滤过，滤液蒸干，残渣加水20 ml使溶解，用乙酸乙酯振摇提取2次，每次20 ml，合并乙酸乙酯液，蒸干，残渣加甲醇1 ml使溶解，作为供试品溶液。另取艾叶对照药材3 g，加水50 ml，煮沸30分钟，滤过，滤液蒸干，残渣加70%乙醇30 ml及盐酸2 ml，同法制成对照药材溶液。照薄层色谱法（中国药典2020年版 通则0502）试验，吸取上述两种溶液各5 μl，分别点于同一硅胶G薄层板上，三氯甲烷-甲醇-甲酸（20∶3.5∶2）为展开剂，展开，取出，晾干，喷以三氯化铝试液，热风吹干，置紫外光灯（365 nm）下检视。供试品色谱中，在与对照药材色谱相应的位置上，显相同颜色的荧光斑点。

【特征图谱】　照高效液相色谱法（中国药典2020年版 通则0512）测定。

色谱条件与系统适用性试验　同绿原酸［含量测定］项。

参照物溶液的制备　取艾叶对照药材约1.0 g，精密称定，置具塞锥形瓶中，精密加入80%甲醇25 ml，称定重量，超声处理（功率300 W，频率40 kHz）30分钟，取出，放冷，再称定重量，用80%甲醇补足减失的重量，摇匀，滤过，取续滤液，作为对照药材参照物溶液。另取绿原酸对照品、新绿原酸对照品和异绿原酸A对照品适量，精密称定，加甲醇制成每1 ml各含40 μg的混合溶液，作为对照品参照物溶液。

供试品溶液的制备　同绿原酸［含量测定］项。

测定法　分别精密吸取参照物溶液与供试品溶液各1 μl，注入液相色谱仪，测定，即得。

供试品色谱中应呈现6个特征峰，并应与对照药材参照物色谱中的6个特征峰保留时间相对应，其中峰1、峰2、峰5应分别与相应的对照品参照物色谱峰保留时间相一致。

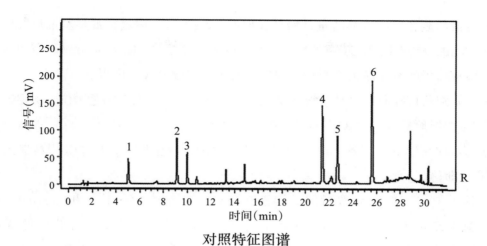

对照特征图谱

峰1：新绿原酸；峰2：绿原酸；峰3：隐绿原酸；峰4：异绿原酸B

峰5：异绿原酸A；峰6：异绿原酸C

色谱柱：HSS T3 C18；2.1 mm×150 mm，1.8 μm

【检查】 应符合颗粒剂项下有关的各项规定（中国药典2020年版 通则0104）。

【浸出物】 取本品研细，取约2 g，精密称定，精密加入乙醇100 ml，照醇溶性浸出物测定法（中国药典2020年版 通则2201）项下的热浸法测定，不得少于20.0%。

【含量测定】 绿原酸 照高效液相色谱法（中国药典2020年版 通则0512）测定。

色谱条件与系统适用性试验 以十八烷基硅烷键合硅胶为填充剂（柱长为150 mm，内径为2.1 mm，粒径为1.8 μm）；以乙腈为流动相A，以0.1%甲酸为流动相B，按下表中的规定进行梯度洗脱；流速为每分钟0.30 ml；柱温为30 ℃；检测波长为325 nm。理论板数按绿原酸峰计算应不低于10000。

时间（分钟）	流动相A（%）	流动相B（%）
0～2	8	92
2～4	8→10	92→90
4～8	10→15	90→85
8～12	15→18	85→82
12～18	18→19	82→81
18～22	19→21	81→79
22～25	21→37	79→63
25～28	37→100	63→0
28～32	100	0

对照品溶液的制备 取绿原酸对照品适量，精密称定，加甲醇制成每1 ml含30 μg的溶液，即得。

供试品溶液的制备　取本品适量，研细，取约0.2 g，精密称定，置具塞锥形瓶中，精密加入80%甲醇25 ml，称定重量，超声处理（功率300 W，频率40 kHz）30分钟，取出，放冷，再称定重量，用80%甲醇补足减失的重量，摇匀，滤过，取续滤液，即得。

测定法　分别精密吸取对照品溶液与供试品溶液各1 μl，注入液相色谱仪，测定，即得。

本品每1 g含绿原酸（$C_{16}H_{18}O_9$）应为3.0 mg～15.0 mg。

总黄酮　对照品溶液的制备　取芹菜素对照品适量，精密称定，加80%甲醇制成每1 ml含40 μg的溶液，即得。

标准曲线的制备　精密量取对照品溶液0.5 ml、1.0 ml、2.0 ml、4.0 ml、6.0 ml、8.0 m、10.0 ml，分别置25 ml量瓶中，加80%甲醇至刻度，摇匀。以80%甲醇为空白，照紫外-分光光度法（中国药典2020年版　通则0401），在338 nm的波长处分别测定吸光度，以吸光度为纵坐标，浓度为横坐标，绘制标准曲线。

供试品溶液的制备　取本品适量，研细，取约0.2 g，精密称定，置具塞锥形瓶中，精密加入50%乙醇25 ml，称定重量，超声处理（功率250 W，频率40 kHz）30分钟，取出，放冷，再称定重量，用50%乙醇补足减失的重量，摇匀，滤过，精密吸取续滤液5 ml，置25 ml量瓶，加50%乙醇至刻度，摇匀，备用。

测定法　精密吸取供试品溶液1 ml，置25 ml量瓶中，加50%乙醇至刻度，摇匀。以50%乙醇为空白，在338 nm的波长处测定吸光度，从标准曲线上读出供试品溶液中含芹菜素的量，计算，即得。

本品每1 g含总黄酮以芹菜素（$C_{15}H_{10}O_5$）计，应为52.0 mg～176.5 mg。

【规格】　每1 g配方颗粒相当于饮片4 g

【贮藏】　密封。

甘肃省药品监督管理局
中药配方颗粒标准

标准号：PFKLBZ-101-2021

石榴皮配方颗粒
Shiliupi Peifangkeli

【来源】　本品为石榴科植物石榴 *Punica granatum* L. 的干燥果皮经炮制并按标准汤剂的主要质量指标加工制成的配方颗粒。

【制法】　取石榴皮饮片1600 g，加水煎煮，滤过，滤液浓缩成清膏（干浸膏出膏率为31.5%～50.0%），加辅料适量，干燥（或干燥，粉碎），再加入辅料适量，混匀，制粒，制成1000 g，即得。

【性状】　本品为黄棕色至棕褐色的颗粒；气微，味苦涩。

【鉴别】　取本品0.5 g，研细，加水20 ml使溶解，用乙酸乙酯振摇提取2次，每次20 ml，合并乙酸乙酯液，蒸干，残渣加甲醇1 ml使溶解，作为供试品溶液。另取石榴皮对照药材1 g，加水50 ml，加热回流30分钟，滤过，滤液浓缩至约20 ml，同法制成对照药材溶液。再取没食子酸对照品，加甲醇制成每1 ml含1 mg的溶液，作为对照品溶液，照薄层色谱法（中国药典2020年版 通则0502）试验，吸取供试品溶液、对照品溶液各5 μl，对照药材溶液10 μl，分别点于同一聚酰胺薄膜上，以乙酸乙酯-丁酮-甲酸-水（10∶1∶1∶1）为展开剂，展开，取出，晾干，喷以1%三氯化铁乙醇溶液。供试品色谱中，在与对照药材色谱和对照品色谱相应的位置上，显相同颜色的斑点。

【特征图谱】　照高效液相色谱法（中国药典2020年版 通则0512）测定。

色谱条件与系统适用性试验　以十八烷基硅烷键合硅胶为填充剂（柱长为150 mm，内径为2.1 mm，粒径为1.6 μm）；以乙腈为流动相A，以0.2%磷酸溶液为流动相B，按下表中的规定进行梯度洗脱；流速为每分钟0.30 ml；柱温为30 ℃；检测波长为254 nm。理论板数按鞣花酸峰计算应不低于5000。

时间（分钟）	流动相A(%)	流动相B(%)
0～3	0→5	100→95
3～8	5→6	95→94
8～18	6→20	94→80
18～25	20→30	80→70

参照物溶液的制备　取石榴皮对照药材0.2 g，置具塞锥形瓶中，加入50%甲醇25 ml，加热回流30分钟，放冷，摇匀，滤过，取续滤液，作为对照药材参照物溶液。另取［含量测定］项

下的对照品溶液，作为对照品参照物溶液。再取安石榴林对照品、安石榴苷对照品适量，精密称定，加30%甲醇制成每1 ml各含50 μg的溶液，作为对照品参照物溶液。

供试品溶液的制备 取本品适量，研细，取约0.1 g，精密称定，置具塞锥形瓶中，精密加入50%甲醇25 ml，密塞，称定重量，超声处理（功率250 W，频率40 kHz）20分钟，放冷，再称定重量，用50%甲醇补足减失的重量，摇匀，滤过，取续滤液，即得。

测定法 分别精密吸取参照物溶液与供试品溶液各1 μl，注入液相色谱仪，测定，即得。

供试品色谱中应呈现5个特征峰，并应与对照药材参照物色谱中的5个特征峰保留时间相对应；其中5个峰应与对照品参照物峰的保留时间相对应。

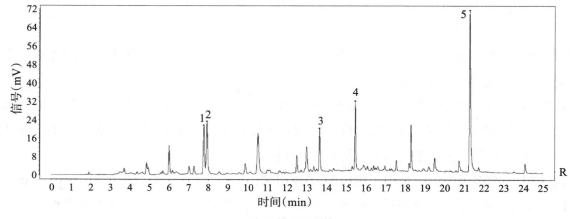

对照特征图谱

峰1：α-安石榴林；峰2：β-安石榴林；峰3：α-安石榴苷；峰4：β-安石榴苷；峰5：鞣花酸

色谱柱：CORTECS T3；2.1 mm×150 mm，1.6 μm

【检查】 应符合颗粒剂项下有关的各项规定（中国药典2020年版 通则0104）。

【浸出物】 照醇溶性浸出物测定法（中国药典2020年版 通则2201）项下的热浸法测定，用乙醇作溶剂，不得少于30.0%。

【含量测定】 照高效液相色谱法（中国药典2020年版 通则0512）测定。

色谱条件与系统适用性试验 以十八烷基硅烷键合硅胶为填充剂（柱长为100 mm，内径为2.1 mm，粒径为1.8 μm）；以乙腈-0.2%磷酸溶液（24∶76）为流动相；检测波长为254 nm。理论板数按鞣花酸峰计算应不低于5000。

对照品溶液的制备 取鞣花酸对照品适量，精密称定，加甲醇制成每1 ml含50 μg的溶液，摇匀，即得。

供试品溶液的制备 取本品适量，研细，取约0.1 g，精密称定，置具塞锥形瓶中，精密加入甲醇50 ml，密塞，称定重量，超声处理（功率250 W，频率40 kHz）40分钟，放冷，再称定重量，用甲醇补足减失的重量，摇匀，滤过，取续滤液，即得。

测定法 分别精密吸取对照品溶液与供试品溶液各1 μl，注入液相色谱仪，测定，即得。

本品每1 g含鞣花酸（$C_{14}H_6O_8$）应为2.0 mg～17.0 mg。

【规格】 每1 g配方颗粒相当于饮片1.6 g

【贮藏】 密封。

龙胆（坚龙胆）配方颗粒

Longdan（Jianlongdan）Peifangkeli

【来源】　本品为龙胆科植物坚龙胆 *Gentiana rigescens* Franch. 的干燥根和根茎经炮制并按标准汤剂的主要质量指标加工制成的配方颗粒。

【制法】　取龙胆（坚龙胆）饮片 2200 g，加水煎煮，滤过，滤液浓缩成清膏（干浸膏出膏率为 25%～35%），加入辅料适量，干燥（或干燥，粉碎），再加入辅料适量，混匀，制粒，制成 1000 g，即得。

【性状】　本品为浅黄棕色至棕褐色的颗粒；气微，味极苦。

【鉴别】　取本品 0.5 g，研细，加甲醇 20 ml，加热回流 15 分钟，滤过，滤液作为供试品溶液。另取坚龙胆对照药材 0.5 g，同法制成对照药材溶液。再取龙胆苦苷对照品，加甲醇制成每 1 ml 含 1 mg 的溶液，作为对照品溶液。照薄层色谱法（中国药典 2020 年版 通则 0502）试验，吸取供试品溶液和对照药材溶液各 5 µl、对照品溶液 3 µl，分别点于同一硅胶 GF$_{254}$ 薄层板上，以乙酸乙酯-甲醇-水（10：2：1）为展开剂，展开，取出，晾干，置紫外光灯（254 nm）下检视。供试品色谱中，在与对照药材色谱和对照品色谱相应的位置上，显相同颜色的斑点。

【特征图谱】　照高效液相色谱法（中国药典 2020 年版 通则 0512）测定。

色谱条件与系统适用性试验　以十八烷基硅烷键合硅胶为填充剂；以乙腈为流动相 A，以 0.1% 醋酸为流动相 B，按下表中的规定进行梯度洗脱；流速为每分钟 0.80 ml；柱温为 30 ℃；检测波长为 240 nm。理论板数按龙胆苦苷峰计算应不低于 3000。

时间(分钟)	流动相 A(%)	流动相 B(%)
0～12	5→11	95→89
12～30	11	89
30～70	11→70	89→30
70～75	70	30

参照物溶液的制备　取坚龙胆对照药材约 0.5 g，置具塞锥形瓶中，加甲醇 20 ml，加热回流 15 分钟，放冷，摇匀，滤过，取续滤液，作为对照药材参照物溶液。另取马钱苷酸对照品、獐牙菜苦苷对照品、龙胆苦苷对照品适量，精密称定，加甲醇制成每 1 ml 各含 100 µg 的混合溶液，

作为对照品参照物溶液。

供试品溶液的制备 取本品适量，研细，取约0.1 g，置具塞锥形瓶中，加甲醇20 ml，超声处理（功率300 W，频率40 kHz）15分钟，放冷，摇匀，滤过，取续滤液，即得。

测定法 分别精密吸取参照物溶液与供试品溶液各5 μl，注入液相色谱仪，测定，即得。

供试品色谱中应呈现5个特征峰，并应与对照药材参照物色谱峰中的5个特征峰保留时间相对应，其中峰1、峰2、峰3应分别与相应对照品参照物峰保留时间相一致。

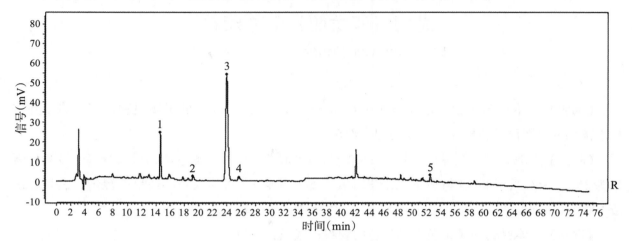

对照特征图谱

峰1：马钱苷酸；峰2：獐牙菜苦苷；峰3：龙胆苦苷

色谱柱：Eclipse XDB C18；4.6 mm×250 mm，5 μm

【检查】 应符合颗粒剂项下有关的各项规定（中国药典2020年版 通则0104）。

【浸出物】 取本品研细，取约2 g，精密称定，精密加入乙醇100 ml，照醇溶性浸出物测定法（中国药典2020年版 通则2201）项下的热浸法测定，不得少于27.0%。

【含量测定】 照高效液相色谱法（中国药典2020版 通则0512）测定。

色谱条件与系统适用性试验 以十八烷基硅烷键合硅胶为填充剂（柱长为100 mm，内径为2.1 mm，粒径为1.7 μm或1.8 μm）；以甲醇-水（23：77）为流动相；流速为每分钟0.40 ml；柱温为30 ℃；检测波长为270 nm。理论板数按龙胆苦苷峰计算应不低于6000。

对照品溶液的制备 取龙胆苦苷对照品适量，精密称定，加甲醇制成每1 ml含0.1 mg的溶液，即得。

供试品溶液的制备 取本品适量，研细，取约0.1 g，精密称定，置具塞锥形瓶中，精密加入甲醇50 ml，称定重量，超声处理（功率300 W，频率40 kHz）15分钟，放冷，再称定重量，用甲醇补足减失的重量，摇匀，滤过，取续滤液，即得。

测定法 分别精密吸取对照品溶液与供试品溶液各1 μl，注入液相色谱仪，测定，即得。

本品每1 g含龙胆苦苷（$C_{16}H_{20}O_9$）应为30.0 mg～70.0 mg。

【规格】 每1 g配方颗粒相当于饮片2.2 g

【贮藏】 密封。

甘肃省药品监督管理局
中药配方颗粒标准

标准号：PFKLBZ-045-2021

龙脷叶配方颗粒
Longliye Peifangkeli

【来源】　本品为大戟科植物龙脷叶 *Sauropus spatulifolius* Beille 的干燥叶经炮制并按标准汤剂的主要质量指标加工制成的配方颗粒。

【制法】　取龙脷叶饮片2500 g，加水煎煮，滤过，滤液浓缩成清膏（干浸膏出膏率为22%～35%），加入辅料适量，干燥（或干燥，粉碎），再加入辅料适量，混匀，制粒，制成1000 g，即得。

【性状】　本品为黄棕色至棕褐色的颗粒；气微，味微苦、涩。

【鉴别】　取本品适量，研细，取0.5 g，加甲醇20 ml，超声处理30分钟，滤过，滤液蒸干，残渣加甲醇1 ml使溶解，作为供试品溶液。另取龙脷叶对照药材1 g，加水60 ml，煮沸30分钟，滤过，滤液蒸干，残渣加甲醇20 ml，同法制成对照药材溶液。照薄层色谱法（中国药典2020年版　通则0502）试验，吸取上述两种溶液各5μl，分别点于同一硅胶G薄层板上，以正己烷-乙酸乙酯（1：4）为展开剂，展开，取出，晾干，喷以10%硫酸乙醇溶液，在105 ℃加热至斑点显色清晰。供试品色谱中，在与对照药材色谱相应的位置上，显相同颜色的斑点。

【特征图谱】　照高效液相色谱法（中国药典2020年版　通则0512）测定。

色谱条件与系统适用性试验　以十八烷基硅烷键合硅胶为填充剂（柱长为150 mm，内径为2.1 mm，粒径为1.8 μm）；以甲醇为流动相A，以0.4%磷酸溶液为流动相B，按下表中的规定进行梯度洗脱；流速为每分钟0.30 ml；柱温为30 ℃；检测波长为349 nm。理论板数按山奈酚-3-*O*-龙胆二糖苷峰计算应不低于8000。

时间（分钟）	流动相A（%）	流动相B（%）
0～10	6	94
10～15	6→7	94→93
15～20	7	93
20～25	7→18	93→82
25～30	18→23	82→77
30～40	23→45	77→55
40～50	45→59	55→41

参照物溶液的制备 取龙脷叶对照药材约0.5 g,精密称定,置具塞锥形瓶中,精密加入50%甲醇25 ml,称定重量,超声处理(功率300 W,频率40 kHz)30分钟,放冷,再称定重量,用50%甲醇补足减失的重量,摇匀,滤过,取续滤液,作为对照药材参照物溶液。另取山奈酚-3-O-龙胆二糖苷对照品适量,精密称定,置棕色量瓶中,加甲醇制成每1 ml含10 μg的溶液,作为对照品参照物溶液。

供试品溶液的制备 取本品适量,研细,取约0.2 g,精密称定,置具塞锥形瓶中,精密加入50%甲醇25 ml,称定重量,超声处理(功率250 W,频率40 kHz)1小时,放冷,再称定重量,用50%甲醇补足减失的重量,摇匀,滤过,取续滤液,即得。

测定法 分别精密吸取参照物溶液与供试品溶液各1 μl,注入液相色谱仪,测定,即得。

供试品色谱中应呈现8个特征峰,并应与对照药材参照物色谱中的8个特征峰保留时间相对应,其中峰8应与对照品参照物峰保留时间相一致。

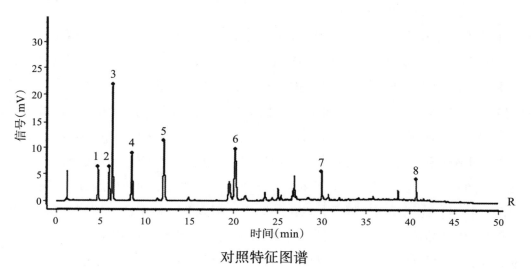

对照特征图谱

峰7:6-羟基香豆素;峰8:山奈酚-3-O-龙胆二糖苷

色谱柱:ZORBAX SB C18;2.1 mm×150 mm,1.8 μm

【检查】 应符合颗粒剂项下有关的各项规定(中国药典2020年版 通则0104)。

【浸出物】 取本品研细,取约2 g,精密称定,精密加入乙醇100 ml,照醇溶性浸出物测定法(中国药典2020年版 通则2201)项下的热浸法测定,不得少于17.0%。

【含量测定】 照高效液相色谱法(中国药典2020年版 通则0512)测定。

色谱条件与系统适用性试验 以十八烷基硅烷键合硅胶为填充剂;以甲醇-0.4%磷酸溶液(43:57)为流动相;检测波长为349 nm。理论板数按山奈酚-3-O-龙胆二糖苷峰计算应不低于3000。

对照品溶液的制备 取山奈酚-3-O-龙胆二糖苷对照品适量,精密称定,置棕色量瓶中,加甲醇制成每1 ml含100 μg的溶液,即得。

供试品溶液的制备 取本品适量,研细,取约0.2 g,精密称定,置具塞锥形瓶中,精密加入50%甲醇25 ml,称定重量,超声处理(功率250 W,频率40 kHz)1小时,放冷,再称定重量,用50%甲醇补足减失的重量,摇匀,滤过,取续滤液,即得。

测定法 分别精密吸取对照品溶液与供试品溶液各5 µl，注入液相色谱仪，测定，即得。

本品每1 g含山柰酚-3-O-龙胆二糖苷（$C_{27}H_{30}O_{16}$）应为0.35 mg～1.40 mg。

【规格】 每1 g配方颗粒相当于饮片2.5 g

【贮藏】 密封。

甘肃省药品监督管理局
中药配方颗粒标准

标准号：PFKLBZ-002-2021

北沙参配方颗粒
Beishashen Peifangkeli

【来源】　本品为伞形科植物珊瑚菜 *Glehnia littoralis* Fr. Schmidt ex Miq. 的干燥根经炮制并按标准汤剂的主要质量指标加工制成的配方颗粒。

【制法】　取北沙参饮片 2500 g，加水煎煮，滤过，滤液浓缩成清膏（干浸膏出膏率为 22%～40%），加入辅料适量，干燥（或干燥，粉碎），再加入辅料适量，混匀，制粒，制成 1000 g，即得。

【性状】　本品为浅黄色至棕黄色的颗粒；气微，味微甘。

【鉴别】　取本品 0.3 g，加水 20 ml 使溶解，加乙醚振摇提取 2 次，每次 20 ml，合并乙醚液，挥干，残渣加甲醇 1 ml 使溶解，作为供试品溶液。另取北沙参对照药材 2 g，加水 50 ml，煮沸并保持微沸 30 分钟，离心，取上清液，加乙醚振摇提取 2 次，每次 30 ml，合并乙醚液，挥干，残渣加甲醇 1 ml 使溶解，作为参照物溶液。照薄层色谱法（中国药典 2020 年版　通则 0502）试验，吸取供试品溶液 6 μl、对照药材溶液 12 μl～20 μl，分别点于同一硅胶 G 薄层板上，以三氯甲烷-乙酸乙酯-甲酸（7∶1.5∶0.15）为展开剂，展开，取出，晾干，置紫外光灯（365 nm）下检视。供试品色谱中，在与对照药材色谱相应的位置上，显相同颜色的荧光斑点。

【特征图谱】　照高效液相色谱法（中国药典 2020 年版　通则 0512）测定。

色谱条件与系统适用性试验　检测波长为 250 nm；其余同［含量测定］项。

参照物溶液的制备　取北沙参对照药材约 2 g，加水 50 ml，煮沸 30 分钟，滤过，放冷，取滤液 10 ml 置于锥形瓶中，加甲醇 10 ml，摇匀，滤过，取续滤液，作为对照药材参照溶液；另取咖啡酸对照品、绿原酸对照品、花椒毒素对照品、佛手柑内酯对照品适量，精密称定，加甲醇制成每 1 ml 各含咖啡酸 3.5 μg、绿原酸 3.5 μg、花椒毒素 2 μg、佛手柑内酯 1 μg 的混合对照品溶液，作为对照品参照物溶液。

供试品溶液的制备　同［含量测定］项。

测定法　分别精密吸取参照物溶液与供试品溶液各 1 μl，注入液相色谱仪，测定，即得。

供试品色谱中应呈现 5 个特征峰，并应与对照药材参照物色谱中的 5 个特征峰保留时间相对应，其中峰 1、峰 3、峰 4、峰 5 应分别与相应对照品参照物峰保留时间相一致。

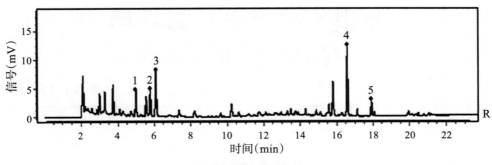

对照特征图谱

峰1：绿原酸；峰3：咖啡酸；峰4：花椒毒素；峰5：佛手柑内酯

色谱柱：HSS T3 C18；2.1 mm×100 mm，1.8 μm

【检查】 应符合颗粒剂项下有关的各项规定（中国药典2020年版 通则0104）。

【浸出物】 取本品研细，取约2 g，精密称定，精密加入乙醇100 ml，照醇溶性浸出物测定法（中国药典2020年版 通则2201）项下的热浸法测定，不得少于29.0%。

【含量测定】 照高效液相色谱法（中国药典2020年版 通则0512）测定。

色谱条件与系统适用性试验 以十八烷基硅烷键合硅胶为填充剂（柱长为100 mm，内径为2.1 mm，粒径为1.8 μm）；以甲醇-乙腈（1:1）为流动相A，以0.05%磷酸溶液为流动相B，按下表中规定进行梯度洗脱；流速为每分钟0.30 ml；柱温为30 ℃；检测波长为323 nm。理论板数按绿原酸峰计算应不低于8000。

时间（分钟）	流动相（%）	流动相B（%）
0～8.5	12→24	88→76
8.5～16	24→50	76→50
16～18.5	50→64	50→36
18.5～25	64→82	36→18
25～27	82	18

对照品溶液的制备 取咖啡酸对照品、绿原酸对照品适量，精密称定，加甲醇制成每1 ml各含3.5 μg的混合溶液，即得。

供试品溶液的制备 取本品适量，研细，取约0.5 g，精密称定，置具塞锥形瓶中，精密加入75%甲醇25 ml，称定重量，超声处理（功率300 W，频率40 kHz）30分钟，放冷，再称定重量，用75%甲醇补足减失的重量，摇匀，滤过，取续滤液，即得。

测定法 分别精密吸取对照品溶液与供试品溶液各1 μl，注入液相色谱仪，测定，即得。

本品每1 g含绿原酸（$C_{16}H_{18}O_9$）和咖啡酸（$C_9H_8O_4$）的总量应为0.15 mg～0.60 mg。

【规格】 每1 g配方颗粒相当于饮片2.5 g

【注意】 不宜与藜芦同用。

【贮藏】 密封。

甘肃省药品监督管理局
中药配方颗粒标准

标准号：PFKLBZ-039-2021

仙茅配方颗粒
Xianmao Peifangkeli

【来源】　本品为石蒜科植物仙茅 *Curculigo orchioides* Gaertn. 的干燥根茎经炮制并按标准汤剂的主要质量指标经加工制成的配方颗粒。

【制法】　取仙茅饮片5000 g，加水煎煮，滤过，滤液浓缩成清膏（干浸膏出膏率为12%～20%），干燥（或干燥、粉碎），加入辅料适量，混匀，制粒，制成1000 g，即得。

【性状】　本品为棕黄色至棕褐色颗粒；气微香，味微苦、辛。

【鉴别】　取本品适量，取约0.5 g，加乙醇20 ml，加热回流30分钟，滤过，滤液蒸干，残渣加乙醇1 ml使溶解，取上清液作为供试品溶液。另取仙茅对照药材约2 g，加水30 ml，水煮30分钟，过滤，滤液蒸干，残渣加乙醇20 ml，同法制成对照药材溶液。吸取上述供试品溶液、对照药材溶液各1 μl～3 μl，分别点于同一硅胶G薄层板上，以乙酸乙酯-甲醇-甲酸（10：1：0.1）为展开剂，展开，取出，晾干，喷以5%香草醛硫酸溶液，105 ℃加热至斑点显色清晰，在日光下检视。供试品色谱中，在与对照药材色谱相应的位置上，显相同颜色的斑点。

【特征图谱】　照高效液相色谱法（中国药典2020年版　通则0512）测定。

色谱条件与系统适用性试验　同［含量测定］项。

参照物溶液的制备　取仙茅对照药材约1 g，精密称定，置锥形瓶中，加水30 ml，加热回流30分钟，滤过，滤液蒸干，残渣加10%甲醇25 ml，超声处理40分钟，放冷，摇匀，滤过，取续滤液，作为对照药材参照物溶液。取5-羟甲基糠醛对照品适量，精密称定，加10%甲醇制成每1 ml含5-羟甲基糠醛20 μg的对照品溶液，另取［含量测定］项下对照品溶液，作为对照品参照物溶液。

供试品溶液的制备　同［含量测定］项。

测定法　精密吸取参照物溶液与供试品溶液各2 μl，注入高效液相色谱仪，测定，即得。

供试品色谱中应呈现7个特征峰，并应与对照药材参照物色谱中的7个特征峰保留时间相对应，其中峰1、峰7分别与5-羟甲基糠醛、仙茅苷对照品参照物峰保留时间相一致。

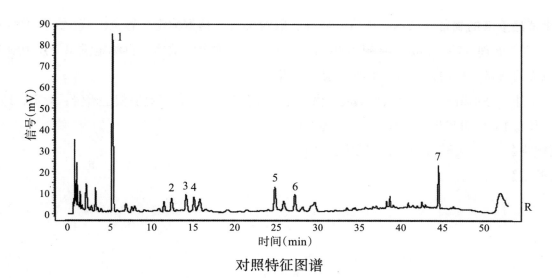

对照特征图谱

峰1：5-羟甲基糠醛；峰7：仙茅苷

色谱柱：HSS T3；2.1 mm×100 mm，1.8 μm

【检查】 应符合颗粒剂项下有关的各项规定（中国药典2020年版 通则0104）。

【浸出物】 照醇溶性浸出物测定法（中国药典2020年版 通则2201）项下的热浸法测定，用乙醇作溶剂，不得少于14.0%。

【含量测定】 照高效液相色谱法（中国药典2020年版 通则0512）测定。

色谱条件与系统适用性试验 以十八烷基硅烷键合硅胶为填充剂（柱长为100 mm，内径为2.1 mm，粒径为1.8 μm），以乙腈为流动相A，0.1%磷酸为流动相B，按下表中的规定进行梯度洗脱。流速为每分钟0.40 ml；柱温为35 ℃；检测波长为285 nm。理论板数按仙茅苷峰计算应不低于10000。

时间（分钟）	流动相A（%）	流动相B（%）
0～5	1	99
5～8	1→3	99→97
8～18	3	97
18～25	3→7	97→93
25～30	7	93
30～47	7→22	93→78
47～50	22	78
50～52	22→50	78→50
52～53	50→1	50→99

对照品溶液的制备 取仙茅苷对照品适量，精密称定，加甲醇制成每1 ml含仙茅苷70 μg的溶液，即得。

供试品溶液的制备　取本品适量，研细，取约0.4 g，精密称定，置锥形瓶中，加10%甲醇25 ml，超声处理（功率200 W，频率40 kHz）40分钟，取出，放冷，再称定重量，用10%甲醇补足减失的重量，摇匀，滤过，取续滤液，即得。

测定法　分别精密吸取对照品溶液与供试品溶液各2 μl，注入高效液相色谱仪，测定，即得。

本品每1 g含仙茅苷（$C_{22}H_{26}O_{11}$）应为1.5 mg～5.0 mg。

【规格】　每1 g配方颗粒相当于饮片5 g

【贮藏】　密封。

甘肃省药品监督管理局
中药配方颗粒标准

标准号：PFKLBZ-047-2021

仙鹤草配方颗粒
Xianhecao Peifangkeli

【来源】 本品为蔷薇科植物龙芽草 *Agrimonia pilosa* Ledeb. 的干燥地上部分经炮制并按标准汤剂的主要质量指标加工制成的配方颗粒。

【制法】 取仙鹤草饮片 6000 g，加水煎煮，滤过，滤液浓缩成清膏（干浸膏出膏率为 9%～16%），加入辅料适量，干燥（或干燥，粉碎），再加入辅料适量，混匀，制粒，制成 1000 g，即得。

【性状】 本品为黄棕色至棕褐色的颗粒；气微，味微苦。

【鉴别】 取本品 0.5 g，研细，加氨试液 30 ml，超声处理 30 分钟，离心，取上清液，用水饱和正丁醇振摇提取 2 次，每次 25 ml，合并正丁醇液，蒸干，残渣加甲醇 1 ml 使溶解，作为供试品溶液。另取仙鹤草对照药材 1.5 g，同法制成对照药材溶液。照薄层色谱法（中国药典 2020 年版 通则 0502）试验，吸取上述两种溶液各 4 μl，分别点于同一硅胶 G 薄层板上，以甲苯-乙酸乙酯-甲酸（5∶3∶1）为展开剂，展开，取出，晾干，喷以 10% 三氯化铝溶液，在 105 ℃加热 3 分钟，置紫外光灯（365 nm）下检视。供试品色谱中，在与对照药材色谱相应的位置上显相同颜色的荧光斑点。

【特征图谱】 照高效液相色谱法（中国药典 2020 年版 通则 0512）测定。

色谱条件与系统适用性试验 以十八烷基硅烷键合硅胶为填充剂（柱长为 250 mm，内径为 4.6 mm，粒径为 3.5 μm）；以乙腈为流动相 A，以 0.1% 磷酸溶液为流动相 B，按下表中的规定进行梯度洗脱；流速为每分钟 1.0 ml；柱温为 30 ℃；检测波长为 320 nm。理论板数按槲皮苷峰计算应不低于 7000。

时间（分钟）	流动相A（%）	流动相B（%）
0～30	22→35	78→65
30～32	35	65
32～33	35→22	65→78
33～40	22	78

参照物溶液的制备 取仙鹤草对照药材约 0.5 g，精密称定，置具塞锥形瓶中，精密加入 50% 乙醇 50 ml，加热回流 30 分钟，放冷，摇匀，滤过，取续滤液，作为对照药材参照物溶液。

另取［含量测定］项下对照品溶液，作为对照品参照物溶液。

供试品溶液的制备 同［含量测定］项。

测定法 分别精密吸取参照物溶液与供试品溶液各10 μl，注入液相色谱仪，测定，即得。

供试品色谱中应呈现5个特征峰，并应与对照药材参照物色谱中的5个特征峰保留时间相对应，其中峰2应与对照品参照物峰保留时间相一致。

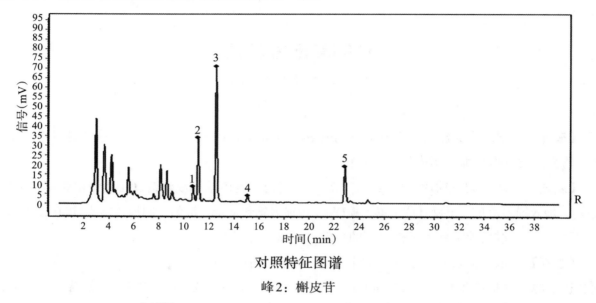

对照特征图谱

峰2：槲皮苷

色谱柱：Xselect HSS T3 C18；4.6 mm×250 mm，3.5 μm

【检查】 应符合颗粒剂项下有关的各项规定（中国药典2020年版 通则0104）。

【浸出物】 取本品研细，取约2 g，精密称定，精密加入乙醇100 ml，照醇溶性浸出物测定法（中国药典2020年版 通则2201）项下的热浸法测定，不得少于25.0%。

【含量测定】 照高效液相色谱法（中国药典2020年版 通则0512）测定。

色谱条件与系统适用性试验 以十八烷基硅烷键合硅胶为填充剂（柱长为250 mm，内径为4.6 mm，粒径为3.5 μm），以乙腈-0.1%磷酸溶液（23∶77）为流动相；检测波长为254 nm。理论板数按槲皮苷峰计算应不低于7000。

对照品溶液的制备 取槲皮苷对照品适量，精密称定，加甲醇制成每1 ml含30 μg的溶液，即得。

供试品溶液的制备 取本品适量，研细，取约0.1 g，精密称定，置具塞锥形瓶中，精密加入50%乙醇25 ml，称定重量，超声处理（功率250 W，频率40 kHz）30分钟，放冷，再称定重量，用50%乙醇补足减失的重量，摇匀，滤过，取续滤液，即得。

测定法 分别精密吸取对照品溶液与供试品溶液各10 μl，注入液相色谱仪，测定，即得。

本品每1 g含槲皮苷（$C_{21}H_{20}O_{11}$）应为2.5 mg～8.0 mg。

【规格】 每1 g配方颗粒相当于饮片6 g

【贮藏】 密封。

甘肃省药品监督管理局
中药配方颗粒标准

标准号：PFKLBZ-018-2021

酒白芍配方颗粒
Jiubaishao Peifangkeli

【来源】　本品为毛茛科植物芍药 Paeonia lactiflora Pall. 的干燥根经炮制并按标准汤剂的主要质量指标加工制成的配方颗粒。

【制法】　取酒白芍饮片4500 g，加水煎煮，滤过，滤液浓缩成清膏（干浸膏出膏率为14%～22%），加入辅料适量，干燥（或干燥，粉碎），再加入辅料适量，混匀，制粒，制成1000 g，即得。

【性状】　本品为灰黄色至棕褐色的颗粒；气微，味微苦、酸。

【鉴别】　取本品适量，研细，取0.3 g，加乙醇20 ml，超声处理5分钟，滤过，滤液蒸干，残渣加乙醇1 ml使溶解，作为供试品溶液。另取白芍对照药材1 g，同法制成对照药材溶液。再取芍药苷对照品，加乙醇制成每1 ml含1 mg的溶液，作为对照品溶液。照薄层色谱法（中国药典2020年版 通则0502）试验，吸取供试品溶液、对照药材溶液和对照品溶液各5 μl，分别点于同一硅胶G薄层板上，以三氯甲烷-乙酸乙酯-甲醇-甲酸（40：5：10：0.2）为展开剂，展开，取出，晾干，喷以5%香草醛硫酸溶液，加热至斑点显色清晰。供试品色谱中，在与对照药材色谱和对照品色谱相应的位置上，显相同颜色的斑点。

【特征图谱】　照高效液相色谱法（中国药典2020年版 通则0512）测定。

色谱条件与系统适用性试验　以十八烷基硅烷键合硅胶为填充剂；以乙腈为流动相A，以0.1%磷酸溶液为流动相B，按下表中的规定进行梯度洗脱；流速为每分钟1.0 ml；柱温为30 ℃；检测波长为230 nm。理论板数按芍药苷峰计算应不低于2000。

时间（分钟）	流动相A(%)	流动相B(%)
0～25	5→15	95→85
25～37	15	85
37～38	15→20	85→80
38～58	20	80
58～70	20→50	80→50
70～71	50→5	50→95
71～85	5	95

参照物溶液的制备 取白芍对照药材0.4 g，置具塞锥形瓶中，加入稀乙醇50 ml，超声处理（功率250 W，频率40 kHz）30分钟，放冷，摇匀，滤过，取续滤液，作为对照药材参照物溶液。另取没食子酸对照品、儿茶素对照品、芍药苷对照品、1,2,3,4,6-*O*-五没食子酰葡萄糖对照品、苯甲酰芍药苷对照品适量，精密称定，加甲醇制成每1 ml分别含没食子酸50 μg、儿茶素30 μg、芍药苷160 μg、1,2,3,4,6-*O*-五没食子酰葡萄糖30 μg、苯甲酰芍药苷30 μg的混合溶液，作为对照品参照物溶液。

供试品溶液的制备 同〔含量测定〕项。

测定法 分别精密吸取参照物溶液与供试品溶液各5 μl，注入液相色谱仪，测定，即得。

供试品色谱中应呈现6个特征峰，并应与对照药材参照物色谱中的6个特征峰相对应，其中峰1、峰2、峰4、峰5、峰6应分别与相应的对照品参照物峰保留时间相一致。

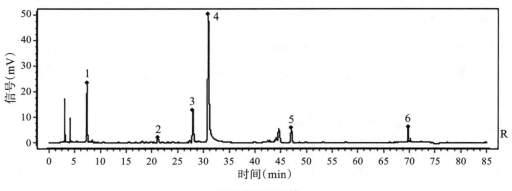

对照特征图谱

峰1：没食子酸；峰2：儿茶素；峰3：芍药内酯苷；峰4：芍药苷；

峰5：1,2,3,4,6-*O*-五没食子酰葡萄糖；峰6：苯甲酰芍药苷

色谱柱：Merck RP-18；4.6 mm×250 mm，5 μm

【检查】 应符合颗粒剂项下有关的各项规定（中国药典2020年版 通则0104）。

重金属及有害元素 照铅、镉、砷、汞、铜测定法（中国药典2020年版 通则2321）测定，铅不得过5 mg/kg，镉不得过1 mg/kg，砷不得过2 mg/kg，汞不得过0.2 mg/kg，铜不得过20 mg/kg。

【浸出物】 取本品适量，研细，取约2 g，精密称定，精密加入乙醇100 ml，照醇溶性浸出物测定法（中国药典2020年版 通则2201）项下的热浸法测定，不得少于15.0%。

【含量测定】 照高效液相色谱法（中国药典2020年版 通则0512）测定。

色谱条件与系统适用性试验 以十八烷基硅烷键合硅胶为填充剂；以乙腈-0.1%磷酸溶液（14：86）为流动相；检测波长为230 nm。理论板数按芍药苷峰计算应不低于2000。

对照品溶液的制备 取芍药苷对照品适量，精密称定，加甲醇制成每1 ml含120 μg的溶液，即得。

供试品溶液的制备 取本品适量，研细，取约0.1 g，置具塞锥形瓶中，精密加入甲醇50 ml，称定重量，超声处理（功率250 W，频率40 kHz）30分钟，放冷，再称定重量，用甲醇补足减失的重量，摇匀，滤过，取续滤液，即得。

测定法 分别精密吸取对照品溶液与供试品溶液各10 µl，注入液相色谱仪，测定，即得。

本品每1 g含芍药苷（$C_{23}H_{28}O_{11}$）应为70.0 mg～135.0 mg。

【注意】 不宜与藜芦同用。

【规格】 每1 g配方颗粒相当于饮片4.5 g

【贮藏】 密封。

甘肃省药品监督管理局
中药配方颗粒标准

标准号：PFKLBZ-052-2021

白花蛇舌草配方颗粒
Baihuasheshecao Peifangkeli

【来源】　本品为茜草科植物白花蛇舌草 *Hedyotis diffusa* Willd. 的干燥全草经炮制并按标准汤剂的主要质量指标加工制成的配方颗粒。

【制法】　取白花蛇舌草饮片5300 g，加水煎煮，滤过，滤液浓缩成清膏（干浸膏出膏率为9.5%～15.9%），加辅料适量，干燥（或干燥，粉碎），再加辅料适量，混匀，制粒，制成1000 g，即得。

【性状】　本品为棕色至黑褐色的颗粒；气微，味微苦。

【鉴别】　取本品0.5 g，研细，加甲醇20 ml，超声处理30分钟，滤过，滤液蒸干，残渣加水10 ml使溶解，用水饱和的正丁醇振摇提取2次，每次10 ml，合并提取液，蒸干，残渣加甲醇1 ml使溶解，作为供试品溶液。另取白花蛇舌草对照药材2 g，加水100 ml，加热煎煮30分钟，滤过，滤液蒸干，残渣加甲醇20 ml，同法制成对照药材溶液。照薄层色谱法（中国药典2020年版 通则0502）试验，吸取上述两种溶液各5 μl，分别点于同一硅胶G薄层板上，以三氯甲烷-乙醇-浓氨试液（7.5∶7.5∶1）为展开剂，氨蒸气预饱和15分钟，展开，取出，晾干，喷以10%硫酸乙醇溶液，在105 ℃加热至斑点显色清晰，分别置日光及紫外光灯（365 nm）下检视。供试品色谱中，在与对照药材色谱相应的位置上，显相同颜色的斑点或荧光斑点。

【特征图谱】　照高效液相色谱法（中国药典2020年版 通则0512）测定。

色谱条件与系统适用性试验　以十八烷基硅烷键合硅胶为填充剂（柱长为100 mm，内径为2.1 mm，粒径为1.8 μm）；以乙腈为流动相A，以0.1%磷酸溶液为流动相B，按下表中规定进行梯度洗脱；流速为每分钟0.30 ml；柱温为30 ℃；检测波长为240 nm。理论板数按车叶草酸峰计算应不低于5000。

时间（分钟）	流动相A(%)	流动相B(%)
0～5	5→8	95→92
5～8	8→13	92→87
8～11	13→16	87→84
11～13	16→19	84→81

时间(分钟)	流动相A(%)	流动相B(%)
13～18	19→20	81→80
18～21	20→28	80→72
21～23	28→40	72→60
23～26	40→80	60→20
26～29	80	20

参照物溶液的制备 取白花蛇舌草对照药材1g，置具塞锥形瓶中，加水25 ml，煎煮1小时，放冷，摇匀，滤过，取续滤液，作为对照药材参照物溶液。另取去乙酰车叶草酸甲酯对照品、车叶草酸对照品，分别加甲醇制成每1 ml含去乙酰车叶草酸甲酯30 μg、车叶草酸30 μg的溶液，作为对照品参照物溶液。

供试品溶液的制备 同〔含量测定〕项。

测定法 分别精密吸取参照物溶液和供试品溶液各1 μl，注入液相色谱仪，测定，即得。

供试品色谱中应呈现5个特征峰，并应与对照药材参照物色谱中的5个特征峰保留时间相对应；其中峰1、峰3分别与相应的对照品参照物峰的保留时间相对应。

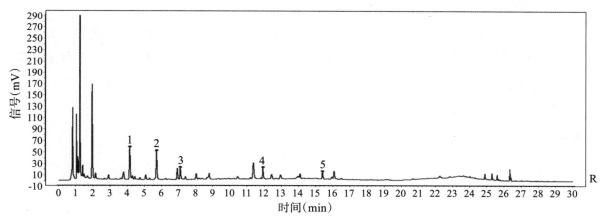

对照特征图谱

峰1：去乙酰车叶草酸甲酯；峰3：车叶草酸

色谱柱：Eclipse Plus C18；2.1 mm×100 mm，1.8 μm

【检查】 应符合颗粒剂项下有关的各项规定（中国药典2020年版 通则0104）。

【浸出物】 照醇溶性浸出物测定法（中国药典2020年版 通则2201）项下的热浸法测定，用乙醇作溶剂，不得少于20.0%。

【含量测定】 照高效液相色谱法（中国药典2020年版 通则0512）测定。

色谱条件与系统适用性试验 以十八烷基硅烷键合硅胶为填充剂（柱长为100 mm，内径为2.1 mm，粒径为1.6 μm）；以乙腈为流动相A，以0.1%甲酸溶液为流动相B，按下表中的规定进行梯度洗脱；流速为每分钟0.30 ml；柱温为30 ℃；检测波长为240 nm。理论板数按去乙酰车叶草酸峰计算应不低于5000。

时间(分钟)	流动相A(%)	流动相B(%)
0～1	2	98
1～5	2→7	98→93
5～11	7→10	93→90
11～13	10→11	90→89
13～15	11→80	89→20
15～19	80	20
19～20	80→2	20→98

对照品溶液的制备 取去乙酰车叶草酸对照品、去乙酰车叶草酸甲酯对照品、车叶草酸对照品适量，精密称定，加30%甲醇制成每1 ml含去乙酰车叶草酸65 μg、去乙酰车叶草酸甲酯45 μg、车叶草酸15 μg的混合溶液，摇匀，即得。

供试品溶液的制备 取本品适量，研细，取约0.2 g，精密称定，置具塞锥形瓶中，精密加入30%甲醇15 ml，密塞，称定重量，超声处理（功率250 W，频率40 kHz）30分钟，放冷，再称定重量，用30%甲醇补足减失的重量，摇匀，取续滤液，即得。

测定法 分别精密吸取对照品溶液与供试品溶液各1 μl，注入液相色谱仪，测定，即得。

本品每1 g含去乙酰车叶草酸（$C_{16}H_{22}O_{11}$）、去乙酰车叶草酸甲酯（$C_{17}H_{24}O_{11}$）和车叶草酸（$C_{18}H_{24}O_{12}$）的总量应为4.0 mg～45.0 mg。

【规格】 每1 g配方颗粒相当于饮片5.3 g

【贮藏】 密封。

甘肃省药品监督管理局
中药配方颗粒标准

标准号：PFKLBZ-085-2021

白果仁配方颗粒

Baiguoren Peifangkeli

【来源】　本品为银杏科植物银杏 *Ginkgo biloba* L.的干燥成熟种子经炮制并按标准汤剂的主要质量指标加工制成的配方颗粒。

【制法】　取白果仁饮片3100 g，加水煎煮，滤过，滤液浓缩成清膏（干浸膏出膏率为16.1%～22.2%），加辅料适量，干燥（或干燥，粉碎），再加入辅料适量，混匀，制粒，制成1000 g，即得。

【性状】　本品为类白色至黄白色的颗粒；气微，味淡。

【鉴别】　取本品1 g，研细，加水30 ml使溶解，用乙酸乙酯振摇提取2次，每次20 ml，合并乙酸乙酯液，蒸干，残渣加甲醇1 ml使溶解，作为供试品溶液。另取白果仁对照药材3 g，加水50 ml，煎煮30分钟，滤过，滤液浓缩至约30 ml，同法制成对照药材溶液。再取银杏内酯B对照品、银杏内酯C对照品，分别加甲醇制成每1 ml各含1 mg的溶液，作为对照品溶液。照薄层色谱法（中国药典2020年版　通则0502）试验，吸取供试品溶液、对照药材溶液各8 μl，对照品溶液2 μl，分别点于同一以含4%醋酸钠的羧甲基纤维素钠溶液为黏合剂的硅胶G薄层板上，以甲苯-乙酸乙酯-丙酮-甲醇（10∶5∶5∶0.6）为展开剂，展开，取出，晾干，喷以醋酐，在140～160 ℃加热30分钟，置紫外光灯（365 nm）下检视。供试品色谱中，在与对照药材色谱和对照品色谱相应的位置上，显相同颜色的荧光斑点。

【指纹图谱】　照高效液相色谱法（中国药典2020年版　通则0512）测定。

色谱条件与系统适用性试验　以十八烷基硅烷键合硅胶为填充剂（柱长为100 mm，内径为2.1 mm，粒径为1.8 μm）；以甲醇为流动相A，以0.4%磷酸溶液为流动相B，按下表中的规定进行梯度洗脱；流速为每分钟0.30 ml；柱温为30 ℃；检测波长为230 nm。

时间（分钟）	流动相A(%)	流动相B(%)
0～8	5→10	95→90
8～15	10→18	90→82
15～30	18→30	82→70

参照物溶液的制备　取白果仁对照药材2 g，置具塞锥形瓶中，加入50%甲醇25 ml，超声

处理（功率250 W，频率40 kHz）30分钟，放冷，摇匀，滤过，取续滤液，作为对照药材参照物溶液。

供试品溶液的制备　取本品适量，研细，取约1 g，精密称定，置具塞锥形瓶中，精密加入50%甲醇25 ml，密塞，称定重量，超声处理（功率250 W，频率40 kHz）30分钟，放冷，再称定重量，用50%甲醇补足减失的重量，摇匀，滤过，取续滤液，即得。

测定法　分别精密吸取参照物溶液与供试品溶液各1 μl，注入液相色谱仪，测定，即得。

供试品色谱中应呈现4个指纹峰，并应与对照药材参照物色谱中的4个指纹峰的保留时间相对应。按中药色谱指纹图谱相似度评价系统计算，采用MARK峰匹配，供试品指纹图谱与对照指纹图谱的相似度不得低于0.90。

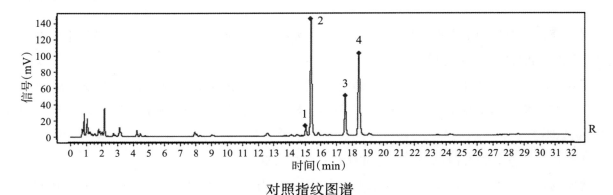

对照指纹图谱

色谱柱：Eclipse Plus C18 RRHD；2.1 mm×100 mm，1.8 μm

【检查】　应符合颗粒剂项下有关的各项规定（中国药典2020年版　通则0104）。

【浸出物】　照醇溶性浸出物测定法（中国药典2020年版　通则2201）项下的热浸法测定，用乙醇作溶剂，不得少于8.0%。

【含量测定】　照高效液相色谱法（中国药典2020年版　通则0512）测定。

色谱条件与系统适用性试验　以十八烷基硅烷键合硅胶为填充剂（柱长为100 mm，内径为2.1 mm，粒径为1.7 μm）；以甲醇为流动相A，以水为流动相B，按下表中的规定进行梯度洗脱；流速为每分钟0.30 ml；柱温为30 ℃；蒸发光散射检测器检测。理论板数按银杏内酯B峰计算应不低于5000。

时间(分钟)	流动相A(%)	流动相B(%)
0～12	25→45	75→55
12～15	45	55

对照品溶液的制备　取银杏内酯B对照品适量，精密称定，加甲醇制成每1 ml含0.15 mg的溶液，即得。

供试品溶液的制备　取本品适量，研细，取约2 g，精密称定，置索氏提取器中，加70%乙醇适量，加热回流4小时，提取液回收溶剂至干，残渣加水40 ml使溶解，再加2%盐酸溶液2滴，用乙酸乙酯振摇提取4次（40 ml、30 ml、30 ml、30 ml），合并乙酸乙酯液，用水洗涤2次，每次 25 ml，分取水液，再用乙酸乙酯 40 ml 洗涤，弃去水液，合并所有乙酸乙酯液，回收溶剂至干，残渣加甲醇溶解并转移至 5 ml 量瓶中，加甲醇至刻度，摇匀，滤过，取续滤液，即得。

测定法 分别精密吸取对照品溶液 1 μl、2 μl，供试品溶液 2 μl，注入液相色谱仪，测定，用外标两点法对数方程计算，即得。

本品每 1 g 含银杏内酯 B（$C_{20}H_{24}O_{10}$）应为 0.08 mg～0.40 mg。

【规格】 每 1 g 配方颗粒相当于饮片 3.1 g

【贮藏】 密封。

甘肃省药品监督管理局
中药配方颗粒标准

标准号：PFKLBZ-054-2021

白屈菜配方颗粒
Baiqucai Peifangkeli

【来源】 本品为罂粟科植物白屈菜 *Chelidonium majus* L.的干燥全草经炮制并按标准汤剂的主要质量指标加工制成的配方颗粒。

【制法】 取白屈菜饮片3500 g，加水煎煮，滤过，滤液浓缩成清膏（干浸膏出膏率为15.5%～23.6%），加辅料适量，干燥（或干燥，粉碎），再加入辅料适量，混匀，制粒，制成1000 g，即得。

【性状】 本品为棕黄色至深棕色的颗粒；气微，味苦。

【鉴别】 取本品1 g，研细，加盐酸-甲醇（0.5∶100）混合溶液20 ml，加热回流45分钟，滤过，滤液蒸干，残渣加水10 ml使溶解，用石油醚（60～90 ℃）振摇提取2次，每次10 ml，弃去石油醚液，用0.1 mol/L氢氧化钠溶液调节pH值至7～8，用二氯甲烷振摇提取2次，每次20 ml，合并二氯甲烷液，蒸干，残渣加甲醇1 ml使溶解，作为供试品溶液。另取白屈菜对照药材1 g，加水25 ml回流煎煮30分钟，滤过，滤液蒸干，残渣加盐酸-甲醇（0.5∶100）混合溶液20 ml，同法制成对照药材溶液。照薄层色谱法（中国药典2020年版 通则0502）试验，吸取上述两种溶液各10 μl，分别点于同一硅胶G薄层板上，以甲苯-乙酸乙酯-甲醇（10∶2∶0.2）为展开剂，展开，取出，晾干，置紫外光灯（365 nm）下检视。供试品色谱中，在与对照药材色谱相应的位置上，显相同颜色的荧光斑点。

【特征图谱】 照高效液相色谱法（中国药典2020年版 通则0512）测定。

色谱条件与系统适用性试验 以十八烷基硅烷键合硅胶为填充剂（柱长为100 mm，内径为2.1 mm，粒径为1.8 μm）；以乙腈为流动相A，以0.005 mol/L磷酸二氢钾溶液（每1 L中加十二烷基硫酸钠1.0 g，再以磷酸调节pH值为4.0）为流动相B，按下表中的规定进行梯度洗脱；流速为每分钟0.30 ml；柱温为25 ℃；检测波长为210 nm。理论板数按盐酸黄连碱峰计算应不低于5000。

时间（分钟）	流动相A（%）	流动相B（%）
0～6	40→50	60→50
6～8	50→80	50→20
8～12	80	20

参照物溶液的制备 取白屈菜对照药材 1 g，置具塞锥形瓶中，加入水 50 ml，加热回流 30 分钟，放冷，摇匀，滤过，取续滤液，作为对照药材参照物溶液。另取氢化原阿片碱对照品、盐酸黄连碱对照品、四氢黄连碱对照品适量，分别加甲醇制成每 1 ml 含氢化原阿片碱 50 μg、盐酸黄连碱 20 μg、四氢黄连碱 50 μg 的溶液，作为对照品参照物溶液。

供试品溶液的制备 同〔含量测定〕项。

测定法 分别精密吸取参照物溶液与供试品溶液各 1 μl，注入液相色谱仪，测定，即得。

供试品色谱中应呈现 4 个特征峰，并应与对照药材参照物图谱中 4 个特征峰的保留时间相对应，其中峰 1、峰 3、峰 4 应与对照品参照物峰的保留时间分别相对应。

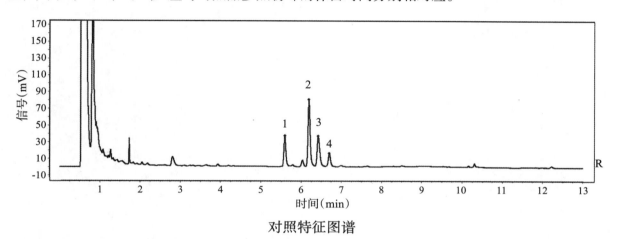

对照特征图谱

峰 1：氢化原阿片碱；峰 3：盐酸黄连碱；峰 4：四氢黄连碱

色谱柱：Eclipse Plus C18 RRHD；2.1 mm×100 mm，1.8 μm

【检查】 应符合颗粒剂项下有关的各项规定（中国药典 2020 年版 通则 0104）。

【浸出物】 照醇溶性浸出物测定法（中国药典 2020 年版 通则 2201）项下的热浸法测定，用乙醇作溶剂，不得少于 10.0%。

【含量测定】 照高效液相色谱法（中国药典 2020 年版 通则 0512）测定。

色谱条件与系统适用性试验 以十八烷基硅烷键合硅胶为填充剂（柱长为 100 mm，内径为 2.1 mm，粒径为 1.8 μm）；以乙腈为流动相 A，以 0.005 mol/L 磷酸二氢钾溶液（每 100 ml 中加十二烷基硫酸钠 0.1 g，再以磷酸调节 pH 值为 4.0）为流动相 B，按下表中的规定进行梯度洗脱；流速为每分钟 0.30 ml；柱温为 25 ℃；检测波长为 360 nm。理论板数按盐酸黄连碱峰计算应不低于 5000。

时间（分钟）	流动相 A（%）	流动相 B（%）
0～6	40→50	60→50
6～8	50→80	50→20
8～12	80	20

对照品溶液的制备 取盐酸黄连碱对照品适量，精密称定，置棕色量瓶中，加甲醇制成每

1 ml含20 μg的溶液，作为对照品溶液。

供试品溶液的制备　取本品适量，研细，取约0.2 g，精密称定，置具塞锥形瓶中，精密加入甲醇25 ml，密塞，称定重量，超声处理（功率250 W，频率40 kHz）45分钟，放冷，再称定重量，用甲醇补足减失的重量，摇匀，滤过，取续滤液，即得。

测定法　分别精密吸取对照品溶液与供试品溶液各1 μl，注入液相色谱仪，测定，即得。

本品每1 g含黄连碱（$C_{19}H_{13}NO_4$）以盐酸黄连碱（$C_{19}H_{14}ClNO_4$）计应为1.0 mg～6.0 mg。

【规格】　每1 g配方颗粒相当于饮片3.5 g

【贮藏】　密封。

甘肃省药品监督管理局
中药配方颗粒标准

白前（柳叶白前）配方颗粒
Baiqian（Liuyebaiqian）Peifangkeli

【来源】　本品为萝藦科植物柳叶白前 *Cynanchum stauntonii*（Decne.）Schltr.ex Lévl. 的干燥根茎和根经炮制并按标准汤剂的主要质量指标加工制成的配方颗粒。

【制法】　取白前（柳叶白前）饮片4000 g，加水煎煮，滤过，滤液浓缩成清膏（干浸膏出膏率为13%～25%），加辅料适量，干燥（或干燥，粉碎），再加入辅料适量，混匀，制粒，制成1000 g，即得。

【性状】　本品为浅棕黄色至黄棕色的颗粒；气微，味微苦、微甜。

【鉴别】　取本品0.4 g，研细，加水0.5 ml使润湿，再加水饱和的正丁醇10 ml，超声处理30分钟，静置，取上清液加3倍量氨试液，摇匀，静置使分层，取上层液蒸干，残渣加甲醇1 ml使溶解，作为供试品溶液。另取白前（柳叶白前）对照药材2 g，加水100 ml，煎煮30分钟，滤过，滤液浓缩至近干，残渣加水饱和的正丁醇10 ml，同法制成对照药材溶液。照薄层色谱法（中国药典2020年版 通则0502）试验，吸取上述两种溶液各10 µl，分别点于同一硅胶G薄层板上，以甲苯-丙酮（4∶1）为展开剂，展开，取出，晾干，喷以10%硫酸乙醇溶液，在105 ℃加热至斑点显色清晰，置紫外光灯（365 nm）下检视。供试品色谱中，在与对照药材色谱相应的位置上，显相同颜色的荧光斑点。

【特征图谱】　照高效液相色谱法（中国药典2020年版 通则0512）测定。

色谱条件与系统适用性试验　以十八烷基硅烷键合硅胶为填充剂（柱长为100 mm，内径为2.1 mm，粒径为1.8 µm）；以甲醇为流动相A，以0.1%甲酸溶液为流动相B，按下表中的规定进行梯度洗脱；流速为每分钟0.30 ml；柱温为30 ℃；检测波长为260 nm。理论板数按香草酸峰计算应不低于5000。

时间（分钟）	流动相A（%）	流动相B（%）
0～4	0→2	100→98
4～8	2→10	98→90
8～10	10→16	90→84
10～12	16→20	84→80

时间（分钟）	流动相A（%）	流动相B（%）
12～15	20→25	80→75
15～18	25→30	75→70
18～20	30→35	70→65
20～28	35→50	65→50
28～30	50	50

参照物溶液的制备　取白前（柳叶白前）对照药材2 g，加水50 ml，加热回流60分钟，摇匀，滤过，取滤液浓缩至约10 ml，作为对照药材参照物溶液。另取［含量测定］项下对照品溶液作为对照品参照物溶液。再取尿苷对照品、腺苷对照品、鸟苷对照品适量，精密称定，加水制成每1 ml各含20 μg的溶液，作为对照品参照物溶液。

供试品溶液的制备　同［含量测定］项。

测定法　分别精密吸取参照物溶液和供试品溶液各1 μl，注入液相色谱仪，测定，即得。

供试品色谱中应呈现8个特征峰，并应与对照药材参照物色谱中的8个特征峰保留时间相对应，其中峰1、峰2、峰3、峰6的保留时间应与相应的对照品参照物峰的保留时间相对应。

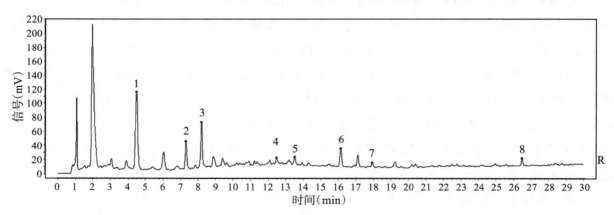

对照特征图谱

峰1：尿苷；峰2：腺苷；峰3：鸟苷；峰6：香草酸

色谱柱：HSS T3；2.1 mm×100 mm，1.8 μm

【检查】　应符合颗粒剂项下有关的各项规定（中国药典2020年版　通则0104）。

【浸出物】　照醇溶性浸出物测定法（中国药典2020年版　通则2201）项下的热浸法测定，用乙醇作溶剂，不得少于20.0%。

【含量测定】　照高效液相色谱法（中国药典2020年版　通则0512）测定。

色谱条件与系统适用性试验　以十八烷基硅烷键合硅胶为填充剂（内径为2.1 mm，柱长为100 mm，粒径为1.8 μm）；以乙腈为流动相A，以0.1%甲酸溶液为流动相B，按下表中的规定进行梯度洗脱；流速为每分钟0.30 ml；柱温为30 ℃；检测波长为260 nm。理论板数按香草酸峰计算应不低于5000。

时间（分钟）	流动相A(%)	流动相B(%)
0～8	9	91
8～9	9→95	91→5
9～14	95	5
14～14.1	95→9	5→91

对照品溶液的制备　取香草酸对照品适量，精密称定，加甲醇制成每1 ml含15 µg的溶液，即得。

供试品溶液的制备　取本品适量，研细，取约1.5 g，精密称定，置具塞锥形瓶中，精密加入70%甲醇10 ml，密塞，称定重量，超声处理（功率250 W，频率40 kHz）15分钟，放冷，再称定重量，用70%甲醇补足减失的重量，摇匀，滤过，取续滤液，即得。

测定法　分别精密吸取对照品溶液与供试品溶液各1 µl，注入液相色谱仪，测定，即得。

本品每1 g含香草酸（$C_8H_8O_4$）应为0.03 mg～0.25 mg。

【规格】　每1 g配方颗粒相当于饮片4 g

【贮藏】　密封。

甘肃省药品监督管理局
中药配方颗粒标准

标准号：PFKLBZ-060-2021

法半夏配方颗粒
Fabanxia Peifangkeli

【来源】　本品为天南星科植物半夏 *Pinellia ternata*（Thunb.）Breit. 的干燥块茎经炮制并按标准汤剂的主要质量指标加工制成的配方颗粒。

【制法】　取法半夏饮片3400 g，加水煎煮，滤过，滤液浓缩成清膏（干浸膏出膏率为14.7%～24.4%），加辅料适量，干燥（或干燥，粉碎），再加入辅料适量，混匀，制粒，制成1000 g，即得。

【性状】　本品为浅黄色至棕黄色的颗粒；气微，味淡略甘。

【鉴别】　取本品0.5 g，研细，加盐酸2 ml、三氯甲烷20 ml，加热回流1小时，放冷，滤过，滤液蒸干，残渣加无水乙醇0.5 ml溶解，作为供试品溶液。另取甘草次酸对照品，加无水乙醇制成每1 ml含1 mg的溶液，作为对照品溶液。照薄层色谱法（中国药典2020年版　通则0502）试验，吸取供试品溶液5 µl，对照品溶液2 µl，分别点于同一硅胶GF$_{254}$薄层板上，以石油醚（30～60 ℃）-乙酸乙酯-丙酮-甲酸（30∶6∶5∶0.5）为展开剂，展开，取出，晾干，置紫外光灯（254 nm）下检视。供试品色谱中，在与对照品色谱相应的位置上，显相同颜色的斑点。

【特征图谱】　照高效液相色谱法（中国药典2020年版　通则0512）测定。

色谱条件与系统适用性试验　以十八烷基硅烷键合硅胶为填充剂（柱长为100 mm，内径为2.1 mm，粒径为1.6 µm）；以乙腈为流动相A，以0.1%磷酸溶液为流动相B，按下表中的规定进行梯度洗脱；流速为每分钟0.30 ml；柱温为30 ℃；检测波长为270 nm。理论板数按色氨酸峰计算应不低于5000。

时间（分钟）	流动相A（%）	流动相B（%）
0～5	0	100
5～7	0→5	100→95
7～11	5→11	95→89
11～18	11→28	89→72
18～25	28→40	72→60
25～30	40→60	60→40
30～32	60→0	40→100

参照物溶液的制备　取尿苷对照品、鸟苷对照品和色氨酸对照品，分别加水制成每1 ml含尿苷50 μg、鸟苷50 μg、色氨酸50 μg的溶液；再取甘草酸对照品、甘草素对照品适量，分别加30%甲醇制成每1 ml含甘草酸50 μg、甘草素100 μg的溶液，作为对照品参照物溶液。

供试品溶液的制备　取本品适量，研细，取约1 g，精密称定，置具塞锥形瓶中，精密加入30%甲醇20 ml，密塞，称定重量，超声处理（功率250 W，频率40 kHz）30分钟，放冷，再称定重量，用30%甲醇补足减失重量，摇匀，滤过，取续滤液，即得。

测定法　分别精密吸取参照物溶液与供试品溶液各1 μl，注入液相色谱仪，测定，即得。

供试品色谱中应呈现9个特征峰，其中峰1、峰2、峰3、峰6和峰9应分别与相应的对照品参照物峰的保留时间相对应。

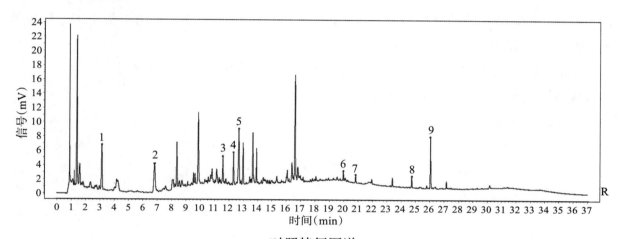

对照特征图谱

峰1：尿苷；峰2：鸟苷；峰3：色氨酸；峰6：甘草素；峰9：甘草酸

色谱柱：CORTECS T3；2.1 mm×100 mm，1.6 μm

【检查】 **溶化性**　照颗粒剂溶化性检查方法（中国药典2020年版　通则0104）检查，加热水200 ml，搅拌5分钟（必要时加热煮沸5分钟），立即观察，应全部溶化或轻微浑浊，不得有焦屑或异物。

水麦冬酸　照高效液相色谱法（中国药典2020年版　通则0512）测定。

色谱条件与系统适用性试验　以十八烷基硅烷键合硅胶为填充剂（柱长为100 mm，内径为2.1 mm，粒径为1.8 μm）；以乙腈为流动相A，以0.1%磷酸溶液为流动相B，按下表中的规定进行梯度洗脱；采用二极管阵列检测器，流速为每分钟0.30 ml；柱温为25 ℃；检测波长为210 nm。

时间（分钟）	流动相A（%）	流动相B（%）
0～9	1	99
9～10	1→10	99→90
10～11	10→1	90→99

对照品溶液的制备　（临用新制）取水麦冬酸对照品适量，精密称定，加乙腈-0.1%磷酸溶

液（1∶99）制成每1 ml含0.25 μg的溶液，作为对照品溶液。

供试品溶液的制备　取本品适量，研细，取约2 g，精密称定，置具塞锥形瓶中，精密加入30%甲醇20 ml，称定重量，超声处理（功率250 W，频率40 kHz）30分钟，放冷，再称定重量，用30%甲醇补足减失的重量，摇匀，滤过，取续滤液，即得。

测定法　分别精密吸取对照品溶液与供试品溶液各1 μl，注入超高效液相色谱仪，测定，记录色谱图，即得。

结果判断　供试品溶液色谱中，在与水麦冬酸对照品溶液色谱峰保留时间相应的位置上不得出现相同的色谱峰。若出现保留时间相同的色谱峰，则采用二极管阵列检测器比较相应色谱峰在190 nm～400 nm波长范围内紫外-可见吸收光谱，吸收光谱应不相同。

备注：必要时可采用高效液相色谱-质谱联用方法确证。建议采用甲醇-0.02%氨溶液（5∶95）流动相系统。

其他　应符合颗粒剂项下有关的各项规定（中国药典2020年版　通则0104）。

【规格】　每1 g配方颗粒相当于饮片3.4 g

【贮藏】　密封。

甘肃省药品监督管理局
中药配方颗粒标准

标准号：PFKLBZ-076-2021

姜半夏配方颗粒
Jiangbanxia Peifangkeli

【来源】　本品为天南星科植物半夏 *Pinellia ternata*（Thunb.）Breit. 的干燥块茎经炮制并按标准汤剂的主要质量指标加工制成的配方颗粒。

【制法】　取姜半夏饮片2200 g，加水煎煮，滤过，滤液浓缩成清膏（干浸膏出膏率为22.7%～40.4%），加辅料适量，干燥（或干燥，粉碎），再加入辅料适量，混匀，制粒，制成1000 g，即得。

【性状】　本品为类白色至黄白色的颗粒；气微，味淡

【鉴别】　取本品2 g，研细，加甲醇50 ml，加热回流1小时，放冷，滤过，滤液蒸干，残渣加甲醇1 ml使溶解，作为供试品溶液。另取半夏对照药材1 g，同法制成对照药材溶液。再取干姜对照药材0.5 g，加水50 ml，煮沸30分钟，滤过，滤液蒸干，残渣加甲醇50 ml，同法制成对照药材溶液。照薄层色谱法（中国药典2020年版 通则0502）试验，吸取供试品溶液20 μl，对照药材溶液5 μl，分别点于同一硅胶G薄层板上，以甲苯-乙酸乙酯-甲酸（8∶2∶1）为展开剂，展开，取出，晾干，喷以5%香草醛硫酸溶液，在105 ℃加热至斑点显色清晰。供试品色谱中，在与对照药材色谱相应的位置上，显相同颜色的斑点。

【特征图谱】　照高效液相色谱法（中国药典2020年版 通则0512）测定。

色谱条件与系统适用性试验　以十八烷基硅烷键合硅胶为填充剂（柱长为100 mm，内径为2.1 mm，粒径为1.6 μm）；以乙腈为流动相A，以0.1%磷酸溶液为流动相B，按下表中的规定进行梯度洗脱；流速为每分钟0.30 ml；柱温为25 ℃；检测波长为270 nm。理论板数按色氨酸峰计算应不低于5000。

时间（分钟）	流动相A（%）	流动相B（%）
0～5	0	100
5～7	0→5	100→95
7～11	5→11	95→89
11～18	11→28	89→72
18～25	28→40	72→60

时间（分钟）	流动相A（%）	流动相B（%）
25～30	40→60	60→40
30～32	60→0	40→100

参照物溶液的制备 另取尿苷对照品、鸟苷对照品、色氨酸对照品，分别加水制成每1 ml含尿苷50 µg、鸟苷50 µg、色氨酸50 µg的溶液；再取6-姜辣素对照品，加甲醇制成每1 ml含6-姜辣素50 µg的溶液，作为对照品参照物溶液。

供试品溶液的制备 取本品适量，研细，取约1 g，精密称定，置具塞锥形瓶中，精密加入30%甲醇20 ml，密塞，称定重量，超声处理（功率250 W，频率40 kHz）30分钟，放冷，再称定重量，用30%甲醇补足减失重量，摇匀，滤过，取续滤液，即得。

测定法 分别精密吸取参照物溶液与供试品溶液各1 µl，注入液相色谱仪，测定，即得。

供试品色谱中应呈现8个特征峰，其中峰1、峰2、峰5、峰8的保留时间应分别与相应的对照品参照物峰的保留时间相对应。

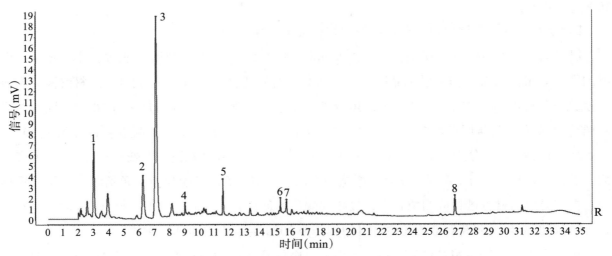

峰1：尿苷；峰2：鸟苷；峰5：色氨酸；峰8：6-姜辣素

色谱柱：CORTECS T3；2.1 mm×100 mm，1.6 µm

【检查】 溶化性 照颗粒剂溶化性检查方法（中国药典2020年版 通则0104）检查，加热水200 ml，搅拌5分钟（必要时加热煮沸5分钟），立即观察，应全部溶化或轻微浑浊，不得有焦屑或异物。

水麦冬酸 照高效液相色谱法（中国药典2020年版 通则0512）测定。

色谱条件与系统适用性试验 以十八烷基硅烷键合硅胶为填充剂；以乙腈为流动相A，以0.1%磷酸溶液为流动相B，按下表中的规定进行梯度洗脱；采用二极管阵列检测器，流速为每分钟0.30 ml，柱温为25 ℃，检测波长为210 nm。理论板数按水麦冬酸峰计算应不低于3000。

时间(分钟)	流动相A(%)	流动相B(%)
0～9	1	99
9～10	1→10	99→90
10～11	10→1	90→99

对照品溶液的制备 （临用新制）取水麦冬酸对照品适量，精密称定，加乙腈-0.1%磷酸溶液（1:99）制成每1 ml含0.25 μg的溶液，作为对照品溶液。

供试品溶液的制备 取本品适量，研细，取约2 g，精密称定，置具塞锥形瓶中，精密加入30%甲醇20 ml，称定重量，超声处理（功率250 W，频率40 kHz）30分钟，放冷，再称定重量，用30%甲醇补足减失的重量，摇匀，滤过，取续滤液，即得。

测定法 分别精密吸取对照品溶液与供试品溶液各1 μl，注入超高效液相色谱仪，测定，记录色谱图，即得。

结果判断 供试品溶液色谱中，在与水麦冬酸对照品溶液色谱峰保留时间相应的位置上不得出现相同的色谱峰。若出现保留时间相同的色谱峰，则采用二极管阵列检测器比较相应色谱峰在190 nm～400 nm波长范围内紫外-可见吸收光谱，吸收光谱应不相同。

备注：必要时可采用高效液相色谱-质谱联用方法确证。建议采用甲醇-0.02%氨溶液（5:95）流动相系统。

其他 应符合颗粒剂项下有关的各项规定（中国药典2020年版 通则0104）。

【浸出物】 照醇溶性浸出物测定法（中国药典2020年版 通则2201）项下的热浸法测定，用乙醇作溶剂，不得少于5.0%。

【规格】 每1 g配方颗粒相当于饮片2.2 g

【贮藏】 密封。

甘肃省药品监督管理局
中药配方颗粒标准

标准号：PFKLBZ-187-2022

清半夏配方颗粒
Qingbanxia Peifangkeli

【来源】 本品为天南星科植物半夏 *Pinellia ternata*（Thunb.）Breit. 的炮制加工品按标准汤剂的主要质量指标加工制成的配方颗粒。

【制法】 取清半夏饮片 3200 g，加水煎煮，滤过，滤液浓缩成清膏（干浸膏出膏率为 15.6%～26.2%），加辅料适量，干燥（或干燥，粉碎），再加入辅料适量，混匀，制粒，制成 1000 g，即得。

【性状】 本品为白色至黄白色的颗粒；气微，味淡。

【鉴别】 取本品 2 g，研细，加甲醇 20 ml，加热回流 30 分钟，滤过，滤液挥至 0.5 ml，作为供试品溶液。另取半夏对照药材 1 g，同法制成对照药材溶液。再取精氨酸对照品、丙氨酸对照品、缬氨酸对照品、亮氨酸对照品，加 70% 甲醇制成每 1 ml 各含 1 mg 的混合溶液，作为对照品溶液。照薄层色谱法（中国药典 2020 年版 通则 0502）试验，吸取供试品溶液、对照药材溶液 5 μl，对照品溶液 1 μl，分别点于同一硅胶 G 薄层板上，以正丁醇-冰醋酸-水（8∶3∶1）为展开剂，展开，取出，晾干，喷以茚三酮试液，在 105 ℃加热至斑点显色清晰。供试品色谱中，在与对照药材色谱和对照品色谱相应的位置上，显相同颜色的斑点。

【特征图谱】 照高效液相色谱法（中国药典 2020 年版 通则 0512）测定。

色谱条件与系统适用性试验 以十八烷基硅烷键合硅胶为填充剂（柱长为 100 mm，内径为 2.1 mm，粒径为 1.6 μm）；以乙腈为流动相 A，以 0.1% 磷酸溶液为流动相 B，按下表中的规定进行梯度洗脱；流速为每分钟 0.30 ml；柱温为 25 ℃；检测波长为 270 nm。理论板数按色氨酸峰计算应不低于 5000。

时间（分钟）	流动相 A（%）	流动相 B（%）
0～5	0	100
5～7	0→5	100→95
7～11	5→11	95→89
11～18	11→28	89→72
18～25	28→40	72→60

时间（分钟）	流动相A（%）	流动相B（%）
25～30	40→60	60→40
30～32	60→0	40→100

参照物溶液的制备　取半夏对照药材2 g，置锥形瓶中，加入水25 ml，加热回流1小时，放冷，摇匀，滤过，取续滤液，作为对照药材参照物溶液。另取尿苷对照品、鸟苷对照品、色氨酸对照品，分别加水制成每1 ml含尿苷50 μg、鸟苷50 μg、色氨酸50 μg的溶液，作为对照品参照物溶液。

供试品溶液的制备　取本品适量，研细，取约2 g，精密称定，置具塞锥形瓶中，精密加入30%甲醇20 ml，密塞，称定重量，超声处理（功率250 W，频率40 kHz）30分钟，放冷，再称定重量，用30%甲醇补足减失的重量，摇匀，滤过，取续滤液，即得。

测定法　分别精密吸取参照物溶液与供试品溶液各1 μl，注入液相色谱仪，测定，即得。

供试品色谱中应呈现7个特征峰，并应与对照药材参照物色谱中的7个特征峰保留时间相对应，其中峰1、峰2和峰5应分别与相应对照品参照物峰的保留时间相对应。

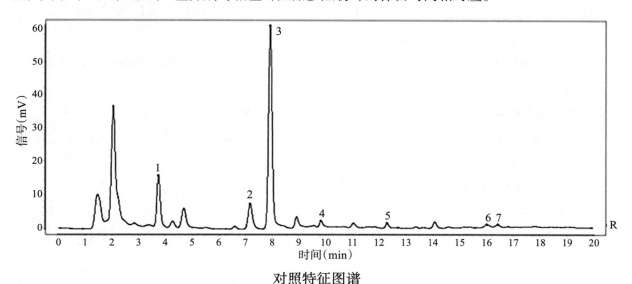

对照特征图谱

峰1：尿苷；峰2：鸟苷；峰5：色氨酸

色谱柱：CORTECS T3；2.1 mm×100 mm，1.6 μm

【检查】　**溶化性**　照颗粒剂溶化性检查方法（中国药典2020年版　通则0104）检查，加热水200 ml，搅拌5分钟（必要时加热煮沸5分钟），立即观察，应全部溶化或轻微浑浊，不得有焦屑或异物。

水麦冬酸　照高效液相色谱法（中国药典2020年版　通则0512）测定。

色谱条件与系统适用性试验　以十八烷基硅烷键合硅胶为填充剂（柱长为100 mm，内径为2.1 mm，粒径为1.6 μm）；以乙腈为流动相A，以0.1%磷酸溶液为流动相B，按下表中的规定进行梯度洗脱；采用二极管阵列检测器；流速为每分钟0.30 ml；柱温为25 ℃；检测波长为

210 nm。理论板数按水麦冬酸峰计算应不低于5000。

时间（分钟）	流动相A（%）	流动相B（%）
0～9	1	99
9～10	1→10	99→90
10～11	10→1	90→99

对照品溶液的制备　（临用新制）取水麦冬酸对照品适量，精密称定，加乙腈-0.1%磷酸溶液（1∶99）制成每1 ml含0.25 μg的溶液，作为对照品溶液。

供试品溶液的制备　取本品适量，研细，取约2 g，精密称定，置具塞锥形瓶中，精密加入30%甲醇20 ml，密塞，称定重量，超声处理（功率250 W，频率40 kHz）30分钟，放冷，再称定重量，用30%甲醇补足减失的重量，摇匀，滤过，取续滤液，即得。

测定法　分别精密吸取对照品溶液与供试品溶液各1 μl，注入高效液相色谱仪，测定，记录色谱图，即得。

结果判断　供试品溶液色谱中，在与水麦冬酸对照品溶液色谱峰保留时间相应的位置上不得出现相同的色谱峰。若出现保留时间相同的色谱峰，则采用二极管阵列检测器比较相应色谱峰在190 nm～400 nm波长范围内紫外-可见吸收光谱，吸收光谱应不相同。

备注：必要时可采用高效液相色谱-质谱联用方法确证。建议采用甲醇-0.02%氨溶液（5∶95）流动相系统。

其他　应符合颗粒剂项下有关的各项规定（中国药典2020年版　通则0104）。

【浸出物】　照醇溶性浸出物测定法（中国药典2020年版　通则2201）项下的热浸法测定，用乙醇作溶剂，不得少于6.0%。

【规格】　每1 g配方颗粒相当于饮片3.2 g

【贮藏】　密封。

甘肃省药品监督管理局
中药配方颗粒标准

标准号：PFKLBZ-116-2021

丝瓜络配方颗粒
Sigualuo Peifangkeli

【来源】　本品为葫芦科植物丝瓜 *Luffa cylindrica*（L.）Roem 的干燥成熟果实的维管束经炮制并按标准汤剂的主要质量指标加工制成的配方颗粒。

【制法】　取丝瓜络饮片 6600 g，加水煎煮，滤过，滤液浓缩成清膏（干浸膏出膏率为 7.6%～15.2%），加辅料适量，干燥（或干燥，粉碎），再加入辅料适量，混匀，制粒，制成 1000 g，即得。

【性状】　本品为灰黄色至棕色的颗粒；气微，味微苦。

【鉴别】　取本品 1 g，研细，加水 20 ml 使溶解，用乙酸乙酯振摇提取 2 次，每次 20 ml，合并乙酸乙酯液，蒸干，残渣加甲醇 1 ml 使溶解，作为供试品溶液。另取丝瓜络对照药材 5 g，加水 100 ml，煮沸 30 分钟，滤过，滤液浓缩至 20 ml，同法制成对照药材溶液。照薄层色谱法（中国药典 2020 年版　通则 0502）试验，吸取上述两种溶液各 10 µl，分别点于同一硅胶 G 薄层板上，以环己烷-乙酸乙酯（1∶2）为展开剂，置氨蒸气饱和的展开缸内，展开，取出，晾干，喷以三氯化铝试液，热风吹干，置紫外光灯（365 nm）下检视。供试品色谱中，在与对照药材色谱相应的位置上，显相同颜色的荧光斑点。

【特征图谱】　照高效液相色谱法（中国药典 2020 年版　通则 0512）测定。

色谱条件与系统适用性试验　以十八烷基硅烷键合硅胶为填充剂（柱长为 100 mm，内径为 2.1 mm，粒径为 1.6 µm）；以乙腈流动相 A，以 0.1% 冰醋酸溶液流动相 B，按下表中规定进行梯度洗脱；流速为每分钟 0.30 ml；柱温为 35 ℃；检测波长为 270 nm。理论板数按芹菜素-7-*O*-*β*-葡萄糖醛酸苷峰计算应不低于 5000。

时间（分钟）	流动相 A（%）	流动相 B（%）
0～5	0	100
5～12	0→5	100→95
12～18	5→9	95→91
18～30	9→20	91→80
30～38	20→35	80→65
38～48	35→80	65→20
48～50	80→0	20→100

参照物溶液的制备　取〔含量测定〕项下对照品溶液，作为对照品参照物溶液；另取鸟苷对照品适量，精密称定，加水制成每 1 ml 含 50 μg 的溶液，作为对照品参照物溶液。

供试品溶液的制备　取本品适量，研细，取约 0.5 g，精密称定，置具塞锥形瓶中，加入水 25 ml，超声处理（功率 250 W，频率 40 kHz）30 分钟，摇匀，滤过，取续滤液，即得。

测定法　分别精密吸取参照物溶液和供试品溶液 1 μl，注入液相色谱仪，测定，即得。

供试品色谱中应呈现 5 个特征峰，其中峰 1、峰 5 应分别与对照品参照物峰的保留时间相对应。

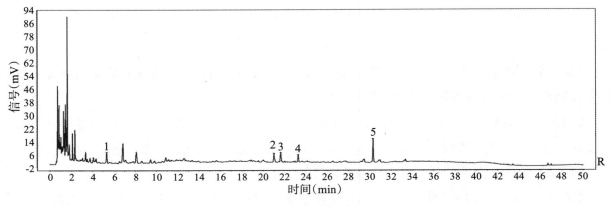

对照特征图谱

峰 1：鸟苷；峰 5：芹菜素-7-*O*-β-D-葡萄糖醛酸苷

色谱柱：CORTECS T3；2.1 mm×100 mm，1.6 μm

【检查】　应符合颗粒剂项下有关的各项规定（中国药典 2020 年版 通则 0104）。

【浸出物】　照醇溶性浸出物测定法（中国药典 2020 年版 通则 2201）项下的热浸法测定，用乙醇作溶剂，不得少于 10.0%。

【含量测定】　照高效液相色谱法（中国药典 2020 年版 通则 0512）测定。

色谱条件与系统适用性试验　以十八烷基硅烷键合硅胶为填充剂（柱长为 100 mm，内径为 2.1 mm，粒径为 1.8 μm）；以乙腈-0.1% 甲酸溶液（20∶80）为流动相；流速为每分钟 0.25 ml；柱温为 40 ℃；检测波长为 350 nm。理论板数按芹菜素-7-*O*-β-D-葡萄糖醛酸苷峰计算应不低于 5000。

对照品溶液的制备　取芹菜素-7-*O*-β-D-葡萄糖醛酸苷对照品适量，精密称定，加 70% 甲醇制成每 1 ml 含 15 μg 的溶液，即得。

供试品溶液的制备　取本品适量，研细，取约 1 g，精密称定，置具塞锥形瓶中，精密加入 70% 甲醇 25 ml，密塞，称定重量，超声处理（功率 250 W，频率 40 kHz）30 分钟，放冷，再称定重量，用 70% 甲醇补足减失的重量，摇匀，滤过，取续滤液，即得。

测定法　分别精密吸取对照品溶液与供试品溶液各 1 μl，注入液相色谱仪，测定，即得。

本品每 1 g 含芹菜素-7-*O*-β-D-葡萄糖醛酸苷应为 0.10 mg～1.0 mg。

【规格】　每 1 g 配方颗粒相当于饮片 6.6 g

【贮藏】　密封。

甘肃省药品监督管理局
中药配方颗粒标准

标准号：PFKLBZ-058-2021

地锦草（斑地锦）配方颗粒
Dijincao（Bandijin）Peifangkeli

【来源】　本品为大戟科植物斑地锦 *Euphorbia maculata* L.的干燥全草经炮制并按标准汤剂的主要质量指标加工制成的配方颗粒。

【制法】　取地锦草饮片3000 g，加水煎煮，滤过，滤液浓缩成清膏（干浸膏出膏率为16.7%～25.3%），加辅料适量，干燥（或干燥，粉碎），再加入辅料适量，混匀，制粒，制成1000 g，即得。

【性状】　本品为棕色至棕褐色的颗粒；气微，味苦。

【鉴别】　取本品0.5 g，研细，加80%甲醇30 ml，超声处理30分钟，滤过，滤液蒸干，残渣加水10 ml使溶解，用乙醚振摇提取2次，每次10 ml，弃去乙醚液，水液加稀盐酸10 ml，置水浴中水解1小时，取出，迅速冷却，用乙醚提取2次，每次20 ml，合并乙醚液，用水30 ml洗涤，弃去水液，乙醚液挥干，残渣加乙醇1 ml使溶解，作为供试品溶液。另取地锦草对照药材1 g，加80%甲醇50 ml，加热回流1小时，放冷，滤过，滤液蒸干，残渣加水-乙醚（1∶1）混合溶液60 ml使溶解，静置分层，弃去乙醚液，水液加乙醚提取2次，每次20 ml，弃去乙醚液，水液加盐酸5 ml，置水浴中水解1小时，取出，迅速冷却，用乙醚提取2次，每次20 ml，合并乙醚液，用水30 ml洗涤，弃去水液，乙醚液挥干，残渣加乙醇1 ml使溶解，作为对照药材溶液。再取槲皮素对照品，加乙醇制成每1 ml含1 mg的溶液，作为对照品溶液。照薄层色谱法（中国药典2020年版　通则0502）试验，吸取供试品溶液、对照药材溶液各5 µl，对照品溶液2 µl，分别点于同一硅胶G薄层板上，以甲苯-乙酸乙酯-甲酸（5∶4.5∶0.5）为展开剂，展开，取出，晾干，喷以3%三氯化铝乙醇溶液，在105 ℃加热数分钟，置紫外光灯（365 nm）下检视。供试品色谱中，在与对照药材色谱和对照品色谱相应的位置上，显相同颜色的荧光斑点。

【特征图谱】　照高效液相色谱法（中国药典2020年版　通则0512）测定。

色谱条件与系统适用性试验　以十八烷基硅烷键合硅胶为填充剂（柱长为100 mm，内径为2.1 mm，粒径为1.8 µm）；以甲醇为流动相A，以0.1%磷酸溶液为流动相B，按下表中的规定进行梯度洗脱；流速为每分钟0.30 ml；柱温为30 ℃；检测波长为260 nm。理论板数按鞣花酸峰计算应不低于5000。

时间（分钟）	流动相A(%)	流动相B(%)
0～4	13→14	87→86
4～8	14→35	86→65
8～13	35→56	65→44
13～15	56→58	44→42
15～20	58→65	42→35

参照物溶液的制备　取地锦草（斑地锦）对照药材1 g，置具塞锥形瓶中，加入80%甲醇50 ml，加热回流1.5小时，放冷，摇匀，滤过。取续滤液20 ml，加入25%盐酸溶液7 ml，置85 ℃水浴中水解30分钟，取出，迅速冷却，转移至50 ml量瓶中，加甲醇至刻度，摇匀，滤过，取续滤液，作为对照药材参照物溶液。另取没食子酸对照品、没食子酸甲酯对照品、鞣花酸对照品、槲皮素对照品，分别加甲醇制成每1 ml含没食子酸25 μg、没食子酸甲酯30 μg、鞣花酸20 μg、槲皮素20 μg的溶液，作为对照品参照物溶液。

供试品溶液的制备　同［含量测定］项。

测定法　分别精密吸取参照物溶液与供试品溶液各1 μl，注入液相色谱仪，测定，即得。

供试品特征图谱中应呈现4个特征峰，并应与对照药材参照物色谱中的4个特征峰保留时间相对应，其中峰1、峰2、峰3和峰4应分别与相应对照品参照物峰的保留时间相对应。

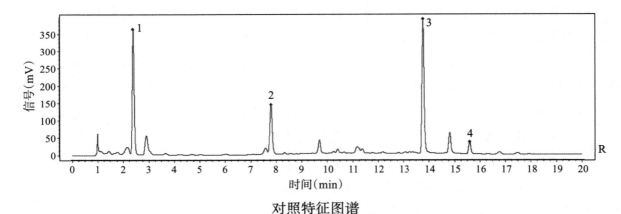

对照特征图谱

峰1：没食子酸；峰2：没食子酸甲酯；峰3：鞣花酸；峰4：槲皮素

色谱柱：HSS T3 C18；2.1 mm×100 mm，1.8 μm

【检查】　应符合颗粒剂项下有关的各项规定（中国药典2020年版 通则0104）。

【浸出物】　照醇溶性浸出物测定法（中国药典2020年版 通则2201）项下的热浸法测定，用乙醇作溶剂，不得少于16.0%。

【含量测定】　照高效液相色谱法（中国药典2020年版 通则0512）测定。

色谱条件与系统适用性试验　以十八烷基硅烷键合硅胶为填充剂（柱长为100 mm，内径为2.1 mm，粒径为1.6 μm）；以甲醇-0.4%磷酸溶液（50：50）为流动相；检测波长为360 nm。理论板数按槲皮素峰计算应不低于5000。

对照品溶液的制备 取槲皮素对照品适量，精密称定，加80%甲醇制成每1 ml含20 μg的溶液，即得。

供试品溶液的制备 取本品适量，研细，取约1 g，精密称定，置具塞锥形瓶中，精密加入80%甲醇50 ml，密塞，称定重量，加热回流1小时，放冷，再称定重量，用80%甲醇补足减失的重量，摇匀，滤过，精密量取续滤液20 ml，精密加入25%盐酸溶液7 ml，置85 ℃水浴中水解30分钟，取出，迅速冷却，转移至50 ml量瓶中，加甲醇稀释至刻度，摇匀，滤过，取续滤液，即得。

测定法 分别精密吸取对照品溶液与供试品溶液各1 μl，注入液相色谱仪，测定，即得。

本品每1 g含槲皮素（$C_{15}H_{10}O_7$）应为0.80 mg～6.0 mg。

【规格】 每1 g配方颗粒相当于饮片3 g

【贮藏】 密封。

甘肃省药品监督管理局
中药配方颗粒标准

标准号：PFKLBZ-028-2021

西洋参配方颗粒
Xiyangshen Peifangkeli

【来源】　本品为五加科植物西洋参 *Panax quinquefolium* L.的干燥根经炮制并按照标准汤剂的主要质量指标加工制成的配方颗粒。

【制法】　取西洋参饮片2000 g，加水煎煮，滤过，滤液浓缩成清膏（干浸膏出膏率为30%～45%），加入辅料适量（或干燥，粉碎），再加辅料适量，混匀，制粒，制成1000 g，即得。

【性状】　本品为浅黄色至黄色颗粒；气微而特异，味微苦、甘。

【鉴别】　取本品适量，研细，取1.0 g，加甲醇25 ml，超声30分钟，滤过，滤液蒸干，残渣加水20 ml使溶解，加水饱和的正丁醇振摇提取2次，每次25 ml，合并正丁醇提取液，用水洗涤2次，每次10 ml，分取正丁醇液，蒸干，残渣加甲醇4 ml使溶解，作为供试品溶液。另取西洋参对照药材、人参对照药材各1 g，同法制成对照药材溶液。再取拟人参皂苷 F_{11} 对照品、人参皂苷 Rb_1 对照品、人参皂苷 Re 对照品、人参皂苷 Rg_1 对照品，加甲醇制成每1 ml各含2 mg的溶液，作为对照品溶液。照薄层色谱法（中国药典2020年版 通则0502）试验，吸取上述6种溶液各1 μl，分别点于同一硅胶 G 薄层板上，以三氯甲烷-乙酸乙酯-甲醇-水（15：40：22：10）5～10 ℃放置12小时的下层溶液为展开剂，展开，取出，晾干，喷以10%硫酸乙醇溶液，在105 ℃加热至斑点显色清晰，分别置日光和紫外光（365 nm）下检视。供试品色谱中，在与西洋参对照药材色谱和对照品色谱相应的位置上，紫外光下显相同颜色的荧光斑点；与人参对照药材色谱相应位置上，在日光下显不完全一致的斑点；紫外光下显不完全一致的荧光斑点。

【特征图谱】　照高效液相色谱法（中国药典2020年版 通则0512）测定。

色谱条件与系统适用性试验　以十八烷基硅烷键合硅胶为填充剂；以乙腈为流动相 A，以水为流动相 B，按下表中的规定进行梯度洗脱；流速为每分钟0.40 ml；检测波长为203 nm。理论板数按人参皂苷 Rb_1 峰计算应不低于10000。

时间（分钟）	流动相A（%）	流动相B（%）
0～8	5→20	95→80
8～14	20	80
14～20	20→26	80→74

时间(分钟)	流动相A(%)	流动相B(%)
20～28	26	74
28～29	26→30	74→70
29～38	30→40	70→60
38～48	40→43	60→57

参照物溶液的制备　取西洋参对照药材1 g，置锥形瓶中，加水25 ml，加热回流30分钟，滤过，取续滤液10 ml于20 ml容量瓶中，加甲醇定容，超声（功率250 W，频率40 kHz）30分钟，取出，放冷，摇匀，滤过，取续滤液，作为对照药材参照物溶液；另取人参皂苷Rg₁对照品、人参皂苷Re对照品、人参皂苷Rb₁对照品适量，精密称定，加乙腈-水（20∶80）混合溶液分别制成每1 ml各含人参皂苷Rg₁ 15 μg、人参皂苷Re 0.4 mg、人参皂苷Rb₁ 0.5 mg的溶液，作为对照品参照物溶液。

供试品溶液的制备　取本品适量，研细，取约0.5 g，精密称定，置具塞锥形瓶中，精密加入50%甲醇50 ml，密塞，称定重量，超声处理（功率250 W，频率40 kHz）30分钟，放冷，再称定重量，用50%甲醇补足减失的重量，摇匀，滤过，取续滤液，即得。

测定法　分别精密吸取参照物溶液与供试品溶液各10 μl，注入液相色谱仪，测定，即得。

供试品特征图谱应呈现8个特征峰，并应与对照药材参照物色谱峰中的8个特征峰保留时间相对应，其中峰1、峰2、峰3应与对照品参照物保留时间相一致。

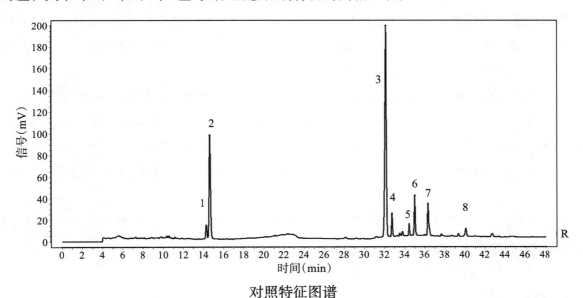

对照特征图谱

峰1：人参皂苷Rg₁；峰2：人参皂苷Re；峰3：人参皂苷Rb₁；

峰4：人参皂苷Rc；峰6：人参皂苷Rd

色谱柱：Thermo Accucore C18；2.1 mm×150 mm，2.6 μm

【检查】　应符合颗粒剂项下有关的各项规定（中国药典2020年版　通则0104）。

重金属及有害元素　取本品，照铅、镉、砷、汞、铜测定法（中国药典2020年版　通则2321）测定。本品含铅不得过5 mg/kg，含镉不得过0.3 mg/kg，含砷不得过2 mg/kg，含汞不得过0.2 mg/kg，含铜不得过20 mg/kg。

【浸出物】　照醇溶性浸出物测定法（中国药典2020年版　通则2201）项下的热浸法测定，用乙醇作溶剂，不得少于25.0%。

【含量测定】　照高效液相色谱法（中国药典2020年版　通则0512）测定。

色谱条件与系统适用性试验　以十八烷基硅烷键合硅胶为填充剂（柱长为150 mm，内径为2.1 mm，粒径为2.6 μm）；以乙腈为流动相A，以水为流动相B，按下表中的规定进行梯度洗脱；流速为每分钟0.40 ml；检测波长为203 nm。理论板数按人参皂苷Rb$_1$峰计算应不低于10000。

时间（分钟）	流动相A（%）	流动相B（%）
0～8	5→20	95→80
8～14	20	80
14～20	20→26	80→74
20～28	26	74
28～29	26→30	74→70
29～38	30→40	70→60
38～48	40→43	60→57

对照品溶液的制备　取人参皂苷Rg$_1$对照品、人参皂苷Re对照品、人参皂苷Rb$_1$对照品适量，精密称定，加乙腈-水（20∶80）混合溶液分别制成每1 ml各含人参皂苷Rg$_1$15 μg、人参皂苷Re0.4 mg、人参皂苷Rb$_1$0.5 mg的溶液，即得。

供试品溶液的制备　取本品适量，研细，取约0.5 g，精密称定，置具塞锥形瓶中，精密加入50%甲醇50 ml，密塞，称定重量，超声处理（功率250 W，频率40 kHz）30分钟，放冷，再称定重量，用50%甲醇补足减失的重量，摇匀，滤过，取续滤液，即得。

测定法　分别精密吸取对照品溶液与供试品溶液各10 μl，注入超高效液相色谱仪，测定，即得。

本品每1 g含人参皂苷Rg$_1$（C$_{42}$H$_{72}$O$_{14}$）、人参皂苷Re（C$_{48}$H$_{82}$O$_{18}$）和人参皂苷Rb$_1$（C$_{54}$H$_{92}$O$_{23}$）的总量应为41.0 mg～72.0 mg。

【规格】　每1 g配方颗粒相当于饮片2.0 g

【贮藏】　密封。

甘肃省药品监督管理局
中药配方颗粒标准

标准号：PFKLBZ-074-2021

当归尾配方颗粒
Dangguiwei Peifangkeli

【来源】 本品为伞形科植物当归 *Angelica sinensis*（Oliv.）Diels 的干燥支根经炮制并按标准汤剂的主要质量指标加工制成的配方颗粒。

【制法】 取当归尾饮片 1500 g，加水煎煮，滤过，滤液浓缩成清膏（干浸膏出膏率为 33.4%～51.7%），加辅料适量，干燥（或干燥，粉碎），再加入辅料适量，混匀，制粒，制成 1000 g，分装，即得。

【性状】 本品为浅黄色至棕黄色的颗粒；气微，味甘、微苦。

【鉴别】 （1）取本品 1 g，加水 20 ml 使溶解，用乙醚提取 2 次，每次 20 ml，合并乙醚液，挥干，残渣加甲醇 1 ml 使溶解，作为供试品溶液。另取当归尾对照药材 2 g，加水 50 ml，煎煮 30 分钟，滤过，滤液浓缩至 20 ml，同法制成对照药材溶液。照薄层色谱法（中国药典 2020 年版 通则 0502）试验，吸取上述两种溶液各 10 μl，分别点于同一硅胶 G 薄层板上，以正己烷-乙酸乙酯（1：1）为展开剂，展开，取出，晾干，置紫外光灯（365 nm）下检视。供试品色谱中，在与对照药材色谱相应的位置上，显相同颜色的荧光斑点。

（2）取本品 1 g，研细，加 1% 碳酸氢钠溶液 50 ml，超声处理 30 分钟，滤过，滤液用稀盐酸调节 pH 值至 2～3，用乙醚振摇提取 3 次（20 ml，15 ml，15 ml），合并乙醚液，挥干，残渣加甲醇 1 ml 使溶解，作为供试品溶液。另取当归尾对照药材 2 g，加水 50 ml，煎煮 30 分钟，滤过，滤液蒸干，同法制成对照药材溶液。再取阿魏酸对照品，加甲醇制成每 1 ml 含 1 mg 的溶液，作为对照品溶液。照薄层色谱法（中国药典 2020 年版 通则 0502）试验，吸取上述三种溶液各 10 μl，分别点于同一硅胶 G 薄层板上，以环己烷-二氯甲烷-乙酸乙酯-甲酸（4：1：1：0.1）为展开剂，展开，取出，晾干，置紫外光灯（365 nm）下检视。供试品色谱中，在与对照药材色谱和对照品色谱相应的位置上，显相同颜色的荧光斑点。

【特征图谱】 照高效液相色谱法（中国药典 2020 年版 通则 0512）测定。

色谱条件与系统适用性试验 以十八烷基硅烷键合硅胶为填充剂（柱长为 100 mm，内径为 2.1 mm，粒径为 1.6 μm）；以乙腈为流动相 A，以 0.1% 甲酸溶液为流动相 B，按下表中的规定进行梯度洗脱；流速为每分钟 0.30 ml；柱温为 30 ℃；检测波长为 270 nm。理论板数按阿魏酸峰计算应不低于 5000。

时间（分钟）	流动相A（%）	流动相B（%）
0～3	0	100
3～5	0→4	100→96
5～16	4→30	96→70
16～17	30→100	70→0
17～20	100	0

参照物溶液的制备　取当归尾对照药材0.4 g，置具塞锥形瓶中，加水25 ml，超声处理（功率250 W，频率40 kHz）60分钟，放冷，摇匀，静置，取上清液离心，滤过，取续滤液作为对照药材参照物溶液。另取腺苷、色氨酸、阿魏酸对照品，置棕色量瓶中，加70%甲醇制成每1 ml含腺苷20 μg、色氨酸20 μg、阿魏酸12 μg的溶液，作为对照品参照物溶液。

供试品溶液的制备　取本品适量，研细，取约0.2 g，精密称定，置具塞锥形瓶中，加水25 ml，超声处理（功率250 W，频率40 kHz）10分钟，放冷，摇匀，滤过，取续滤液，即得。

测定法　分别精密吸取参照物溶液与供试品溶液各2 μl，注入液相色谱仪，测定，即得。

供试品色谱中应呈现7个特征峰，并应与对照药材参照物色谱中的7个特征峰保留时间相对应，其中峰2、峰4和峰5应分别与相应的对照品参照物色谱峰保留时间相对应。

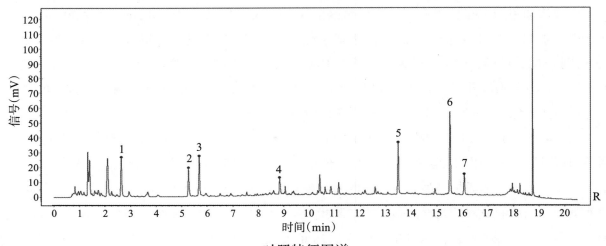

对照特征图谱

峰1：尿苷；峰2：腺苷；峰3：鸟苷；峰4：色氨酸；峰5：阿魏酸；

峰6：洋川芎内酯I；峰7：洋川芎内酯H

色谱柱：CORTECS UPLC T3；2.1 mm×100 mm，1.6 μm

【检查】　应符合颗粒剂项下有关的各项规定（中国药典2020年版 通则0104）。

【浸出物】　照醇溶性浸出物测定法（中国药典2020年版 通则2201）项下的热浸法测定，用乙醇作溶剂，不得少于30.0%。

【含量测定】　照高效液相色谱法（中国药典2020年版 通则0512）测定。

色谱条件与系统适用性试验　以十八烷基硅烷键合硅胶为填充剂（柱长为100 mm，内径为

2.1 mm，粒径为1.7 μm）；以乙腈-0.085%磷酸溶液（17∶83）为流动相；柱温为30 ℃；检测波长为316 nm。理论板数按阿魏酸峰计算应不低于5000。

对照品溶液的制备 取阿魏酸对照品适量，精密称定，置棕色量瓶中，加70%甲醇制成每1 ml含9 μg的溶液，即得。

供试品溶液的制备 取本品适量，研细，取约0.2 g，精密称定，置具塞锥形瓶中，精密加入70%甲醇25 ml，称定重量，超声处理（功率250 W，频率40 kHz）30分钟，放冷，再称定重量，用70%甲醇补足减失的重量，摇匀，滤过，取续滤液，即得。

测定法 分别精密吸取对照品溶液与供试品溶液各1 μl，注入液相色谱仪，测定，即得。

本品每1 g含阿魏酸（$C_{10}H_{10}O_4$）应为0.50 mg～1.70 mg。

【规格】 每1 g配方颗粒相当于饮片1.5 g

【贮藏】 密封。

甘肃省药品监督管理局
中药配方颗粒标准

标准号：PFKLBZ-184-2022

决明子（钝叶决明）配方颗粒
Juemingzi（dunyejueming）Peifangkeli

【来源】　本品为豆科植物钝叶决明 *Cassia obtusifolia* L.的干燥成熟种子经炮制后并按标准汤剂的主要质量指标加工制成的配方颗粒。

【制法】　取决明子饮片5000 g，加水煎煮，滤过，滤液浓缩成清膏（干浸膏出膏率为12%～17%），加辅料适量，干燥（或干燥、粉碎），再加辅料适量，混匀，制粒，制成1000 g，即得。

【性状】　本品为浅灰黄色至浅棕褐色颗粒；气微，味微苦。

【鉴别】　取本品适量，研细，取2 g，加甲醇20 ml，加热回流2小时，滤过，滤液加盐酸2 ml，置水浴中加热水解1小时，立即冷却，蒸干，残渣加无水乙醇-乙酸乙酯（2∶1）混合溶液1 ml使溶解，作为供试品溶液。另取橙黄决明素对照品、大黄酚对照品，加无水乙醇-乙酸乙酯（2∶1）混合溶液制成每1 ml各含0.4 mg的混合溶液，作为对照品溶液。照薄层色谱法（中国药典2020年版　通则0502）试验，吸取上述两种溶液各2 μl，分别点于同一硅胶H薄层板上，以石油醚（30～60 ℃）-甲酸乙酯-甲酸（15∶5∶1）为展开剂，展开，取出，晾干。分别在日光及紫外灯下（365 nm）下检视，供试品色谱中，在与对照品色谱相应的位置上，显相同颜色的斑点；置氨蒸气中熏后，斑点变为亮黄色（橙黄决明素）和粉红色（大黄酚）。

【特征图谱】　照高效液相色谱法（中国药典2020年版　通则0512）测定。

色谱条件与系统适用性试验　以十八烷基硅烷键合硅胶为填充剂（柱长为250 mm，内径为4.6 mm，粒度为5 μm），以乙腈为流动相A，以0.1%磷酸为流动相B，按下表中的规定进行梯度洗脱；流速为每分钟0.80 ml；柱温为20 ℃；检测波长为285 nm。理论板数按橙黄决明素峰计算应不低于10000。

时间（分钟）	流动相A（%）	流动相B（%）
0～10	10→17	90→83
10～20	17→20	83→80
20～50	20	80
50～60	20→35	80→65

· 120 ·

时间(分钟)	流动相A(%)	流动相B(%)
60～75	35→45	65→55
75～90	45→60	55→40
90～110	60→95	40→5

参照物溶液的制备　取决明子对照药材0.5 g，置具塞锥形瓶中，加70%甲醇25 ml，超声处理（功率600 W，40 kHz）1小时，放冷，摇匀，滤过，取续滤液，作为对照药材参照物溶液。另取橙黄决明素对照品适量，加70%甲醇制成每1 ml含20 μg的溶液，作为对照品参照物溶液。

供试品溶液的制备　取本品适量，研细，取约0.2 g，置具塞锥形瓶中，加70%甲醇25 ml，超声处理（功率600 W，40 kHz）30分钟，放冷，摇匀，滤过，取续滤液，即得。

测定法　分别精密吸取参照物溶液与供试品溶液各10 μl，注入液相色谱仪，测定，即得。

供试品色谱中应呈现11个特征峰，并应与对照药材参照物色谱中的11个特征峰保留时间相对应，峰5应与橙黄决明素参照物峰保留时间相对应。

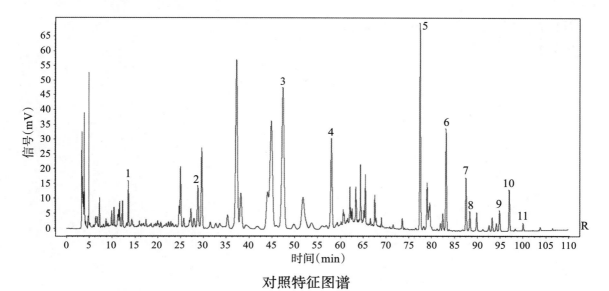

对照特征图谱

峰3：红链霉素-6-*O*-β-龙胆二糖苷；峰5：橙黄决明素；峰11：大黄酚

色谱柱：5 TC-C18；4.6 mm×250 mm，5 μm

【检查】　应符合颗粒剂项下有关的各项规定（中国药典2020年版　通则0104）。

【浸出物】　取本品研细，取约2 g，精密称定，精密加入乙醇50 ml，照醇溶性浸出物测定法（中国药典2020年版　通则2201）项下的热浸法测定，不得少于10.0%。

【含量测定】　照高效液相色谱法（中国药典2020年版　通则0512）测定。

色谱条件与系统适用性试验　以十八烷基硅烷键合硅胶为填充剂（柱长为250 mm，内径为4.6 mm，粒径为5 μm）；以乙腈为流动相A，以0.1%磷酸溶液为流动相B，按下表中的规定进行梯度洗脱；检测波长为284 nm。理论板数按橙黄决明素、大黄酚计算应均不低于3000。

时间（分钟）	流动相 A（%）	流动相 B（%）
0～15	40	60
15～30	40→90	60→10
30～40	90	10

对照品溶液的制备 取大黄酚对照品、橙黄决明素对照品适量，精密称定，加甲醇制成每 1 ml 含大黄酚 10 μg、橙黄决明素 5 μg 的混合溶液，即得。

供试品溶液的制备 取本品适量，研细，取约 0.2 g，精密称定，置具塞锥形瓶中，精密加入甲醇 50 ml，称定重量，加热回流 2 小时，放冷，再称定重量，用甲醇补足减失重量，摇匀，滤过，精密量取续滤液 25 ml，置具塞锥形瓶中，加入盐酸 7 ml，置水浴中加热水解 1 小时，立即冷却，转移至 100 ml 量瓶中，用甲醇稀释至刻度，摇匀，滤过，取续滤液，即得。

测定法 分别精密吸取对照品溶液与供试品溶液各 10 μl，注入液相色谱仪，测定，即得。

本品每 1 g 含橙黄决明素（$C_{17}H_{14}O_7$）应为 1.2 mg～11.0 mg，含大黄酚（$C_{15}H_{10}O_4$）应为 1.0 mg～6.0 mg。

【规格】 每 1 g 配方颗粒相当于饮片 5 g

【贮藏】 密封。

甘肃省药品监督管理局
中药配方颗粒标准

标准号：PFKLBZ-003-2021

炒决明子（钝叶决明）配方颗粒
Chaojuemingzi（Dunyejueming） Peifangkeli

【来源】　本品为豆科植物钝叶决明 *Cassia obtusifolia* L. 的干燥成熟种子经炮制并按标准汤剂的主要质量指标加工制成的配方颗粒。

【制法】　取炒决明子（钝叶决明）饮片4500 g，加水煎煮，滤过，滤液浓缩成清膏（干浸膏出膏率为12%～21%），加入辅料适量，干燥（或干燥，粉碎），再加入辅料适量，混匀，制粒，制成1000 g，即得。

【性状】　本品为浅黄绿色至褐绿色的颗粒；气微，味微苦。

【鉴别】　取本品1 g，研细，加甲醇10 ml，浸渍1小时，滤过，滤液蒸干，残渣加水10 ml使溶解，再加盐酸1 ml，置水浴上加热30分钟，立即冷却，用乙醚提取2次，每次20 ml，合并乙醚液，蒸干，残渣加三氯甲烷1 ml使溶解，作为供试品溶液。另取决明子（钝叶决明）对照药材1 g，同法制成对照药材溶液。再取大黄素对照品、大黄酚对照品适量，分别加甲醇制成每1 ml含1 mg的溶液，作为对照品溶液。照薄层色谱法（中国药典2020年版 通则0502）试验，分别吸取上述供试品溶液及对照药材溶液各5 µl，对照品溶液3 µl，分别点于同一硅胶G薄层板上，以石油醚（30～60 ℃）-甲酸乙酯-甲酸（15∶5∶1）的上层溶液为展开剂，展开，取出，晾干，在紫外光灯（365 nm）下检视。供试品色谱中，在与对照药材色谱和对照品色谱相应的位置上，显相同颜色的荧光斑点；置氨蒸气中熏后，供试品色谱中，在与对照药材色谱和对照品色谱相应的位置上，显相同颜色的斑点。

【特征图谱】　照高效液相色谱法（中国药典2020年版 通则0512）测定。

色谱条件与系统适用性试验　同［含量测定］项。

参照物溶液的制备　取决明子（钝叶决明）对照药材0.2 g，精密称定，置具塞锥形瓶中，精密加入甲醇20 ml，盐酸7.5 ml，置80 ℃水浴中水解30分钟，取出，放冷，转移至50 ml的容量瓶中，加甲醇至刻度，摇匀，精密移取5 ml至20 ml的容量瓶中，加甲醇至刻度，摇匀，滤过，取续滤液，作为对照药材参照物溶液。另取橙黄决明素对照品、大黄酚对照品适量，精密称定，加甲醇制成每1 ml含橙黄决明素8.0 µg、大黄酚6.0 µg的混合溶液，作为对照品参照物溶液。

供试品溶液的制备　同［含量测定］项。

测定法　分别精密吸取参照物溶液与供试品溶液各1 µl，注入液相色谱仪，测定，即得。

供试品色谱中应呈现8个特征峰，并应与对照药材参照物色谱中的8个特征峰保留时间相对应，其中峰1、峰7应分别与相应对照品参照物峰保留时间相一致。

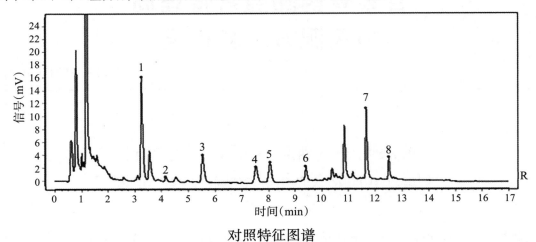

对照特征图谱

峰1：橙黄决明素；峰3：黄决明素；峰6：大黄素；峰7：大黄酚；峰8：大黄素甲醚

色谱柱：SB C18；2.1 mm×100 mm，1.8 μm

【检查】 应符合颗粒剂项下有关的各项规定（中国药典2020年版 通则0104）。

【浸出物】 取本品研细，取约2 g，精密称定，精密加入乙醇100 ml，照醇溶性浸出物测定法（中国药典2020年版 通则2201）项下的热浸法测定，不得少于10.0%。

【含量测定】 照高效液相色谱法（中国药典2020年版 通则0512）测定。

色谱条件与系统适用性试验 以十八烷基硅烷键合硅胶为填充剂（柱长为100 mm，内径为2.1 mm，粒径为1.8 μm）；以乙腈为流动相A，以0.1%磷酸溶液为流动相B，按下表中的规定进行梯度洗脱；流速为每分钟0.30 ml；柱温为35 ℃；检测波长为284 nm。理论板数按大黄酚峰计算应不低于8000。

时间（分钟）	流动相A（%）	流动相B（%）
0～6	40	60
6～13	40→90	60→10
13～17	90	10

对照品溶液的制备 取大黄酚对照品适量，精密称定，加甲醇制成每1 ml含大黄酚6 μg的溶液，即得。

供试品溶液的制备 取本品适量，研细，取约0.2 g，精密称定，置具塞锥形瓶中，精密加入甲醇20 ml，盐酸7.5 ml，置80 ℃水浴中水解30分钟，取出，放冷，转移至50 ml的容量瓶中，加甲醇至刻度，摇匀，精密量取5 ml至20 ml的容量瓶中，加甲醇至刻度，摇匀，滤过，取续滤液，即得。

测定法 分别精密吸取对照品溶液与供试品溶液各1 μl，注入液相色谱仪，测定，即得。

本品每1 g含大黄酚（$C_{15}H_{10}O_4$）应为1.6 mg～7.5 mg。

【规格】 每1 g配方颗粒相当于饮片4.5 g

【贮藏】 密封。

甘肃省药品监督管理局
中药配方颗粒标准

标准号：PFKLBZ-009-2021

灯心草配方颗粒
Dengxincao Peifangkeli

【来源】　本品为灯心草科植物灯心草 *Juncus effusus* L.的干燥茎髓经炮制并按标准汤剂的主要质量指标加工制成的配方颗粒。

【制法】　取灯心草饮片5000 g，加水煎煮，滤过，滤液浓缩成清膏（干浸膏出膏率为2.5%～8.5%），加入辅料适量，干燥（或干燥，粉碎），再加入辅料适量，混匀，制粒，制成1000 g，即得。

【性状】　本品为浅灰黄色至棕黄色的颗粒；气微，味淡。

【鉴别】　取本品适量，研细，取0.5 g，加甲醇50 ml，加热回流1小时，滤过，滤液蒸干，残渣用乙醚2 ml洗涤，弃去乙醚液，加甲醇1 ml使溶解，作为供试品溶液。另取灯心草对照药材2.5 g，加水100 ml，煮沸30分钟，滤过，滤液蒸干，残渣加甲醇50 ml，同法制成对照药材溶液。照薄层色谱法（中国药典2020年版 通则0502）试验，吸取上述供试品溶液10 μl、对照药材溶液15 μl，分别点于同一硅胶G薄层板上，以环己烷-乙酸乙酯（10∶7）为展开剂，展开，取出，晾干，喷以10%磷钼酸乙醇试液，在105 ℃加热至斑点显色清晰。供试品色谱中，在与对照药材色谱相应的位置上，显相同颜色的主斑点。

【特征图谱】　照高效液相色谱法（中国药典2020年版 通则0512）测定。

色谱条件与系统适用性试验　以十八烷基硅烷键合硅胶为填充剂；以甲醇为流动相A，以0.01%甲酸溶液为流动相B，按下表中的规定进行梯度洗脱；流速为每分钟0.30 ml；柱温为35 ℃；检测波长为282 nm。理论板数按厄弗酚峰计算应不低于5000。

时间（分钟）	流动相A（%）	流动相B（%）
0～2	15	85
2～8	15→18	85→82
8～16	18→33	82→67
16～18	33→50	67→50
18～24	50→54	50→46
24～32	54	46
32～38	54→65	46→35

参照物溶液的制备 取灯心草对照药材约0.3g，精密称定，置具塞锥形瓶中，加甲醇25ml，称定重量，超声处理（功率300W，频率40kHz）30分钟，放冷，摇匀，滤过，取续滤液，作为对照药材参照物溶液。另取〔含量测定〕项下对照品溶液，作为对照品参照物溶液。

供试品溶液的制备 同〔含量测定〕项。

测定法 分别精密吸取参照物溶液、对照药材溶液及供试品溶液各1μl，注入液相色谱仪，测定，即得。

供试品色谱中应呈现6个特征峰，并应与对照药材参照物色谱中的6个特征峰保留时间相对应，其中峰4、峰5应分别与相应的对照品参照物峰保留时间相一致。

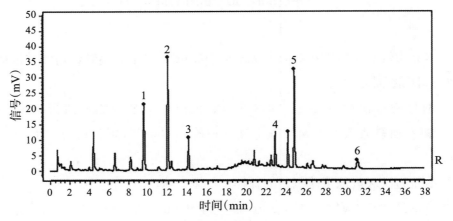

对照特征图谱

峰4：厄弗酚；峰5：去氢厄弗酚

色谱柱：CORTECS T3；2.1mm×100mm，1.6μm

【检查】 应符合颗粒剂项下有关的各项规定（中国药典2020年版 通则0104）。

【浸出物】 取本品研细，取约2g，精密称定，精密加入乙醇100ml，照醇溶性浸出物测定法（中国药典2020年版 通则2201）项下的热浸法测定，不得少于6.0%。

【含量测定】 照高效液相色谱法（中国药典2020年版 通则0512）测定。

色谱条件与系统适用性试验 以十八烷基硅烷键合硅胶为填充剂（柱长为100mm，内径为2.1mm，粒径为1.6μm～1.8μm）；以甲醇-水（52：48）为流动相；流速为每分钟0.30ml；柱温为35℃；检测波长为282nm。理论板数按厄弗酚峰计算应不低于5000。

对照品溶液的制备 取厄弗酚对照品、去氢厄弗酚对照品适量，精密称定，加甲醇制成每1ml各含厄弗酚5μg、去氢厄弗酚10μg的混合溶液，即得。

供试品溶液的制备 取本品适量，研细，取约0.1g，置具塞锥形瓶中，精密加入甲醇25ml，称定重量，超声处理（功率300W，频率40kHz）30分钟，放冷，再称定重量，用甲醇补足减失的重量，摇匀，滤过，取续滤液，即得。

测定法 分别精密吸取参照物溶液和供试品溶液各1μl，注入液相色谱仪，测定，即得。

本品每1g含厄弗酚（$C_{17}H_{16}O_2$）和去氢厄弗酚（$C_{17}H_{14}O_2$）总量应为1.0mg～8.0mg。

【规格】 每1g配方颗粒相当于饮片5g

【贮藏】 密封。

甘肃省药品监督管理局
中药配方颗粒标准

标准号：PFKLBZ-015-2021

红花配方颗粒
Honghua Peifangkeli

【来源】　本品为菊科植物红花 *Carthamus tinctorius* L.的干燥花经炮制并按标准汤剂的主要质量指标加工制成的配方颗粒。

【制法】　取红花饮片2200 g，加水煎煮，滤过，滤液浓缩成清膏（干浸膏出膏率为29.0%～35.5%），加入辅料适量，干燥（或干燥，粉碎），加入辅料适量，混匀，制粒，制成1000 g，即得。

【性状】　本品为棕黄色至棕色的颗粒；气微，味微苦。

【鉴别】　取本品1 g，研细，加水20 ml使溶解，用乙酸乙酯振摇提取2次，每次20 ml，合并乙酸乙酯液，蒸干，残渣加甲醇1 ml使溶解，作为供试品溶液。另取红花对照药材2 g，加水50 ml，煮沸30分钟，滤过，滤液浓缩至20 ml，用乙酸乙酯振摇提取2次，同法制成对照药材溶液。照薄层色谱法（中国药典2020年版 通则0502）试验，吸取上述两种溶液各8 μl，分别点于同一硅胶G薄层板上，以三氯甲烷-乙酸乙酯-甲酸-甲醇（3∶7∶1∶0.5）为展开剂，展开，取出，晾干，喷以三氯化铝试液，热风吹干，置紫外光灯（365 nm）下检视。供试品色谱中，在与对照药材色谱相应的位置上，显相同颜色的荧光斑点。

【特征图谱】　照高效液相色谱法（中国药典2020年版 通则0512）测定。

色谱条件与系统适应性　以十八烷基硅烷键合硅胶为填充剂；以乙腈为流动相A，以0.05%三氟乙酸溶液为流动相B，按下表中的规定进行梯度洗脱；流速为每分钟1.0 ml；检测波长为223 nm。理论板数按羟基红花黄色素A峰计算应不低于6000。

时间（分钟）	流动相A（%）	流动相B（%）
0～20	0→2	100→98
20～60	2→20	98→80
60～70	20	80
70～75	20→95	80→5
75～85	95	5

参照物溶液的制备　取红花对照药材3.0 g，置具塞锥形瓶中，加水50 ml，60 ℃水浴温浸

30分钟，超声处理（功率180 W，频率40 kHz）30分钟，过滤，取滤液，作为对照药材参照物溶液。另取羟基红花黄色素A对照品适量，精密称定，加25%甲醇制成每1 ml含羟基红花黄色素A 0.13 mg的对照品参照物溶液。另取色氨酸对照品适量，精密称定，加50%乙醇制成每1 ml含色氨酸50 μg的对照品参照物溶液。

供试品溶液的制备 取本品适量，研细，取约0.5 g，精密称定，置具塞锥形瓶中，精密加水25 ml，振荡30秒（1次/秒），滤过，取续滤液，即得。

测定法 分别精密吸取参照物溶液和供试品溶液各10 μl，注入液相色谱仪，测定，即得。

供试品色谱中应呈现6个特征峰，并应与对照药材参照物色谱中的6个特征峰的保留时间相对应，其中峰3、峰5应分别与相对应的对照品参照物峰保留时间相一致。

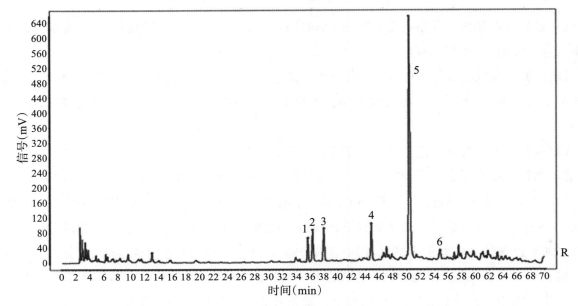

对照特征图谱

峰3：色氨酸；峰5：羟基红花黄色素A

色谱柱：Phenomenex Gemini C18；4.6 mm×250 mm，5 μm

【检查】 应符合颗粒剂项下有关的各项规定（中国药典2020年版 通则0104）。

【浸出物】 取本品适量，研细，取约2 g，精密称定，精密加入乙醇100 ml，照醇溶性浸出物测定法（中国药典2020年版 通则2201）项下的热浸法测定，不得少于22.0%。

【含量测定】 **羟基红花黄色素A** 照高效液相色谱法（中国药典2020年版 通则0512）测定。

色谱条件与系统适用性试验 以十八烷基硅烷键合硅胶为填充剂；以甲醇-乙腈-0.7%磷酸溶液（26∶2∶72）为流动相；检测波长为403 nm。理论板数按羟基红花黄色素A峰计算应不低于3000。

对照品溶液的制备 取羟基红花黄色素A对照品适量，精密称定，加25%甲醇制成每1 ml含0.07 mg的溶液，即得。

供试品溶液的制备 取本品适量，研细，取约0.2 g，精密称定，置具塞锥形瓶中，精密加入25%甲醇50 ml，称定重量，超声处理（功率250 W，频率40 kHz）20分钟，放冷，再称定重量，用25%甲醇补足减失的重量，摇匀，滤过，取续滤液，即得。

测定法　分别精密吸取对照品溶液与供试品溶液各10 μl，注入液相色谱仪中，测定，即得。

本品每1 g含羟基红花黄色素A（$C_{27}H_{32}O_{16}$）为17.0 mg～37.0 mg。

山奈素　照高效液相色谱法（中国药典2020年版　通则0512）测定。

色谱条件与系统适用性试验　以十八烷基硅烷键合硅胶为填充剂；以甲醇-0.4%磷酸溶液（51：49）为流动相；检测波长为367 nm。理论板数按山奈素峰计算应不低于3000。

对照品溶液的制备　取山奈素对照品适量，精密称定，加稀乙醇制成每1 ml含35 μg的溶液，即得。

供试品溶液的制备　取本品适量，研细，取约0.6 g，精密称定，置具塞锥形瓶中，精密加入甲醇15 ml，置平底烧瓶中，加盐酸溶液（15→37）5 ml，摇匀，置水浴中加热水解30分钟，立即冷却，转移至25 ml量瓶中，用甲醇稀释至刻度，摇匀，滤过，取续滤液，即得。

测定法　分别精密吸取对照品溶液与供试品溶液各10 μl，注入液相色谱仪中，测定，即得。

本品每1 g含山奈素（$C_{15}H_{10}O_6$）应为0.83 mg～2.2 mg。

【规格】　每1 g配方颗粒相当于饮片2.2 g

【贮藏】　密封。

甘肃省药品监督管理局
中药配方颗粒标准

标准号：PFKLBZ-093-2021

红参配方颗粒
Hongshen Peifangkeli

【来源】　本品为五加科植物人参 *Panax ginseng* C. A. Mey. 的栽培品经蒸制后的干燥根和根茎经炮制并按标准汤剂的主要质量指标加工制成的配方颗粒。

【制法】　取红参饮片 1500 g，加水煎煮，滤过，滤液浓缩成清膏（干浸膏出膏率为 33%～61%），加辅料适量，干燥（或干燥，粉碎），再加入辅料适量，混匀，制粒，制成 1000 g，即得。

【性状】　本品为浅黄色至棕黄色的颗粒；气微，味甘、微苦。

【鉴别】　取本品 1 g，研细，加水 0.5 ml 搅拌湿润，加水饱和正丁醇 10 ml，超声处理 30 分钟，吸取上清液加 3 倍量氨试液，摇匀，放置分层，取上层液蒸干，残渣加甲醇 1 ml 使溶解，作为供试品溶液。另取人参对照药材 1 g，加三氯甲烷 40 ml，加热回流 1 小时，弃去三氯甲烷液，药渣挥干溶剂，加水 0.5 ml 搅拌湿润，同法制成对照药材溶液。再取人参皂苷 Rb_1 对照品、人参皂苷 Re 对照品、人参皂苷 Rf 对照品及人参皂苷 Rg_1 对照品，加甲醇制成每 1 ml 各含 2 mg 的混合溶液，作为对照品溶液。照薄层色谱法（中国药典 2020 年版　通则 0502）试验，吸取供试品溶液 3 µl～5 µl、对照药材溶液和对照品溶液各 2 µl，分别点于同一硅胶 G 薄层板上，以三氯甲烷-乙酸乙酯-甲醇-水（15∶40∶22∶10）10 ℃以下放置的下层溶液为展开剂，展开，取出，晾干，喷以 10% 硫酸乙醇溶液，在 105 ℃加热至斑点显色清晰，分别置日光和紫外光灯（365 nm）下检视。供试品色谱中，在与对照药材色谱和对照品色谱相应位置上，分别显相同颜色的斑点或荧光斑点。

【特征图谱】　照高效液相色谱法（中国药典 2020 年版　通则 0512）测定。

色谱条件与系统适用性试验　以十八烷基硅烷键合硅胶为填充剂（柱长为 150 mm，内径为 2.1 mm，粒径为 1.6 µm）；以乙腈为流动相 A，以 0.01% 磷酸溶液为流动相 B，按下表中的规定进行梯度洗脱；流速为每分钟 0.35 ml；柱温为 30 ℃；检测波长为 203 nm。理论板数按人参皂苷 Rg_1 峰计算应不低于 6000。

时间(分钟)	流动相A(%)	流动相B(%)
0～9	21	79
9～12	21→28	79→72
12～32	28→33	72→67

时间（分钟）	流动相A（%）	流动相B（%）
32～38	33→40	67→60
38～57	40→80	60→20
57～62	80	20
62～63	80→21	20→79

参照物溶液的制备　取红参对照药材1 g，加三氯甲烷40 ml，加热回流1小时，弃去三氯甲烷液，药渣挥干溶剂，加水0.5 ml搅拌润湿，加水饱和正丁醇10 ml，超声处理30分钟，吸取上清液加3倍量氨试液，摇匀，放置分层，取上层液蒸干，残渣加甲醇1 ml使溶解，作为对照药材参照物溶液。另取［含量测定］项下对照品溶液作为对照品参照物溶液，再取人参皂苷Rf对照品、人参皂苷Ro对照品，分别加甲醇制成每1 ml含人参皂苷Rf 30 μg、人参皂苷Ro 120 μg的溶液，作为对照品参照物溶液。

供试品溶液的制备　同［含量测定］项。

测定法　分别精密吸取参照物溶液与供试品溶液各1 μl，注入液相色谱仪，测定，即得。

供试品色谱中应呈现12个特征峰，并与对照药材参照物色谱中的12个特征峰保留时间相对应；其中峰1、峰2、峰3、峰5、峰6应分别与人参皂苷Rg₁、人参皂苷Re、人参皂苷Rf、人参皂苷Rb₁、人参皂苷Ro对照品参照物色谱峰的保留时间相对应。

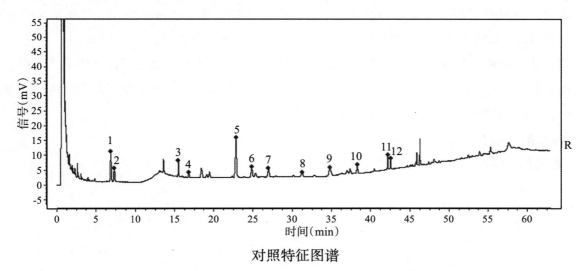

对照特征图谱

峰1：人参皂苷Rg₁；峰2：人参皂苷Re；峰3：人参皂苷Rf；

峰5：人参皂苷Rb₁；峰6：人参皂苷Ro

色谱柱：CORTECS T3；2.1 mm×150 mm，1.6 μm

【检查】　应符合颗粒剂项下有关的各项规定（中国药典2020年版　通则0104）。

【浸出物】　照醇溶性浸出物测定法（中国药典2020年版　通则2201）项下的热浸法测定，用乙醇作溶剂，不得少于20.0%。

【含量测定】　照高效液相色谱法（中国药典2020年版　通则0512）测定。

色谱条件与系统适用性试验 以十八烷基硅烷键合硅胶为填充剂（柱长为100 mm，内径为2.1 mm，粒径为1.8 μm）；以乙腈为流动相A，以水为流动相B，按下表中的规定进行梯度洗脱；流速为每分钟0.40 ml；柱温为25 ℃；检测波长为203 nm。理论板数按人参皂苷 Rg_1 峰计算应不低于6000。

时间（分钟）	流动相A（%）	流动相B（%）
0～10	19	81
10～14	19→29	81→71
14～17	29	71
17～23	29→40	71→60
23～24	40	60
24～24.1	40→19	60→81

对照品溶液的制备 取人参皂苷 Rg_1 对照品、人参皂苷 Re 对照品及人参皂苷 Rb_1 对照品适量，精密称定，加甲醇制成每1 ml含人参皂苷 Rg_1 85 μg、人参皂苷 Re 50 μg、人参皂苷 Rb_1 120 μg的溶液，即得。

供试品溶液的制备 取本品适量，研细，取约0.5 g，精密称定，置具塞锥形瓶中，精密加入80%甲醇50 ml，密塞，称定重量，超声处理（功率250 W，频率40 kHz）45分钟，放冷，再称定重量，用80%甲醇补足减失的重量，滤过，精密量取续滤液25 ml，蒸干，残渣加50%甲醇溶解并转移至5 ml量瓶中，加50%甲醇至刻度，摇匀，滤过，取续滤液，即得。

测定法 分别精密吸取对照品溶液与供试品溶液各1 μl，注入液相色谱仪，测定，即得。

本品每1 g含人参皂苷 Rg_1（$C_{42}H_{72}O_{14}$）、人参皂苷 Re（$C_{48}H_{82}O_{18}$）的总量应为1.0 mg～6.0 mg；每1 g含人参皂苷 Rb_1（$C_{54}H_{92}O_{23}$）应为0.6 mg～8.0 mg。

【规格】 每1 g配方颗粒相当于饮片1.5 g

【贮藏】 密封。

甘肃省药品监督管理局
中药配方颗粒标准

标准号：PFKLBZ-016-2021

红景天配方颗粒
Hongjingtian Peifangkeli

【来源】　本品为景天科植物大花红景天 Rhodiola crenulata （Hook. f. et Thoms.） H. Ohba 的干燥根及根茎经炮制并按标准汤剂的质量指标加工制成的配方颗粒。

【制法】　取红景天饮片3000 g，加水煎煮，滤过，滤液浓缩成清膏（干浸膏出膏率为23%～33%），加入辅料适量，干燥（或干燥，粉碎），再加入辅料适量，混匀，制粒，制成1000 g，即得。

【性状】　本品为浅黄棕色至红棕色的颗粒；气芳香，味微苦涩，后甜。

【鉴别】　取本品适量，研细，取约0.4 g，加甲醇10 ml，超声处理30分钟，滤过，滤液蒸干，残渣加水10 ml使溶解，用乙酸乙酯振摇提取3次，每次10 ml，合并乙酸乙酯液，蒸干，残渣加甲醇1 ml使溶解，作为供试品溶液。另取红景天对照药材2 g，加水50 ml，煮沸30分钟，滤过，滤液蒸干，残渣加甲醇10 ml，同法制成对照药材溶液。照薄层色谱法（中国药典2020年版 通则0502）试验，吸取供试品溶液及对照药材溶液各5 μl，分别点于同一硅胶 G 薄层板上，以三氯甲烷-甲醇-水（26：14：3）为展开剂，展开，取出，晾干，喷以10%硫酸乙醇溶液，在105 ℃加热至斑点显色清晰。供试品色谱中，在与对照药材色谱相应的位置上，显相同颜色的斑点。

【特征图谱】　照高效液相色谱法（中国药典2020年版 通则0512）测定。

色谱条件与系统适用性试验　以十八烷基硅烷键合硅胶为填充剂；以甲醇-乙腈（1：1）为流动相A，以0.1%甲酸溶液为流动相B，按下表中的规定进行梯度洗脱；流速为每分钟0.40 ml；柱温为40 ℃；检测波长为275 nm。理论板数按红景天苷峰计算应不低于5000。

时间	流动相A(%)	流动相B(%)
0～10	3→12	97→88
10～20	12→22	88→78
20～44	22→44	78→56

参照物溶液的制备　取红景天对照药材0.5 g，置具塞锥形瓶中，加甲醇25 ml，加热回流30分钟，放冷，滤过，取续滤液，作为对照药材参照物溶液。另取［含量测定］项下对照品溶液，作为对照品参照物溶液。

供试品溶液的制备 同［含量测定］项。

测定法 分别精密吸取参照物溶液与供试品溶液各1 μl，注入液相色谱仪，测定，即得。

供试品色谱中应呈现6个特征峰，并应与对照药材参照物色谱中的6个特征峰保留时间相对应，其中峰3应与对照品参照物峰保留时间相一致。

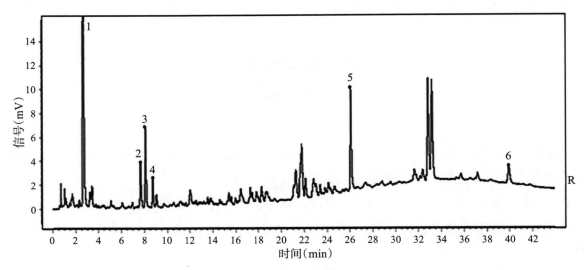

对照特征图谱

峰2：酪醇；峰3：红景天苷

色谱柱：YMC Triart C18；2.1 mm×100 mm，1.9 μm

【检查】 应符合颗粒剂项下有关的各项规定（中国药典2020年版 通则0104）。

【浸出物】 取本品研细，取约2 g，精密称定，精密加入乙醇100 ml，照醇溶性浸出物测定法（中国药典2020年版 通则2201）项下的热浸法测定，不得少于30%。

【含量测定】 照高效液相色谱法（中国药典2020年版 通则0512）测定。

色谱条件与系统适用性试验 以十八烷基硅烷键合硅胶为填充剂（柱长为100 mm，内径为2.1 mm，粒径为1.8 μm～1.9 μm）；以甲醇-水（15：85）为流动相；流速为每分钟0.20 ml；柱温为35 ℃；检测波长为275 nm。理论板数按红景天苷峰计算应不低于5000。

对照品溶液的制备 取红景天苷对照品适量，精密称定，加甲醇制成每1 ml含40 μg的溶液，即得。

供试品溶液的制备 取本品适量，研细，取约0.2 g，精密称定，置具塞锥形瓶中，精密加入70%甲醇50 ml，称定重量，超声处理（功率300 W，频率40 kHz）30分钟，放冷，再称定重量，用70%甲醇补足减失的重量，摇匀，滤过，取续滤液，即得。

测定法 分别精密吸取对照品溶液与供试品溶液各1 μl，注入液相色谱仪，测定，即得。

本品每1 g含红景天苷（$C_{14}H_{20}O_7$）应为9.0 mg～40.0 mg。

【规格】 每1 g配方颗粒相当于饮片3 g

【贮藏】 密封。

甘肃省药品监督管理局
中药配方颗粒标准

标准号：PFKLBZ-082-2021

麦冬配方颗粒
MaiDong Peifangkeli

【来源】　本品为百合科植物麦冬 Ophiopogon japonicus（L.f）Ker-Gawl. 的干燥块根经炮制并按标准汤剂的主要质量指标加工制成的配方颗粒。

【制法】　取麦冬饮片1100 g，加水煎煮，滤过，滤液浓缩成清膏（干浸膏出膏率为46%～70%），加辅料适量，干燥（或干燥，粉碎），再加入辅料适量，混匀，制粒，制成1000 g，即得。

【性状】　本品为浅黄白色至浅黄色的颗粒；气微，味甘微苦。

【鉴别】　取本品1 g，研细，加水20 ml使溶解，再加盐酸3 ml，加热回流1小时，放冷，用乙醚振摇提取2次，每次20 ml，合并乙醚液，挥干，残渣加三氯甲烷1 ml使溶解，作为供试品溶液。另取麦冬对照药材2 g，加水50 ml，煮沸30分钟，滤过，滤液浓缩至20 ml，加盐酸3 ml，同法制成对照药材溶液。照薄层色谱法（中国药典2020年版 通则0502）试验，吸取上述两种溶液各8 μl，分别点于同一硅胶GF$_{254}$薄层板上，以甲苯-甲醇-冰醋酸（80：5：0.1）为展开剂，展开，取出，晾干，置紫外光灯（254 nm）下检视，供试品色谱中，在与对照药材色谱相应的位置上，显相同颜色的斑点。

【特征图谱】　照高效液相色谱法（中国药典2020年版 通则0512）测定。

色谱条件与系统适用性试验　以十八烷基硅烷键合硅胶为填充剂（柱长为250 mm，内径为4.6 mm，粒径为5 μm）；以水为流动相A，以乙腈为流动相B，按下表中的规定进行梯度洗脱；流速为每分钟1.0 ml；柱温为30 ℃；用蒸发光散射检测器检测。理论板数按麦冬皂苷C峰计算应不低于1000。

时间（分钟）	流动相A（%）	流动相B（%）
0～20	75→60	25→40
20～50	60→55	40→45
50～55	55→50	45→50
55～70	50→35	50→65
70～71	35→75	65→25

参照物溶液的制备　取麦冬对照药材1 g，置具塞锥形瓶中，加入甲醇50 ml，密塞，超声处理（功率250 W，频率40 kHz）60分钟，放冷，滤过，滤液蒸干，残渣加水25 ml使溶解，用水饱和正丁醇提取2次，每次25 ml，合并正丁醇液，蒸干，残渣加甲醇使溶解，转移至2 ml量瓶中，加甲醇至刻度，摇匀，滤过，取续滤液，作为对照药材参照物溶液。另取麦冬皂苷C对照品、麦冬皂苷D对照品适量，精密称定，加甲醇制成每1 ml各含100 μg的溶液，作为对照品参照物溶液。

　　供试品溶液的制备　取本品适量，研细，取约2.5 g，同"对照药材参照物溶液制备方法"制成供试品溶液。

　　测定法　分别精密吸取参照物溶液与供试品溶液各30 μl，注入液相色谱仪，测定，即得。

　　供试品色谱中应呈现6个特征峰，并应与对照药材参照物色谱中的6个特征峰保留时间相对应；其中峰2、峰6应分别与相应对照品参照物峰的保留时间相对应。

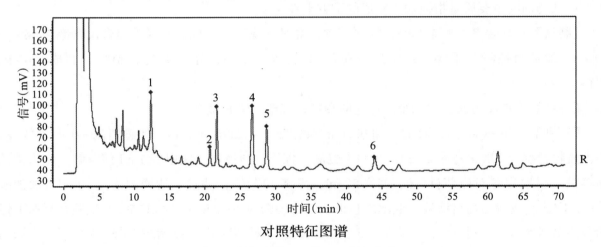

对照特征图谱

峰2：麦冬皂苷C；峰6：麦冬皂苷D

色谱柱：ZORBAX SB-C18；4.6 mm×250 mm，5 μm

　　【检查】　应符合颗粒剂项下有关的各项规定（中国药典2020年版　通则0104）。

　　【浸出物】　照醇溶性浸出物测定法（中国药典2020年版　通则2201）项下的热浸法测定，用乙醇作溶剂，不得少于6.0%。

　　【含量测定】　照紫外-可见分光光度法（中国药典2020年版　通则0401）测定。

　　对照品溶液的制备　取鲁斯可皂苷元对照品适量，精密称定，加甲醇制成每1 ml含50 μg的溶液，即得。

　　标准曲线的制备　精密量取对照品溶液0.5 ml、1 ml、2 ml、3 ml、4 ml、5 ml、6 ml，分别置具塞试管中，于水浴中挥干溶剂，精密加入高氯酸10 ml，摇匀，置热水中保温15分钟，取出，冰水冷却，以相应的试剂为空白，照紫外-可见分光光度法（中国药典2020年版　通则0401），在397 nm波长处测定吸光度，以吸光度为纵坐标、浓度为横坐标，绘制标准曲线。

　　测定法　取本品适量，研细，取约0.7 g，精密称定，置具塞锥形瓶中，精密加入水50 ml，超声处理至溶解，摇匀，滤过，精密量取续滤液25 ml，用水饱和正丁醇振摇提取6次，每次10 ml，合并正丁醇液，用氨试液洗涤2次，每次5 ml，弃去氨试液，正丁醇液蒸干。残渣用80%甲醇溶解，转移至 10 ml 量瓶中，加 80% 甲醇至刻度，摇匀。精密量取供试品溶液 2 ml～5 ml，置 10 ml 具塞试管中，照标准曲线的制备项下的方法，自"于水浴中挥干溶剂"起，依法测定吸光度，从标准曲线上读出供试品溶液中鲁斯可皂苷元的重量，计算，即得。

本品每 1 g 含麦冬总皂苷以鲁斯可皂苷元（$C_{27}H_{42}O_4$）计，应为 0.2 mg～2.2 mg。

【规格】　每 1 g 配方颗粒相当于饮片 1.1 g

【贮藏】　密封。

甘肃省药品监督管理局
中药配方颗粒标准

标准号：PFKLBZ-005-2021

赤芍（川赤芍）配方颗粒
Chishao（chuanchishao）PeifangKeli

【来源】　本品为毛茛科植物川赤芍 *Paeonia veitchii* Lynch 的干燥根经炮制并按标准汤剂的主要质量指标加工制成的配方颗粒。

【制法】　取赤芍（川赤芍）饮片3000 g，加水煎煮，滤过，滤液浓缩成清膏（干浸膏出膏率为24.0%～31.0%），加入辅料适量，干燥（或干燥，粉碎），加入辅料适量，混匀，制粒，制成1000 g，即得。

【性状】　本品为浅棕色至棕褐色的颗粒；气微，味微苦、酸涩。

【鉴别】　取本品2 g，研细，加乙醇20 ml，超声处理5分钟，滤过，滤液浓缩至约1 ml，作为供试品溶液。另取赤芍（川赤芍）对照药材1 g，同法制成对照药材溶液。再取芍药苷对照品，加乙醇制成每1 ml含1 mg的溶液，作为对照品溶液。照薄层色谱法（中国药典2020年版通则0502）试验，吸取上述三种溶液各2 μl，分别点于同一硅胶G薄层板上，以三氯甲烷-乙酸乙酯-甲醇-甲酸（40∶5∶10∶0.2）为展开剂，展开，取出，晾干，喷以5%香草醛硫酸溶液，加热至斑点显色清晰，在日光下检视。供试品色谱中，在与对照药材色谱和对照品色谱相应的位置上，显相同的蓝紫色斑点。

【特征图谱】　照高效液相色谱法（中国药典2020年版 通则0512）测定。

色谱条件与系统适用性试验　以十八烷基硅烷键合硅胶为填充剂；以乙腈为流动相A，0.05%磷酸溶液为流动相B，按下表中的规定进行梯度洗脱；流速为每分钟1.0 ml；柱温为30 ℃；检测波长：前13分钟为230 nm，13分钟后转换为225 nm。理论板数按芍药苷峰计算应不低于3000。

时间（分钟）	流动相A（%）	流动相B（%）
0～12	5→8	95→92
12～18	8→15	92→85
18～35	15→18	85→82
35～40	18→19	82→81
40～50	19→20	81→80
50～55	20→40	80→60

参照物溶液的制备 取赤芍（川赤芍）对照药材0.5 g，加水50 ml，加热回流30分钟，滤过，滤液蒸干，放冷，加入60%甲醇25 ml，超声处理（功率250 W，频率53 kHz）30分钟，放冷，摇匀，滤过，取续滤液，作为对照药材参照物溶液。另取芍药苷对照品，加60%甲醇制成每1 ml含20 μg的溶液，作为对照品参照物溶液。

供试品溶液的制备 取本品适量，研细，取约0.1 g，置具塞锥形瓶中，加入60%甲醇25 ml，超声处理（功率250 W，频率53 kHz）30分钟，取出，放冷，滤过，取续滤液，即得。

测定法 分别精密吸取参照物溶液和供试品溶液各10 μl，注入液相色谱仪，测定，即得。

供试品色谱中应呈现8个特征峰，并应与对照药材参照物色谱中的8个特征峰的保留时间相对应，其中峰3应与对照品参照物峰保留时间相一致。

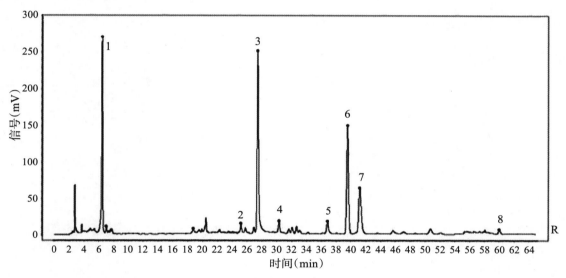

对照特征图谱

峰1：没食子酸；峰2：芍药内脂苷；峰3：芍药苷；

峰6：1,2,3,4,6-五没食子酰葡萄糖；峰7：苯甲酸；峰8：苯甲酰芍药苷

色谱柱：Kromasil 100-5-C18；4.6 mm×250 mm，5 μm

【检查】 应符合颗粒剂项下有关的各项规定（中国药典2020年版 通则0104）。

【浸出物】 取本品，研细，取约2 g，精密称定，精密加入乙醇100 ml，照醇溶性浸出物测定法（中国药典2020年版 通则2201）项下的热浸法测定，不得少于36.0%。

【含量测定】 照高效液相色谱法（中国药典2020年版 通则0512）测定。

色谱条件与系统适用性试验 以十八烷基硅烷键合硅胶为填充剂；以乙腈为流动相A，0.1%磷酸溶液为流动相B，按下表中的规定进行梯度洗脱；检测波长为230 nm。理论板数按芍药苷峰计算应不低于3000。

时间（分钟）	流动相A/%	流动相B/%
0～15	18	82
15～20	18→100	82→0

对照品溶液的制备　取芍药苷对照品适量，精密称定，加稀乙醇制成每1 ml含0.15 mg的溶液，即得。

供试品溶液的制备　取本品，研细，取约0.1 g，精密称定，置具塞锥形瓶中，精密加入稀乙醇50 ml，密塞，称定重量，超声处理（功率250 W，频率53 kHz）30分钟，放冷，再称定重量，用稀乙醇补足减失的重量，摇匀，滤过，取续滤液，即得。

测定法　分别精密吸取对照品溶液与供试品溶液各10 µl，注入液相色谱仪，测定，即得。

本品每1 g含芍药苷（$C_{23}H_{28}O_{11}$）应为29.0 mg～80.0 mg。

【规格】　每1 g配方颗粒相当于饮片3 g

【贮藏】　密封。

甘肃省药品监督管理局
中药配方颗粒标准

标准号：PFKLBZ-100-2021

芦根配方颗粒

Lugen Peifangkeli

【来源】　本品为禾本科植物芦苇 *Phragmites communis* Trin. 的干燥根茎经炮制并按标准汤剂的主要质量指标加工制成的配方颗粒。

【制法】　取芦根饮片5900 g，加水煎煮，滤过，滤液浓缩成清膏（干浸膏出膏率为9%～14%），加辅料适量，干燥（或干燥，粉碎），再加辅料适量，混匀，制粒，制成1000 g，即得。

【性状】　本品为浅黄色至黄棕色的颗粒；气微，味甘。

【鉴别】　取本品适量，研细，取1 g，加0.02%氢氧化钠溶液20 ml，超声处理30分钟，离心，滤过，滤液用稀盐酸调pH值至1～2，用乙酸乙酯萃取2次，每次15 ml，合并乙酸乙酯液，蒸干，残渣加甲醇2 ml使溶解，作为供试品溶液。另取芦根对照药材2 g，同法制成对照药材溶液。再取4-香豆酸对照品，加甲醇制成每1 ml含1 mg的溶液，作为对照品溶液。照薄层色谱法（中国药典2020年版 通则0502）试验，吸取上述供试品溶液与对照药材溶液各10 μl、对照品溶液1 μl，分别点于同一硅胶G薄层板上，以正己烷-乙酸乙酯-冰醋酸（7∶2∶2）为展开剂，预饱和30分钟，展开，取出，晒干，喷以新配制的1%三氯化铁乙醇溶液-1%铁氰化钾溶液（1∶1）混合溶液。在日光下检视，供试品色谱中，在与对照药材色谱和对照品色谱相应的位置上，显相同颜色的斑点。

【特征图谱】　照高效液相色谱法（中国药典2020年版 通则0512）测定。

色谱条件与系统适用性试验　同〔含量测定〕项，检测波长为285 nm。

参照物溶液的制备　取芦根对照药材约2 g，加水50 ml，加热回流1.5小时，取出，放冷，摇匀，滤过，取续滤液，作为对照药材参照物溶液。另取阿魏酸对照品适量，精密称定，加甲醇制成每1 ml含15 μg溶液，作为阿魏酸对照品参照物溶液。再取〔含量测定〕项下对照品溶液，作为4-香豆酸对照品参照物溶液。

供试品溶液的制备　同〔含量测定〕项。

测定法　分别精密吸取参照物溶液和供试品溶液各1 μl，注入超高液相色谱仪，测定，即得。

供试品特征图谱应呈现6个特征峰，并应与对照药材参照物色谱峰中的6个特征峰保留时间相对应，其中峰3、峰4应分别与相应对照品参照物色谱峰的保留时间相对应。

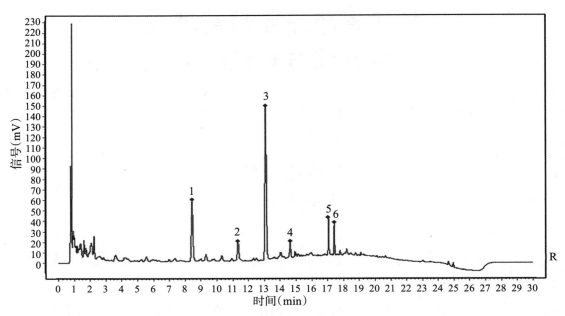

对照特征图谱

峰3：4-香豆酸；峰4：阿魏酸

色谱柱：ACQUITY UPLC BEH C18；2.1 mm×100 mm，1.7 μm

【检查】 应符合颗粒剂项下有关的各项规定（中国药典2020年版 通则0104）。

【浸出物】 照醇溶性浸出物测定法（中国药典2020年版 通则2201）项下的热浸法测定，用乙醇作溶剂，不得少于21.0%。

【含量测定】 照高效液相色谱法（中国药典2020年版 通则0512）测定。

色谱条件与系统适用性试验 以十八烷基硅烷键合硅胶为填充剂（柱长为100 mm，内径为2.1 mm，粒径为1.7 μm）；以甲醇为流动相A，以0.5%乙酸溶液为流动相B，按下表中的规定进行梯度洗脱；流速为每分钟0.30 ml；柱温为30 ℃；检测波长为310 nm。理论板数按4-香豆酸峰计算应均不低于10000。

时间（分钟）	流动相A(%)	流动相B(%)
0～5	5～9	95～91
5～11	9～21	91～79
11～17	21～47	79～53
17～22	47～75	53～25
22～23	75～5	25～95
23～25	5	95

对照品溶液的制备 取4-香豆酸对照品适量，精密称定，加甲醇制成每1 ml含40 μg溶液，即得。

供试品溶液的制备 取本品适量，研细，取约1.0 g，精密称定，置具塞锥形瓶中，精密加

入40%甲醇20 ml，称定重量，超声处理（功率250 W，频率40 kHz）60分钟，放冷，再称定重量，用40%甲醇补足减失的重量，摇匀，滤过，取续滤液，即得。

测定法 分别精密吸取对照品溶液与供试品溶液各1 μl，注入液相色谱仪，测定，即得。

本品每1 g含4-香豆酸（$C_9H_8O_3$）应为0.28 mg～1.70 mg。

【规格】 每1 g配方颗粒相当于饮片5.9 g

【贮藏】 密封。

甘肃省药品监督管理局
中药配方颗粒标准

标准号：PFKLBZ-090-2021

杠板归配方颗粒
Gangbangui Peifangkeli

【来源】   本品为蓼科植物杠板归 *Polygonum perfoliatum* L. 的干燥地上部分经炮制并按标准汤剂主要质量指标加工制成的配方颗粒。

【制法】   取杠板归饮片6000 g，加水煎煮，滤过，滤液浓缩成清膏（干浸膏出膏率为8.5%～15%），加辅料适量，干燥（或干燥，粉碎），再加入辅料适量，混匀，制粒，制成1000 g，即得。

【性状】   本品为棕黄色至棕色的颗粒；气微，味苦。

【鉴别】   取本品0.5 g，研细，加热水25 ml使溶解，加稀盐酸1滴，摇匀，用乙酸乙酯振摇提取2次，每次30 ml，合并乙酸乙酯液，蒸干，残渣加甲醇1 ml使溶解，作为供试品溶液。另取杠板归对照药材2 g，加水50 ml，加热煎煮60分钟，滤过，滤液浓缩至约25 ml，同法制成对照药材溶液。再取咖啡酸对照品，加甲醇制成每1 ml含0.5 mg的溶液，作为对照品溶液。照薄层色谱法（中国药典2020年版 通则0502）试验，吸取供试品溶液、对照药材溶液各2 μl～5 μl、对照品溶液2 μl，分别点于同一硅胶G薄层板上，以甲苯-乙酸乙酯-甲酸（5：3：1）为展开剂，展开，取出，晾干，置紫外光灯（365 nm）下检视。供试品色谱中，在与对照药材色谱和对照品色谱相应的位置上，显相同颜色的荧光斑点。

【特征图谱】   照高效液相色谱法（中国药典2020年版 通则0512）测定。

色谱条件与系统适用性试验   以十八烷基硅烷键合硅胶为填充剂（柱长为100 mm，内径为2.1 mm，粒径为1.8 μm）；以甲醇为流动相A，以0.1%甲酸溶液为流动相B，按下表中的规定进行梯度洗脱；流速为每分钟0.50 ml；柱温为50 ℃；检测波长为300 nm。理论板数按槲皮素-3-*O*-β-D-吡喃葡萄糖醛酸苷峰计算应不低于5000。

时间（分钟）	流动相A（%）	流动相B（%）
0～2	4→11	96→89
2～9	11→20	89→80
9～13	20→41	80→59
13～24	41→60	59→40
24～25	60→4	40→96

参照物溶液的制备   取杠板归对照药材1 g，置具塞锥形瓶中，加50%甲醇25 ml，密塞，

超声处理（功率250 W，频率40 kHz）30分钟，放冷，摇匀，滤过，取续滤液，作为对照药材参照物溶液。另取原儿茶酸对照品、槲皮素-3-*O*-*β*-D-吡喃葡萄糖醛酸苷对照品，分别加50%甲醇制成每1 ml含原儿茶酸20 μg、槲皮素-3-*O*-*β*-D-吡喃葡萄糖醛酸苷0.1 mg的溶液，作为对照品参照物溶液。

供试品溶液的制备 取本品适量，研细，取约0.3 g，置具塞锥形瓶中，加入50%甲醇15 ml，超声处理（功率250 W，频率40 kHz）30分钟，放冷，摇匀，滤过，取续滤液，即得。

测定法 分别精密吸取参照物溶液与供试品溶液各1 μl，注入液相色谱仪，测定，即得。

供试品色谱中应呈现6个特征峰，并应与对照药材参照物色谱中的6个特征峰保留时间相对应；其中峰1、峰5应分别与相应对照品参照物峰的保留时间相对应。

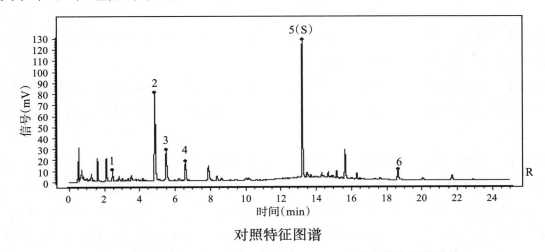

对照特征图谱

峰1：原儿茶酸；峰5（S）：槲皮素-3-*O*-*β*-D-吡喃葡萄糖醛酸苷

色谱柱：ZORBAX Eclipse Plus RRHD C18；2.1 mm×100 mm，1.8 μm

【检查】 应符合颗粒剂项下有关的各项规定（中国药典2020年版 通则0104）。

【浸出物】 照醇溶性浸出物测定法（中国药典2020年版 通则2201）项下的热浸法测定，用乙醇作溶剂，不得少于10.0%。

【含量测定】 照高效液相色谱法（中国药典2020年版 通则0512）测定。

色谱条件与系统适用性试验 以十八烷基硅烷键合硅胶为填充剂（柱长为100 mm，内径为2.1 mm，粒径为1.8 μm）；以甲醇-0.4%磷酸溶液（50∶50）为流动相；检测波长为360 nm。理论板数按槲皮素峰计算应不低于3000。

对照品溶液的制备 取槲皮素对照品适量，精密称定，加甲醇制成每1 ml含10 μg的溶液，即得。

供试品溶液的制备 取本品适量，研细，取约0.1 g，精密称定，置具塞锥形瓶中，精密加入甲醇-盐酸（4∶1）混合溶液100 ml，称定重量，置90 ℃水浴中加热回流2.5小时，放冷，再称定重量，用甲醇-盐酸（4∶1）的混合溶液补足减失的重量，摇匀，滤过，取续滤液，即得。

测定法 分别精密吸取对照品溶液与供试品溶液各1 μl，注入液相色谱仪，测定，即得。

本品每1 g含槲皮素（$C_{15}H_{10}O_7$）应为3.0 mg～20.0 mg。

【规格】 每1 g配方颗粒相当于饮片6 g

【贮藏】 密封。

甘肃省药品监督管理局
中药配方颗粒标准

标准号：PFKLBZ-022-2021

两头尖配方颗粒
Liangtoujian Peifangkeli

【来源】　本品为毛茛科植物多被银莲花 *Anemone raddeana* Regel 的干燥根茎经加工并按标准汤剂的主要质量指标加工制成的配方颗粒。

【制法】　取两头尖饮片 4000 g，加水煎煮，滤过，滤液浓缩成清膏（干浸膏出膏率为 15%～25%），加入辅料适量，干燥（或干燥，粉碎），再加入辅料适量，混匀，制粒，制成 1000 g，即得。

【性状】　本品为棕黄色至棕褐色的颗粒；气微，味微苦。

【鉴别】　取本品 1 g，研细，加水 10 ml 使溶解，用水饱和正丁醇振摇提取 2 次，每次 20 ml，合并正丁醇液，蒸干，残渣加甲醇 1 ml 溶解，作为供试品溶液。另取两头尖对照药材 5 g，置索氏提取器中，加甲醇适量，加热回流提取 3 小时，提取液回收溶剂至干，残渣加甲醇溶解，并转移至 10 ml 量瓶中，加甲醇至刻度，制成对照药材溶液。再取竹节香附素 A 对照品，加甲醇制成每 1 ml 含 1 mg 的溶液，作为对照品溶液。照薄层色谱法（中国药典 2020 年版 通则 0502）试验，吸取上述三种溶液各 3 μl，分别点于同一硅胶 G 薄层板上，以三氯甲烷-甲醇-水（7：3：1）的下层溶液为展开剂，展开，取出，晾干，喷以 10% 硫酸乙醇溶液，在 105 ℃加热至斑点清晰，分别置日光和紫外光灯（365 nm）下检视。供试品色谱中，在与对照药材色谱和对照品色谱相应位置上，分别显相同颜色的斑点或荧光斑点。

【特征图谱】　照高效液相色谱法（中国药典 2020 年版 通则 0512）测定。

色谱条件与系统适用性试验　以十八烷基硅烷键合硅胶为填充剂；以乙腈为流动相 A，以 0.2% 磷酸溶液为流动相 B，按下表中的规定进行梯度洗脱；流速为每分钟 0.30 ml；柱温为 30 ℃；检测波长为 206 nm。理论板数按竹节香附素 A 峰计算应不低于 5000。

时间（分钟）	流动相A（%）	流动相B（%）
0～10	5	95
10～35	5→35	95→65
35～50	35→82	65→18
50～50.1	82→90	18→10
50.1～55	90	10

参照物溶液的制备　取两头尖对照药材1.0 g，精密称定，置具塞锥形瓶中，精密加入50%甲醇50 ml，称定重量，超声处理（功率300 W，频率40 kHz）30分钟，取出，放冷，再称定重量，用50%甲醇补足减失的重量，摇匀，滤过，取续滤液，作为对照药材参照物溶液。另取单咖啡酰酒石酸对照品、菊苣酸对照品、竹节香附素A对照品适量，精密称定，加甲醇制成每1 ml各含20 μg的混合溶液，作为对照品参照物溶液。

　　供试品溶液的制备　取本品适量，研细，取约0.2 g，精密称定，置具塞锥形瓶中，精密加入50%甲醇50 ml，称定重量，超声处理（功率300 W，频率40 kHz）30分钟，取出，放冷，再称定重量，用50%甲醇补足损失的重量，摇匀，取续滤液，即得。

　　测定法　分别精密吸取参照物溶液与供试品溶液各2 μl，注入液相色谱仪，测定，即得。

　　供试品色谱中应呈现5个特征峰，并应与对照药材参照物色谱中的5个特征峰保留时间相对应，其中峰1、峰2、峰5应分别与对照品参照物峰保留时间相一致。

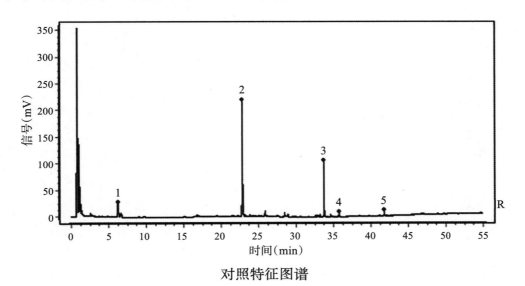

对照特征图谱

峰1：单咖啡酰酒石酸；峰2：菊苣酸；峰5：竹节香附素A

色谱柱：ACQUITY UPLC BEH C18；2.1 mm×100 mm，1.7 μm

　　【检查】　应符合颗粒剂项下有关的各项规定（中国药典2020年版 通则0104）。

　　【浸出物】　取本品研细，取约2 g，精密称定，精密加入乙醇100 ml，照醇溶性浸出物测定法（中国药典2020年版 通则2201）项下的热浸法测定，不得少于15.0%。

　　【含量测定】　照高效液相色谱法（中国药典2020年版 通则0512）测定。

　　色谱条件与系统适用性试验　以十八烷基硅烷键合硅胶为填充剂，以乙腈为流动相A，以0.1%磷酸溶液为流动相B，按下表中的规定进行梯度洗脱；流速为每分钟1.0 ml；柱温为30 ℃；检测波长为206 nm。理论板数按竹节香附素A峰计算应不低于4000。

时间（分钟）	流动相A（%）	流动相B（%）
0～7	47	53
7～15	47→55	53→45

对照品溶液的制备　取竹节香附素A对照品适量，精密称定，加甲醇制成每1 ml含0.1 mg竹节香附素A的溶液，即得。

供试品溶液的制备　取本品适量，研细，取约0.2 g，精密称定，置索氏提取器中，加甲醇适量，加热回流提取3小时，提取液回收溶剂至干，残渣加甲醇溶解并转移至10 ml量瓶中，加甲醇至刻度，摇匀，滤过，取续滤液，即得。

测定法　分别精密吸取对照品溶液与供试品溶液各10 μl，注入液相色谱仪，测定，即得。

本品每1 g含竹节香附素A（$C_{47}H_{76}O_{16}$）应为1.5 mg～10.0 mg。

【规格】　每1 g配方颗粒相当于饮片4.0 g

【贮藏】　密封。

甘肃省药品监督管理局
中药配方颗粒标准

标准号：PFKLBZ-035-2021

两面针配方颗粒
Liangmianzhen Peifangkeli

【来源】　本品为芸香科植物两面针 *Zanthoxylum nitidum*（Roxb.）DC.的干燥根，经炮制加工并按标准汤剂的主要质量指标加工制成的配方颗粒。

【制法】　取两面针饮片12000 g，加水煎煮，滤过，滤液浓缩成清膏（干浸膏出膏率为5.0%～8.3%），加入辅料适量，干燥（或干燥，粉碎），加入辅料适量，混匀，制粒，制成1000 g，即得。

【性状】　本品为棕黄色至棕褐色的颗粒；气微香，味苦。

【鉴别】　（1）取本品适量，研细，取约1.0 g，加甲醇25 ml，超声处理30分钟，滤过，取续滤液，作为供试品溶液。另取两面针对照药材1.0 g，加水50 ml，煮沸30分钟，滤过，滤液蒸干，残渣自"加甲醇25 ml"，同法制成对照药材溶液。再取氯化两面针碱对照品，加甲醇制成每1 ml含0.5 mg的溶液，作为对照品溶液。照薄层色谱法（中国药典2020年版　通则0502）试验，吸取供试品溶液5 μl、对照药材溶液10 μl、对照品溶液2 μl，分别点于同一硅胶G薄层板上，以甲苯-乙酸乙酯-甲醇-浓氨试液（20∶5∶3∶0.1）为展开剂，展开，取出，晾干，置紫外光灯（365 nm）下检视。供试品色谱中，在与对照药材色谱和对照品色谱相应的位置上，显相同颜色的荧光斑点。

（2）取乙氧基白屈菜红碱对照品，加甲醇制成每1 ml含0.5 mg的溶液，作为对照品溶液。照薄层色谱法（中国药典2020年版　通则0502）试验，吸取［鉴别］（1）项下供试品溶液及对照药材溶液各10 μl、上述对照品溶液2 μl，分别点于同一硅胶G薄层板上，以甲苯-乙酸乙酯-甲醇-浓氨试液（20∶5∶1∶0.1）为展开剂，置以浓氨试液饱和的展开缸内展开，取出，晾干，置紫外光灯（365 nm）下检视。供试品色谱中，在与对照药材色谱和对照品色谱相应的位置上，显相同颜色的荧光斑点。

【特征图谱】　照高效液相色谱法（中国药典2020年版　通则0512）测定。

色谱条件与系统适应性　以十八烷基硅烷键合硅胶为填充剂（柱长为250 mm，柱内径为4.6 mm，粒径为5 μm），以乙腈为流动相A，以0.1%甲酸溶液（含0.25%三乙胺）为流动相B，按下表中的规定进行梯度洗脱；流速为每分钟1.0 ml；柱温为25 ℃；检测波长为271 nm。理论板数按氯化两面针碱峰计算应不低于2500。

时间(分钟)	流动相A(%)	流动相B(%)
0～60	10→16	90→84
60～90	16→21	84→79
90～110	21→32	79→68
110～115	32→100	68→0
115～120	100→10	0→90
120～125	10	90

参照物溶液制备　取两面针对照药材1.0 g，置具塞锥形瓶中，加水50 ml，密塞，加热回流30分钟，滤过，滤液蒸干，残渣加70%甲醇50 ml，超声处理（功率250 W，频率40 kHz）30分钟，取出，放冷，摇匀，滤过，取续滤液，作为对照药材参照物溶液。另取氯化两面针碱、乙氧基白屈菜红碱对照品适量，精密称定，加70%甲醇制成每1 ml各含50 μg的混合溶液，作为对照品参照物溶液。

供试品溶液的制备　取本品适量，研细，取约0.5 g，置具塞锥形瓶中，加70%甲醇50 ml，超声处理（功率250 W，频率40 kHz）30分钟，取出，放冷，滤过，取续滤液，即得。

测定法　分别精密吸取参照物溶液与供试品溶液各10 μl，注入液相色谱仪，测定，即得。

供试品色谱中应呈现5个特征峰，并应与对照药材参照物色谱中的5个特征峰的保留时间相对应，其中4、5号峰应分别与氯化两面针碱、乙氧基白屈菜红碱对照品参照物峰保留时间相对应。

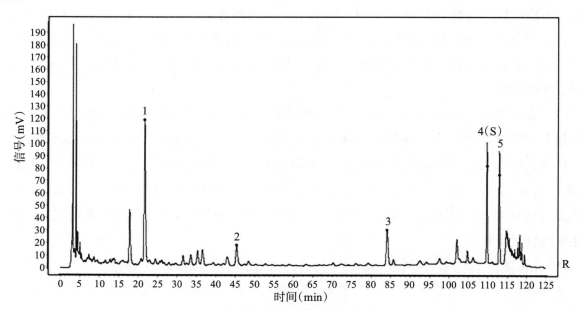

对照特征图谱

峰4（S峰）：氯化两面针碱；峰5：乙氧基白屈菜红碱

色谱柱：Agilent 5TC-(2)；4.6 mm×250 mm，5 μm

【检查】　毛两面针　取毛两面针素对照品，加乙醇制成每 1 ml 含 1 mg 的溶液，作为对照品溶液。照薄层色谱法（中国药典 2020 年版　通则 0502）试验，吸取［鉴别］（1）项下供试品溶液 10 μl、对照品溶液 2 μl，分别点于同一硅胶 G 薄层板上，以石油醚（60～90 ℃）-三氯甲烷-甲醇（2∶13∶1）为展开剂，预饱和 20 分钟，展开，取出，晾干，置紫外光灯（365 nm）下检视。供试品色谱中，在与对照品色谱相应的位置上，应不得显相同颜色的荧光斑点。

【检查】　应符合颗粒剂项下有关的各项规定（中国药典 2020 年版　通则 0104）。

重金属及有害元素　照铅、镉、砷、汞、铜测定法（中国药典 2020 年版　通则 2321 原子吸收分光光度法或电感耦合等离子体质谱法）测定，铅不得过 5 mg/kg，镉不得过 1 mg/kg，砷不得过 2 mg/kg，汞不得过 0.2 mg/kg，铜不得过 20 mg/kg。

【浸出物】　取本品适量，研细，取约 2 g，精密称定，置具塞锥形瓶中，精密加入乙醇 100 ml，照醇溶性浸出物测定法（中国药典 2020 年版　通则 2201）项下的热浸法测定，不得少于 21.0%。

【含量测定】　照高效液相色谱法（中国药典 2020 年版　通则 0512）测定。

色谱条件与系统适用性试验　以十八烷基硅烷键合硅胶为填充剂；以乙腈为流动相 A，以 0.1% 甲酸-三乙胺（pH 为 4.5）为流动相 B，按下表中的规定进行梯度洗脱；流速为每分钟 1.0 ml；柱温为 30 ℃；检测波长为 273 nm；理论板数按氯化两面针碱峰计算应不低于 2500。

时间（分钟）	流动相 A(%)	流动相 B(%)
0～30	20→50	80→50
30～35	50→100	50→0

对照品溶液的制备　取氯化两面针碱对照品适量，精密称定，加 70% 甲醇制成每 1 ml 含 10 μg 的溶液，即得。

供试品溶液的制备方法　取本品适量，研细，取约 0.1 g，精密称定，置具塞锥形瓶中，精密加入 70% 甲醇 50 ml，称定重量，超声处理（功率 250 W，频率 40 kHz）30 分钟，放冷，再称定重量，用 70% 甲醇补足减失的重量，摇匀，滤过，取续滤液，即得。

测定法　分别精密吸取对照品溶液与供试品溶液各 10 μl，注入液相色谱仪中，测定，即得。

本品每 1 g 含氯化两面针碱（$C_{21}H_{18}O_4 \cdot Cl$）应为 1.4 mg～5.0 mg。

【规格】　每 1 g 配方颗粒相当于饮片 12.0 g

【贮藏】　密封。

连翘心配方颗粒

Lianqiaoxin Peifangkeli

【来源】　本品为木犀科植物连翘 *Forsythia suspensa*（Thunb.）Vahl 的干燥成熟种子经炮制并按标准汤剂的主要质量指标加工制成的配方颗粒。

【制法】　取连翘心饮片 6000 g，加水煎煮，滤过，滤液浓缩成清膏（干浸膏出膏率为 8.5%～15.5%），加入辅料适量，干燥（或干燥，粉碎），再加入辅料适量，混匀，制粒，制成 1000 g，即得。

【性状】　本品为棕黄色至黄棕色的颗粒；气微，味微苦、酸。

【鉴别】　取本品 1 g，研细，加甲醇 20 ml，超声处理 20 分钟，滤过，滤液蒸干，残渣加甲醇 1 ml 使溶解，作为供试品溶液。另取连翘对照药材 1 g，加石油醚（30～60 ℃）20 ml，密塞，超声处理 15 分钟，滤过，弃去石油醚液，残渣挥干石油醚，加甲醇 20 ml，超声处理 20 分钟，滤过，滤液蒸干，残渣加甲醇 5 ml 使溶解，作为对照药材溶液。再取连翘苷对照品，加甲醇制成每 1 ml 含 0.25 mg 的溶液，作为对照品溶液。照薄层色谱法（中国药典 2020 年版　通则 0502）试验，吸取上述三种溶液各 5 μl，分别点于同一硅胶 G 薄层板上，以三氯甲烷-甲醇（8∶1）为展开剂，展开，取出，晾干，喷以 10% 硫酸乙醇溶液，在 105 ℃加热至斑点显色清晰。供试品色谱中，在与对照药材和对照品色谱相应的位置上，显相同颜色的斑点。

【特征图谱】　照高效液相色谱法（中国药典 2020 年版　通则 0512）测定。

色谱条件与系统适用性试验　同［含量测定］项。

参照物溶液的制备　取连翘对照药材 1 g，加水 20 ml，煎煮 30 分钟，滤过，滤液蒸干，残渣加 70% 乙醇 25 ml，超声处理（功率 400 W，频率 40 kHz）30 分钟，滤过，取续滤液，作为对照药材参照物溶液。另取连翘酯苷 A 对照品、连翘酯素对照品适量，精密称定，加甲醇制成每 1 ml 分别含连翘酯苷 A 200 μg、连翘酯素 80 μg 的混合溶液，作为对照品参照物溶液。

供试品溶液的制备　同［含量测定］项。

测定法　分别精密吸取参照物溶液与供试品溶液各 1 μl，注入液相色谱仪，测定，即得。

供试品色谱中应呈现 7 个特征峰，并应与连翘对照药材参照物色谱中的 7 个特征峰保留时间相对应，其中峰 3、峰 6 应分别与对照品参照物峰保留时间相一致。

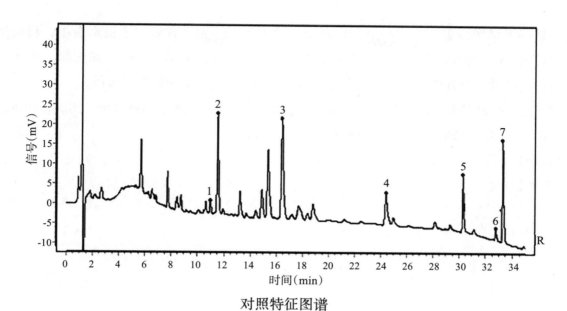

对照特征图谱

峰3：连翘酯苷A；峰6：连翘酯素

色谱柱：HSS T3；2.1 mm×100 mm，1.8 μm

【检查】 应符合颗粒剂项下有关的各项规定（中国药典2020年版 通则0104）。

【浸出物】 取本品研细，取约2 g，精密称定，精密加入乙醇100 ml，照醇溶性浸出物测定法项下的热浸法（中国药典2020年版 通则2201）测定，不得少于18.0%。

【含量测定】 照高效液相色谱法（中国药典2020年版 通则0512）测定。

色谱条件与系统适用性试验 以十八烷基硅烷键合硅胶为填充剂（柱长为100 mm，内径为2.1 mm，粒径为1.8 μm），以甲醇为流动相A，以0.1%冰醋酸溶液为流动相B，按下表中的规定进行梯度洗脱；流速为每分钟0.30 ml；柱温为35 ℃；检测波长为235 nm。理论板数按连翘酯苷A峰计算应不低于10000。

时间(分钟)	流动相A(%)	流动相B(%)
0～1	10	90
1～3	10→27	90→73
3～10	27→31	73→69
10～15	31→33	69→67
15～20	33→37	67→63
20～25	37→43	63→57
25～30	43→55	57→45
30～35	55→70	45→30

对照品溶液的制备 取连翘酯苷A对照品适量，精密称定，加70%乙醇制成每1 ml含0.2 mg的溶液，即得。

供试品溶液的制备 取本品适量，研细，取约0.1 g，精密称定，置锥形瓶中，精密加入70%乙醇25 ml，密塞，称定重量，超声处理（功率400 W，频率40 kHz）30分钟，取出，放冷，再称定重量，用70%乙醇补足减失的重量，摇匀，滤过，取续滤液，即得。

测定法 分别精密吸取对照品溶液与供试品溶液各1 μl，注入液相色谱仪，测定，即得。

本品每1 g含连翘酯苷A（C$_{29}$H$_{36}$O$_{15}$）应为12.5 mg～66.0 mg。

【规格】 每1 g配方颗粒相当于饮片6 g

【贮藏】 密封。

甘肃省药品监督管理局
中药配方颗粒标准

标准号：PFKLBZ-106-2021

伸筋草配方颗粒

Shenjincao Peifangkeli

【来源】 本品为石松科植物石松 *Lycopodium japonicum* Thunb. 的干燥全草经炮制并按标准汤剂的主要质量指标加工制成的配方颗粒。

【制法】 取伸筋草饮片5500 g，加水煎煮，滤过，滤液浓缩成清膏（干浸膏出膏率为10%～18%），加辅料适量，干燥（或干燥，粉碎），再加入辅料适量，混匀，制粒，制成1000 g，即得。

【性状】 本品为浅棕黄色至黄棕色的颗粒；气微，味微苦。

【鉴别】 取本品0.5 g，研细，加水10 ml使溶解，用乙酸乙酯振摇提取2次，每次20 ml，合并乙酸乙酯液，蒸干，残渣加甲醇1 ml使溶解，作为供试品溶液。另取伸筋草对照药材1 g，加水50 ml，煮沸30分钟，滤过，滤液浓缩至约10 ml，同法制成对照药材溶液。照薄层色谱法（中国药典2020年版 通则0502）试验，吸取供试品溶液5 μl、对照药材溶液10 μl，分别点于同一硅胶G薄层板上，以甲苯-乙酸乙酯-甲酸（7：2.5：0.5）为展开剂，展开，取出，晾干，置紫外光灯（365 nm）下检视。供试品色谱中，在与对照药材色谱相应的位置上，显相同颜色的荧光主斑点。

【检查】 应符合颗粒剂项下有关的各项规定（中国药典2020年版 通则0104）。

【特征图谱】 照高效液相色谱法（中国药典2020年版 通则0512）测定。

色谱条件与系统适用性试验 以十八烷基硅烷键合硅胶为填充剂（柱长为150 mm，内径为2.1 mm，粒径为1.6 μm）；以乙腈为流动相A，以0.1%磷酸溶液为流动相B，按下表中的规定进行梯度洗脱；流速为每分钟0.30 ml；柱温为30 ℃；检测波长为256 nm。理论板数按峰5计算应不低于5000。

时间（分钟）	流动相A（%）	流动相B（%）
0～5	0→3	100→97
5～6	3→11	97→89
6～13	11	89
13～18	11→30	89→70
18～22	30→38	70→62
22～25	38→45	62→55
25～27	45→90	55→10

时间（分钟）	流动相A（%）	流动相B（%）
27～29	90	10
29～30	90→0	10→100

参照物溶液的制备　取伸筋草对照药材1 g，置具塞锥形瓶中，加入水25 ml，加热回流60分钟，放冷，摇匀，滤过，取续滤液，作为对照药材参照物溶液。

供试品溶液的制备　取本品适量，研细，取约0.2 g，精密称定，置具塞锥形瓶中，精密加入水25 ml，密塞，称定重量，超声处理（功率250 W，频率40 kHz）60分钟，放冷，再称定重量，用水补足减失的重量，摇匀，滤过，取续滤液，即得。

测定法　分别精密吸取参照物溶液与供试品溶液各1 μl，注入液相色谱仪，测定，即得。

供试品色谱中应呈现6个特征峰，并应与对照药材参照物色谱中的6个特征峰相对应。

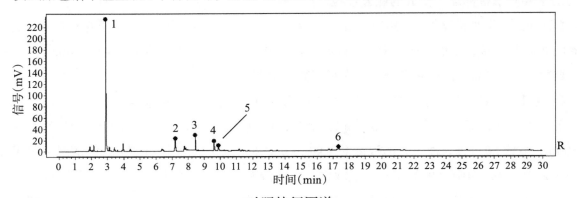

对照特征图谱

色谱柱：CORTECS T3；2.1 mm×150 mm，1.6 μm

【浸出物】　照醇溶性浸出物测定法（中国药典2020年版　通则2201）项下的热浸法测定，用乙醇作溶剂，不得少于15.0%。

【含量测定】　照高效液相色谱法（中国药典2020年版　通则0512）测定。

色谱条件与系统适用性试验　以十八烷基硅烷键合硅胶为填充剂（柱长为100 mm，内径为2.1 mm，粒径为1.7 μm）；以甲醇-0.01 mol/L磷酸氢二钾溶液（62：38）为流动相；流速为每分钟0.20 ml；柱温为40 ℃；检测波长为253 nm。理论板数按α-玉柏碱峰计算应不低于5000。

对照品溶液的制备　取α-玉柏碱对照品适量，精密称定，加甲醇制成每1 ml含8 μg的溶液，摇匀，即得。

供试品溶液的制备　取本品适量，研细，取约0.5 g，精密称定，置具塞锥形瓶中，精密加入70%甲醇25 ml，密塞，称定重量，超声处理（功率250 W，频率40 kHz）30分钟，放冷，再称定重量，用70%甲醇补足减失的重量，摇匀，滤过，取续滤液，即得。

测定法　分别精密吸取对照品溶液与供试品溶液各2 μl，注入液相色谱仪，测定，即得。

本品每1 g含α-玉柏碱（$C_{17}H_{26}N_2O$）应为0.15 mg～1.0 mg。

【规格】　每1 g配方颗粒相当于饮片5.5 g

【贮藏】　密封。

甘肃省药品监督管理局
中药配方颗粒标准

标准号：PFKLBZ-049-2021

皂角刺配方颗粒
Zaojiaoci Peifangkeli

【来源】　本品为豆科植物皂荚 *Gleditsia sinensis* Lam. 的干燥棘刺经炮制并按标准汤剂的主要质量指标加工制成的配方颗粒。

【制法】　取皂角刺饮片20000 g，加水煎煮，滤过，滤液浓缩成清膏（干浸膏出膏率为3.0%～5.0%），加入辅料适量，干燥（或干燥，粉碎），加入辅料适量，混匀，制粒，制成1000 g，即得。

【性状】　本品为黄棕色至棕褐色的颗粒；气微，味淡。

【鉴别】　取本品0.5 g，研细，加甲醇10 ml，超声处理30分钟，滤过，滤液蒸干，残渣加水20 ml使溶解，加乙酸乙酯振摇提取2次，每次10 ml，合并乙酸乙酯液，蒸干，残渣加甲醇1 ml使溶解，作为供试品溶液。另取皂角刺对照药材1.0 g，加水50 ml，煮沸45分钟，滤过，滤液蒸干，残渣加甲醇10 ml，超声处理30分钟，滤过，滤液蒸干，残渣加水20 ml使溶解，加乙酸乙酯振摇提取2次，每次10 ml，合并乙酸乙酯液，蒸干，残渣加甲醇1 ml使溶解，作为对照药材溶液。照薄层色谱法（中国药典2020年版 通则0502）试验，吸取供试品溶液8 μl和对照药材溶液10 μl，分别点于同一硅胶G薄层板上，以二氯甲烷-甲醇-浓氨（9∶1∶0.2）的下层溶液为展开剂，展开，取出，晾干，置紫外光（365 nm）下检视。供试品色谱中，在与对照药材色谱相应的位置上，显相同颜色的荧光斑点。

【特征图谱】　照高效液相色谱法（中国药典2020年版 通则0512）测定。

色谱条件与系统适用性试验　以十八烷基硅烷键合硅胶为填充剂（柱长为250 mm，内径为4.6 mm，粒径为5 μm）；以甲醇为流动相A，以0.1%甲酸溶液为流动相B，按下表中的规定进行梯度洗脱；流速为每分钟1.2 ml；柱温为25 ℃；检测波长为260 nm。理论板数按花旗松素色谱峰计算应不低于5000。

时间（分钟）	流动相A（%）	流动相B（%）
0～10	12→12	88→88
10～12	12→16	88→84
12～17	16→20	84→80
17～25	20→22	80→78

时间（分钟）	流动相A（%）	流动相B（%）
25～28	22→22	78→78
28～35	22→29	78→71
35～55	29→32	71→68
55～62	32→40	68→60
62～75	40→55	60→45
75～80	55→65	45→35
80～81	65→12	35→88
81～85	12→12	88→88

参照物溶液的制备　取皂角刺对照药材7.5 g，精密称定，置具塞锥形瓶中，加水150 ml，加热回流45分钟，取出，放冷，滤过，滤液蒸干，加入70%甲醇25 ml，密塞，超声处理（功率200 W，频率40 kHz）30分钟，取出，放冷，摇匀，滤过，取续滤液，作为对照药材参照物溶液。另取香草酸、花旗松素对照品适量，精密称定，加70%甲醇溶液分别制成每1 ml含香草酸20 μg、花旗松素160 μg的溶液，作为对照品参照物溶液。

供试品溶液的制备　取本品适量，研细，取约0.4 g，精密称定，置具塞锥形瓶中，加入70%甲醇25 ml，密塞，超声处理（功率200 W，频率53 kHz）30分钟，取出，放冷，滤过，取续滤液，即得。

测定法　分别精密吸取参照物溶液与供试品溶液各10 μl，注入液相色谱仪，测定，即得。

供试品色谱中应呈现5个特征峰，并应与对照药材参照物色谱中5个特征峰的保留时间相对应，其中3、4号峰应分别与香草酸、花旗松素对照品参照物峰的保留时间相对应。

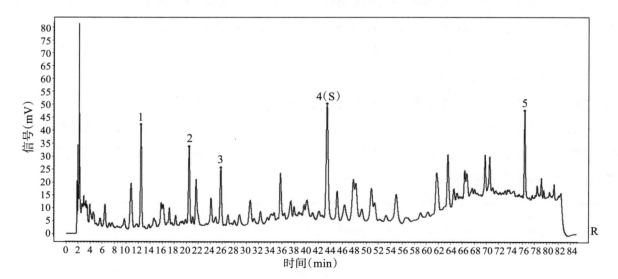

对照特征图谱

峰3：香草酸；峰4：花旗松素

色谱柱：Kromasil 5-100 C18；4.6 mm×250 mm，5 μm

【检查】　应符合颗粒剂项下有关的各项规定（中国药典2020年版　通则0104）。

【浸出物】　取本品适量，研细，取约2 g，精密称定，精密加入乙醇100 ml，照醇溶性浸出物测定法（中国药典2020年版　通则2201）项下的热浸法测定，不得少于26.0%。

【含量测定】　照高效液相色谱法（中国药典2020年版　通则0512）测定。

色谱条件与系统适用性试验　以十八烷基硅烷键合硅胶为填充剂；以乙腈-0.1%磷酸（15∶85）为流动相；检测波长为290 nm。理论板数按花旗松素峰计算应不低于1500。

对照品溶液的制备　取花旗松素对照品适量，精密称定，置棕色量瓶中，加甲醇制成每1 ml含40 μg的溶液，即得（10 ℃以下保存）。

供试品溶液的制备　取本品适量，研细，取约0.1 g，精密称定，置具塞锥形瓶中，精密加入甲醇50 ml，称定重量，超声处理（功率250 W，频率53 kHz）30分钟，取出，放冷，再称定重量，用甲醇补足减失的重量，滤过，取续滤液，即得。

测定法　分别精密吸取对照品溶液与供试品溶液各10 μl，注入液相色谱仪，测定，即得。

本品每1 g含花旗松素（$C_{15}H_{12}O_7$）应为1.8 mg～15.0 mg。

【规格】　每1 g配方颗粒相当于饮片20 g

【贮藏】　密封。

甘肃省药品监督管理局
中药配方颗粒标准

标准号：PFKLBZ-007-2021

醋龟甲配方颗粒
Cuguijia Peifangkeli

【来源】　本品为龟科动物乌龟 *Chinemys reevesii*（Gray）的背甲与腹甲经炮制并按标准汤剂的主要质量指标加工制成的配方颗粒。

【制法】　取醋龟甲饮片 6000 g，加水煎煮，滤过，滤液浓缩成清膏（干浸膏出膏率为7%～12%），加入辅料适量，干燥（或干燥，粉碎），再加入辅料适量，混匀，制粒，制成1000 g，即得。

【性状】　本品为黄白色至浅黄色的颗粒；气微腥，味微咸。

【鉴别】　（1）取本品 1 g，研细，加甲醇 10 ml，超声处理30分钟，滤过，滤液蒸干，残渣加甲醇 1 ml 使溶解，作为供试品溶液。另取龟甲对照药材 3 g，加水 200 ml，煮沸120分钟，滤过，滤液蒸干，残渣加甲醇 10 ml，同法制成对照药材溶液。照薄层色谱法（中国药典2020年版 通则0502）试验，吸取供试品溶液、对照药材溶液各 2 μl～5 μl，分别点于同一硅胶 G 薄层板上，以正丁醇-冰醋酸-水（4：1：1）为展开剂，展开，取出，晾干，喷以0.5%茚三酮乙醇溶液，在105 ℃加热至斑点清晰。供试品色谱中，在与对照药材色谱相应的位置上，显相同颜色的斑点。

（2）取本品适量，研细，取约 0.1 g，加1%碳酸氢铵溶液 50 ml，超声处理30分钟，用微孔滤膜滤过，取续滤液 100 μl，置微量进样瓶中，加胰蛋白酶溶液 10 μl（取序列分析用胰蛋白酶，加1%碳酸氢铵溶液制成每 1 ml 中含 1 mg 的溶液，临用时配制），摇匀，37 ℃恒温酶解12小时，作为供试品溶液。另取龟甲对照药材 0.5 g，置具塞锥形瓶中，加1%碳酸氢铵溶液 50 ml，加热回流30分钟，自"微孔滤膜滤过"起，同法制成对照药材溶液。照高效液相色谱法-质谱法（中国药典2020年版 通则0512和通则0431）试验，以十八烷基硅烷键合硅胶为填充剂；以乙腈为流动相A，以0.1%甲酸溶液为流动相B，按下表中的规定进行梯度洗脱；流速为每分钟 0.30 ml。采用质谱检测器，电喷雾正离子模式（ESI$^+$），进行多反应监测（MRM），选择质荷比（m/z）631.3（双电荷）→546.4和631.3（双电荷）→921.4作为检测离子对。取龟甲对照药材溶液，进样 2 μl，按上述检测离子对测定的MRM色谱峰的信噪比均应大于3：1。

时间（分钟）	流动相A（%）	流动相B（%）
0～25	5→20	95→80
25～40	20→50	80→50

吸取供试品溶液 2 µl，注入高效液相色谱-质谱联用仪，测定。以质荷比（m/z）631.3（双电荷）→546.4 和（m/z）631.3（双电荷）→921.4 离子对提取的供试品离子流色谱中，应同时呈现与对照药材色谱保留时间一致的色谱峰。

【检查】 应符合颗粒剂项下有关的各项规定（中国药典 2020 年版 通则 0104）。

【浸出物】 取本品研细，取约 2 g，精密称定，精密加入乙醇 100 ml，照醇溶性浸出物测定法项下的热浸法（中国药典 2020 年版 通则 2201）测定，不得少于 5.0%。

【含量测定】 照高效液相色谱法（中国药典 2020 年版 通则 0512）测定。

色谱条件与系统适用性试验 以十八烷基硅烷键合硅胶为填充剂；以乙腈-0.1 mol/L 醋酸钠溶液（用醋酸调节 pH 值至 6.5）（7：93）为流动相 A；以乙腈-水（4：1）为流动相 B，按下表中的规定进行梯度洗脱；流速为每分钟 1.0 ml；柱温为 43 ℃；检测波长为 254 nm。理论板数按丙氨酸峰计算应不低于 4000。

时间（分钟）	流动相 A（%）	流动相 B（%）
0～11	100→93	0→7
11～13.9	93→88	7→12
13.9～14	88→85	12→15
14～29	85→66	15→34
29～30	66→0	34→100

对照品溶液的制备 取甘氨酸对照品、丙氨酸对照品、脯氨酸对照品适量，精密称定，加 0.1 mol/L 盐酸溶液制成每 1 ml 含甘氨酸 100 µg、丙氨酸 45 µg、脯氨酸 55 µg 的混合溶液。

供试品溶液的制备 取本品适量，研细，取约 0.02 g，精密称定，置安瓿瓶中，精密加入 6 mol/L 盐酸溶液 10 ml，150 ℃水解 3 小时，放冷，取出，滤过，移至蒸发皿中，残渣用水 10 ml 分次洗涤，洗液并入蒸发皿中，蒸干，残渣加 0.1 mol/L 盐酸溶液溶解，转移至 25 ml 量瓶中，加 0.1 mol/L 盐酸溶液至刻度，摇匀，即得。

精密量取上述对照品溶液和供试品溶液各 5 ml，分别置 25 ml 量瓶中，各加 0.1 mol/L 异硫氰酸苯酯（PITC）的乙腈溶液 2.5 ml，1 mol/L 三乙胺的乙腈溶液 2.5 ml，摇匀，室温放置 1 小时后，加 50% 乙腈至刻度，摇匀。取 10 ml，加正己烷 10 ml，振摇，放置 10 分钟，取下层溶液，滤过，取续滤液，即得。

测定法 分别精密吸取衍生化后的对照品溶液与供试品溶液各 5 µl，注入液相色谱仪，测定，即得。

本品每 1 g 含甘氨酸（$C_2H_5NO_2$）应为 60.0 mg～140.0 mg，丙氨酸（$C_3H_7NO_2$）应为 25.0 mg～65.0 mg，脯氨酸（$C_5H_9NO_2$）应为 30.0 mg～80.0 mg。

【规格】 每 1 g 配方颗粒相当于饮片 6.0 g

【贮藏】 密封。

甘肃省药品监督管理局
中药配方颗粒标准

标准号：PFKLBZ-046-2021

羌活（羌活）配方颗粒
Qianghuo（Qianghuo）Peifangkeli

【来源】　本品为伞形科植物羌活 *Notopterygium incisum* Ting ex H.T.Chang 的干燥根茎和根经炮制并按标准汤剂的主要质量指标加工制成的配方颗粒。

【制法】　取羌活饮片3500 g，加水煎煮，收集挥发油适量（以β-环糊精包合，备用），滤过，滤液浓缩成清膏（干浸膏出膏率为16%～28%），加入挥发油包合物，加入辅料适量，干燥（或干燥，粉碎），再加入辅料适量，混匀，制粒，制成1000 g，即得。

【性状】　本品为浅棕黄色至棕黄色的颗粒；气香，味微苦而辛。

【鉴别】　取本品1 g，研细，加甲醇5 ml，超声处理20分钟，静置，取上清液作为供试品溶液。另取羌活（羌活）对照药材同法制成对照药材溶液。再取紫花前胡苷对照品，加甲醇制成每1 ml含0.5 mg的溶液，作为对照品溶液。照薄层色谱法（中国药典2020年版 通则0502）试验，吸取供试品溶液10 μl，对照品溶液和对照药材溶液各4 μl，分别点于同一硅胶G薄层板上，以三氯甲烷-甲醇（8∶2）为展开剂，展开，取出，晾干，置紫外光灯（365 nm）下检视。供试品色谱中，在与对照药材色谱和对照品色谱相应的位置上，显相同颜色的荧光斑点。

【特征图谱】　照高效液相色谱法（中国药典2020年版 通则0512）测定。

色谱条件与系统适用性试验　除检测波长为246 nm外，其余同［含量测定］项。

参照物溶液的制备　取羌活（羌活）对照药材约0.5 g，精密称定，置具塞锥形瓶中，精密加入70%甲醇25 ml，称定重量，加热回流30分钟，放冷，再称定重量，用70%甲醇补足减失的重量，摇匀，滤过，取续滤液，作为对照药材参照物溶液。另取绿原酸对照品、阿魏酸对照品、羌活醇对照品、异欧前胡素对照品、紫花前胡苷对照品适量，精密称定，加70%甲醇制成每1 ml含绿原酸40 μg、阿魏酸25 μg、紫花前胡苷18 μg、羌活醇20 μg、异欧前胡素5 μg的溶液，作为对照品参照物溶液。

供试品溶液的制备　同［含量测定］项。

测定法　分别精密吸取参照物溶液与供试品溶液各2 μl，注入液相色谱仪，测定，即得。

供试品色谱中应呈现7个特征峰，并应与对照药材参照物色谱中的7个特征峰保留时间相对应，其中峰1、峰2、峰3、峰5、峰6应分别与相应的对照品参照物峰保留时间相一致。

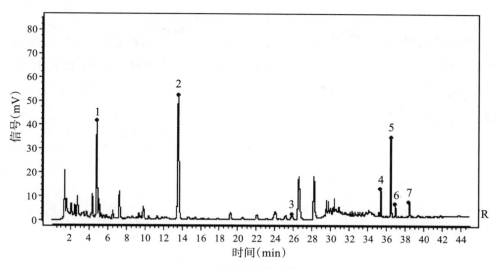

对照特征图谱

峰1：绿原酸；峰2：阿魏酸；峰3：紫花前胡苷；峰4：阿魏酸苯乙醇酯；

峰5：羌活醇；峰6：异欧前胡素；峰7：镰叶芹二醇

色谱柱：ZORBAX SB C18；2.1 mm×150 mm，1.8 μm

【检查】 应符合颗粒剂项下有关的各项规定（中国药典2020年版 通则0104）。

【浸出物】 取本品研细，取约2 g，精密称定，精密加入乙醇100 ml，照醇溶性浸出物测定法（中国药典2020年版 通则2201）项下的热浸法测定，不得少于15.0%。

【含量测定】 **阿魏酸、羌活醇、异欧前胡素** 照高效液相色谱法（中国药典2020年版 通则0512）测定。

色谱条件与系统适用性试验 以十八烷基硅烷键合硅胶为填充剂（柱长为150 mm，内径为2.1 mm，粒径为1.8 μm）；以甲醇为流动相A，以0.2%磷酸溶液为流动相B，按下表中的规定进行梯度洗脱；流速为每分钟0.25 ml；柱温为30 ℃；检测波长为316 nm。理论板数按羌活醇峰计算应不低于10000。

时间（分钟）	流动相A（%）	流动相B（%）
0～9	25→28.5	75→71.5
9～25	28.5→33.5	71.5→66.5
25～30	33.5→70	66.5→30
30～31	70→75	30→25
31～45	75→78	25→22

对照品溶液的制备 取阿魏酸对照品、羌活醇对照品、异欧前胡素对照品适量，精密称定，加甲醇制成每1 ml含阿魏酸25 μg、羌活醇8 μg、异欧前胡素2 μg的混合溶液，即得。

供试品溶液的制备 取本品适量，研细，取约0.1 g，精密称定，置具塞锥形瓶中，精密加入50%甲醇25 ml，称定重量，超声处理（功率250 W，频率40 kHz）30分钟，放冷，再称定重量，用50%甲醇补足减失的重量，摇匀，滤过，取续滤液，即得。

测定法　分别精密吸取对照品溶液与供试品溶液各2 μl，注入液相色谱仪，测定，即得。

本品1 g含阿魏酸（$C_{10}H_{10}O_4$）应为1.5 mg～8.0 mg；羌活醇（$C_{21}H_{22}O_5$）和异欧前胡素（$C_{16}H_{14}O_4$）的总量应为0.5 mg～4.0 mg。

【规格】　每1 g配方颗粒相当于饮片3.5 g

【贮藏】　密封。

甘肃省药品监督管理局
中药配方颗粒标准

标准号：PFKLBZ-183-2022

沙苑子配方颗粒
Shayuanzi Peifangkeli

【来源】 本品为豆科植物扁茎黄芪 *Astragalus complanatus* R.Br. 的干燥成熟种子经炮制并按标准汤剂的主要质量指标加工制成的颗粒。

【制法】 取沙苑子饮片5000 g，加水煎煮，滤过，滤液浓缩成清膏（干浸膏出膏率为13%～20%），干燥（或干燥，粉碎），加辅料适量，混匀，制粒，制成1000 g颗粒，即得。

【性状】 本品为浅黄棕色至棕色的颗粒；气微，味淡。

【鉴别】 取本品适量，研细，取约0.1 g，加甲醇20 ml，超声处理30分钟，滤过，滤液蒸干，残渣加甲醇2 ml使溶解，作为供试品溶液。另取沙苑子对照药材0.1 g，加甲醇20 ml，同法制成对照药材溶液。再取沙苑子苷对照品，加60%乙醇制成每1 ml含0.1 mg的溶液，作为对照品溶液。照薄层色谱法（中国药典2020版 通则0502）试验，吸取供试品溶液5 μl、对照药材溶液8 μl、对照品溶液3 μl，分别点于同一聚酰胺薄膜上，以乙醇-丁酮-乙酰丙酮-水（3：3：1：13）为展开剂，展开，取出，晾干，喷以三氯化铝试液，热风吹干，置紫外光灯（365 nm）下检视。供试品色谱中，在与对照药材色谱和对照品色谱相应的位置上，显相同颜色的荧光斑点。

【特征图谱】 照高效液相色谱法（中国药典2020年版 通则0512）测定。

色谱条件与系统适用性试验 以十八烷基硅烷键合硅胶为填充剂（柱长为250 mm，内径为4.6 mm，粒度为5 μm）；以乙腈为流动相A，以0.1%磷酸溶液为流动相B，按下表中的规定进行梯度洗脱；流速为每分钟1.0 ml；柱温为30 ℃；检测波长为266 nm。理论板数按沙苑子苷峰计算应不低于4000。

时间（分钟）	流动相A（%）	流动相B（%）
0～10	16→16	84→84
10～35	16→28	84→72
35～60	28→35	72→65

参照物溶液的制备 取沙苑子对照药材约2 g，置具塞锥形瓶中，加60%乙醇25 ml，密塞，超声处理（功率600 W，频率40 kHz）30分钟，放冷，摇匀，滤过，取续滤液，作为对照药材参照物溶液。另取沙苑子苷对照品适量，精密称定，加60%乙醇制成每1 ml含50 μg的溶液，作

为对照品参照物溶液。

供试品溶液的制备 同〔含量测定〕项。

测定法 分别精密吸取参照物溶液与供试品溶液各10 μl，注入液相色谱仪，测定，即得。

供试品色谱中应呈现6个特征峰，并应与对照药材色谱峰中的6个特征峰保留时间相对应，其中峰6应与对照品参照物峰的保留时间相对应。

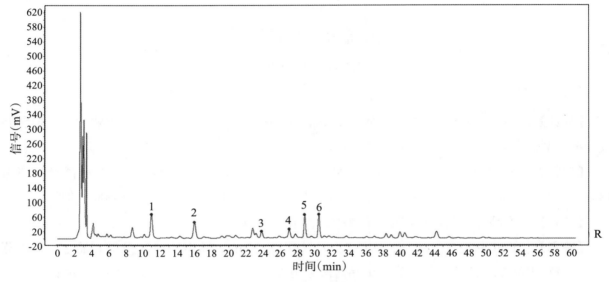

对照特征图谱

峰6：沙苑子苷

色谱柱：5 TC C18；4.6 mm×250 mm，5 μm

【检查】 应符合颗粒剂项下有关的各项规定（中国药典2020年版 通则0104）。

【浸出物】 照醇溶性浸出物测定法（中国药典2020年版 通则2201）项下的热浸法测定，用乙醇作溶剂，不得少于16.0％。

【含量测定】 照高效液相色谱法（中国药典2020年版 通则0512）测定。

色谱条件与系统适用性试验 以十八烷基硅烷键合硅胶为填充剂；以乙腈-0.1％磷酸溶液（21：79）为流动相；检测波长为266 nm。理论板数按沙苑子苷峰计算应不低于4000。

对照品溶液的制备 取沙苑子苷对照品适量，精密称定，加60％乙醇制成每1 ml含50 μg的溶液，即得。

供试品溶液的制备 取本品适量，研细，取约0.5 g，精密称定，置具塞锥形瓶中，精密加入60％乙醇25 ml，称定重量，超声处理（功率600 W，频率40 kHz）30分钟，放冷，再称定重量，用60％乙醇补足减失的重量，摇匀，滤过，取续滤液，即得。

测定法 分别精密吸取对照品溶液与供试品溶液各10 μl，注入液相色谱仪，测定，即得。

本品每1 g含沙苑子苷（$C_{28}H_{32}O_{16}$）应为1.20 mg～5.90 mg。

【规格】 每1 g配方颗粒相当于饮片5.0 g

【贮藏】 密封。

盐沙苑子配方颗粒

Yanshayuanzi Peifangkeli

【来源】　本品为豆科植物扁茎黄芪 *Astragalus complanatus* R.Br. 的干燥成熟种子经炮制并按标准汤剂的主要质量指标加工制成的颗粒。

【制法】　取盐沙苑子饮片 5000 g，加水煎煮，滤过，滤液浓缩成清膏（干浸膏出膏率为 14%～20%），干燥（或干燥，粉碎），加入辅料适量，混匀，制粒，制成 1000 g，即得。

【性状】　本品为淡黄棕色至棕黄色颗粒；气微，味微咸。

【鉴别】　取本品适量，研细，取 0.1 g，加甲醇 20 ml，超声处理 30 分钟，滤过，滤液蒸干，残渣加甲醇 2 ml 使溶解，作为供试品溶液。另取沙苑子对照药材 0.1 g，加甲醇 20 ml，同法制成对照药材溶液。再取沙苑子苷对照品，加 60% 乙醇制成每 1 ml 含 0.1 mg 的溶液，作为对照品溶液。照薄层色谱法（中国药典 2020 年版　通则 0502）试验，吸取供试品溶液 5 μl、对照药材溶液 8 μl、对照品溶液 3 μl，分别点于同一聚酰胺薄膜上，以乙醇-丁酮-乙酰丙酮-水（3∶3∶1∶13）为展开剂，展开，取出，晾干，喷以三氯化铝试液，热风吹干，置紫外光灯（365 nm）下检视。供试品色谱中，在与对照药材色谱和对照品色谱相应的位置上，显相同颜色的荧光斑点。

【特征图谱】　照高效液相色谱法（中国药典 2020 年版　通则 0512）测定。

色谱条件与系统适用性试验　以十八烷基硅烷键合硅胶为填充剂（柱长为 250 mm，内径为 4.6 mm，粒度为 5 μm）；以乙腈为流动相 A，以 0.1% 磷酸溶液为流动相 B，按下表中的规定进行梯度洗脱；流速为每分钟 1.0 ml；柱温为 30 ℃；检测波长为 266 nm。理论板数按沙苑子苷峰计算应不低于 4000。

时间（分钟）	流动相 A（%）	流动相 B（%）
0～10	16→16	84→84
10～35	16→28	84→72
35～60	28→35	72→65

参照物溶液的制备　取沙苑子对照药材 2 g，置具塞锥形瓶中，加 60% 乙醇 25 ml，密塞，超声处理（功率 600 W，频率 40 kHz）30 分钟，放冷，摇匀，滤过，取续滤液，作为对照药材参照物溶液。另取沙苑子苷对照品适量，精密称定，加 60% 乙醇制成每 1 ml 含 50 μg 的溶液，

即得。

供试品溶液的制备　同〔含量测定〕项。

测定法　分别精密吸取参照物溶液及供试品溶液各 10 μl，注入液相色谱仪，测定，即得。

供试品色谱图中应呈现 6 个特征峰，并应与对照药材参照物色谱中的 6 个特征峰保留时间相对应，其中峰 6 应与沙苑子苷参照物峰保留时间相一致。

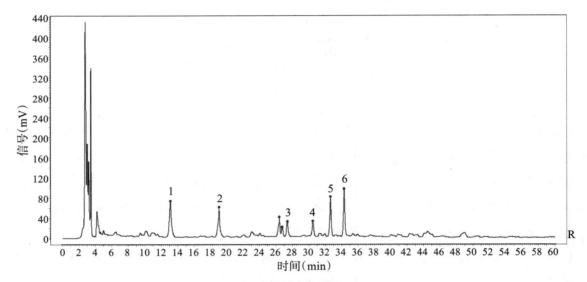

对照特征图谱

峰 6：沙苑子苷

色谱柱：5 TC C18；4.6 mm×250 mm，5 μm

【检查】　应符合颗粒剂项下有关的各项规定（中国药典 2020 年版　通则 0104）。

【浸出物】　照醇溶性浸出物测定法（中国药典 2020 年版　通则 2201）项下的热浸法测定，用乙醇作溶剂，不得少于 19.0%。

【含量测定】　照高效液相色谱法（中国药典 2020 年版　通则 0512）测定。

色谱条件与系统适用性试验　以十八烷基硅烷键合硅胶为填充剂；以乙腈-0.1%磷酸溶液（21∶79）为流动相；检测波长为 266 nm。理论板数按沙苑子苷峰计算应不低于 4000。

对照品溶液的制备　取沙苑子苷对照品适量，精密称定，加 60% 乙醇制成每 1 ml 含 50 μg 的溶液，即得。

供试品溶液的制备　取本品适量，研细，取约 0.5 g，精密称定，置具塞锥形瓶中，精密加入 60% 乙醇 25 ml，称定重量，超声处理（功率 600 W，频率 40 kHz）30 分钟，放冷，再称定重量，用 60% 乙醇补足减失的重量，摇匀，滤过，取续滤液，即得。

测定法　分别精密吸取对照品溶液与供试品溶液各 10 μl，注入液相色谱仪，测定，即得。

本品每 1 g 含沙苑子苷（$C_{28}H_{32}O_{16}$）应为 1.00 mg～4.00 mg。

【规格】　每 1 g 配方颗粒相当于饮片 5.0 g

【贮藏】　密封。

附片（黑顺片）配方颗粒

Fupian（Heishunpian）Peifangkeli

【来源】   本品为毛茛科植物乌头 *Aconitum carmichaeli* Debx. 的子根的加工品经炮制并按标准汤剂的主要质量指标加工制成的配方颗粒。

【制法】   取附片（黑顺片）饮片 10000 g，加水煎煮，滤过，滤液浓缩成清膏（干浸膏出膏率为 4.8%～7.7%），加辅料适量，干燥（或干燥，粉碎），再加入辅料适量，混匀，制粒，制成 1000 g，即得。

【性状】   本品为浅黄白色至棕黄色的颗粒；气微，味淡。

【鉴别】   取本品 4 g，研细，加氨试液 7 ml 润湿，加乙醚 30 ml，超声处理 30 分钟，滤过，滤液挥干，残渣加二氯甲烷 0.5 ml 使溶解，作为供试品溶液。另取苯甲酰新乌头原碱对照品、苯甲酰乌头原碱对照品、苯甲酰次乌头原碱对照品，加异丙醇-二氯甲烷（1∶1）混合溶液制成每 1 ml 各含 1 mg 的混合溶液，作为对照品溶液。照薄层色谱法（中国药典 2020 年版 通则 0502）试验，吸取上述供试品溶液 5 µl，对照品溶液 2 µl，分别点于同一硅胶 G 薄层板上，以正己烷-乙酸乙酯-甲醇（6.4∶5.6∶1）为展开剂，置氨蒸气饱和 20 分钟的展开缸内，展开，取出，晾干，喷以稀碘化铋钾试液。供试品色谱中，在与对照品色谱相应的位置上，显相同颜色的斑点。

【特征图谱】   照高效液相色谱法-质谱法（中国药典 2020 年版 通则 0512 和通则 0431）测定。

色谱、质谱条件与系统适用性试验   以十八烷基硅烷键合硅胶为填充剂（柱长为 100 mm，内径为 2.1 mm，粒径为 1.7 µm）；以 0.1% 甲酸溶液为流动相 A，以乙腈为流动相 B，按下表中的规定进行梯度洗脱；流速为每分钟 0.40 ml；柱温为 35 ℃；采用质谱检测器，电喷雾离子化（ESI）正离子模式检测，信噪比（S/N）按照苯甲酰新乌头原碱不低于 3，理论板数按苯甲酰新乌头原碱峰计算应不低于 3000。

时间（分钟）	流动相 A（%）	流动相 B（%）
0～11	95→75	5→25
11～15	75→50	25→50
15～16	50→5	50→95
16～17	5	95

参照物溶液的制备 取〔含量测定〕项下的对照品溶液，作为对照品参照物溶液。

供试品溶液的制备 取本品适量，研细，取约0.1 g，精密称定，置具塞锥形瓶中，精密加入50%甲醇25 ml，密塞，称定重量，超声处理（功率250 W，频率40 kHz，水温在25 ℃以下）30分钟，放冷，再称定重量，用50%甲醇补足减失的重量，摇匀，滤过，取续滤液，即得。

测定法 分别精密吸取参照物溶液与供试品溶液各1 μl，注入液相色谱-质谱仪，测定，即得。

供试品色谱图中应呈现9个特征峰，其中峰6、峰7、峰8应分别与对照品参照物峰的保留时间相对应。

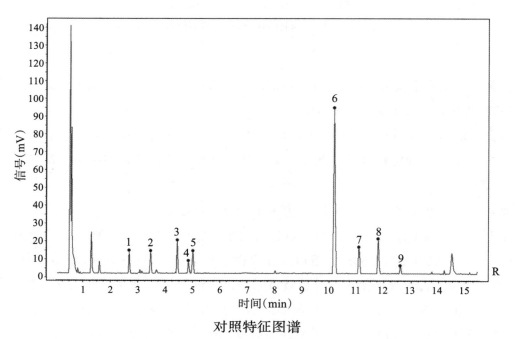

对照特征图谱

峰1：m/z 486；峰2：m/z 358；峰3：m/z 454；峰4：m/z 438；峰5：m/z 342；

峰6：苯甲酰新乌头原碱（m/z 590）；峰7：苯甲酰乌头原碱（m/z 604）；

峰8：苯甲酰次乌头原碱（m/z 574）；峰9：苯甲酰去氧乌头碱（m/z 588）

色谱柱：ACQUITY UPLC BEH C18；2.1 mm×100 mm，1.7 μm

【检查】 **双酯型生物碱** 照高效液相色谱法-质谱法（中国药典2020年版 通则0512和通则0431）测定。

色谱、质谱条件与系统适用性试验 同〔含量测定〕项。各化合物监测离子对参考值见下表。

化合物	监测离子对	母离子	子离子
新乌头碱	定量	632.4	572.4
	定性	632.4	540.2
次乌头碱	定量	616.3	556.3
	定性	616.3	338.2
乌头碱	定量	646.3	586.3
	定性	646.3	368.2

对照品溶液的制备　取乌头双酯型生物碱对照提取物（已标示新乌头碱、次乌头碱和乌头碱的含量）适量，精密称定，加异丙醇-二氯甲烷（1：1）混合溶液制成每1 ml各含5 μg的贮备液。精密吸取该溶液适量，加50%甲醇制成每1 ml含新乌头碱、次乌头碱、乌头碱各50 ng的混合溶液，即得。

测定法　分别精密吸取上述对照品溶液与［含量测定］项下供试品溶液各2 μl，注入液相色谱-质谱仪，测定，即得。

本品每1 g含双酯型生物碱以新乌头碱（$C_{33}H_{45}NO_{11}$）、次乌头碱（$C_{33}H_{45}NO_{10}$）和乌头碱（$C_{34}H_{47}NO_{11}$）的总量计，不得过0.30 mg。

其他　应符合颗粒剂项下有关的各项规定（中国药典2020年版　通则0104）。

【浸出物】　照醇溶性浸出物测定法（中国药典2020年版　通则2201）项下的热浸法测定，以乙醇作溶剂，不得少于12.0%。

【含量测定】　照高效液相色谱法-质谱法（中国药典2020年版　通则0512和通则0431）测定。

色谱、质谱条件与系统适用性试验　以十八烷基硅烷键合硅胶为填充剂（柱长为100 mm，内径为2.1 mm，粒径为1.7 μm）；以甲醇为流动相A，以0.1%甲酸溶液为流动相B，按下表中的规定进行梯度洗脱；流速为每分钟0.30 ml；柱温为35 ℃；理论板数按苯甲酰新乌头原碱峰计算应不低于3000。采用三重四极杆质谱检测器，电喷雾离子化（ESI）正离子模式，多反应监测（MRM），各化合物监测离子对参考值见下表。

时间（分钟）	流动相A(%)	流动相B(%)
0～1	5→30	95→70
1～2	30→33	70→67
2～3	33→45	67→55
3～10	45→48	55→52
10～10.1	48→90	52→10
10.1～11	90	10
11～11.5	90→5	10→95
11.5～14	5	95

各化合物监测离子对参考值：

化合物	监测离子对	母离子	子离子
苯甲酰新乌头原碱	定量	590.3	540.3
	定性	590.3	105.0
苯甲酰乌头原碱	定量	604.3	554.3
	定性	604.3	105.0

化合物	监测离子对	母离子	子离子
苯甲酰次乌头原碱	定量	574.3	542.3
	定性	574.3	105.0

对照品溶液的制备　取苯甲酰新乌头原碱对照品、苯甲酰乌头原碱对照品及苯甲酰次乌头原碱对照品适量，精密称定，加异丙醇-二氯甲烷（1∶1）混合溶液制成每1 ml各含10 μg的贮备液。再精密吸取贮备液适量，加50%甲醇溶液制成每1 ml各含100 ng的混合溶液，即得。

供试品溶液的制备　取本品适量，研细，取约0.1 g，精密称定，置具塞锥形瓶中，精密加入50%甲醇25 ml，密塞，称定重量，超声处理（功率250 W，频率40 kHz，水温在25 ℃以下）30分钟，放冷，再称定重量，用50%甲醇补足减失的重量，摇匀、滤过，精密量取续滤液1 ml，置10 ml量瓶中，加50%甲醇至刻度，摇匀，滤过，取续滤液，即得。

测定法　分别精密吸取对照品溶液与供试品溶液各2 μl，注入液相色谱-质谱仪，测定，即得。

本品每1 g含苯甲酰新乌头原碱（$C_{31}H_{43}NO_{10}$）、苯甲酰乌头原碱（$C_{32}H_{45}NO_{10}$）和苯甲酰次乌头原碱（$C_{31}H_{41}NO_9$）的总量应为0.5 mg～5.0 mg。

【规格】　每1 g配方颗粒相当于饮片10 g

【贮藏】　密封。

甘肃省药品监督管理局
中药配方颗粒标准

标准号：PFKLBZ-186-2022

淡附片配方颗粒
Danfupian Peifangkeli

【来源】 本品为毛茛科植物乌头 *Aconitum carmichaelii* Debx. 的干燥子根经炮制并按标准汤剂的主要质量指标加工制成的配方颗粒。

【制法】 取淡附片饮片 8300 g，加水煎煮，滤过，滤液浓缩成清膏（干浸膏出膏率为 6.1%～12.0%），加辅料适量，干燥（或干燥，粉碎），再加入辅料适量，混匀，制粒，制成 1000 g，即得。

【性状】 本品为浅黄白色至浅棕黄色的颗粒；气微，味微苦。

【鉴别】 取本品 4 g，研细，加氨试液 7 ml 润湿，加乙醚 30 ml，超声处理 15 分钟，滤过，滤液挥干，残渣加二氯甲烷 0.5 ml 使溶解，作为供试品溶液。另取苯甲酰新乌头原碱对照品、苯甲酰乌头原碱对照品、苯甲酰次乌头原碱对照品，加异丙醇-二氯甲烷（1：1）混合溶液制成每 1 ml 各含 1 mg 的混合溶液，作为对照品溶液。照薄层色谱法（中国药典 2020 年版 通则 0502）试验，吸取上述供试品溶液 10 μl，对照品溶液 2 μl，分别点于同一硅胶 G 薄层板上，以正己烷-乙酸乙酯-甲醇（6.4：5.6：1）为展开剂，置氨蒸气饱和 20 分钟的展开缸内，展开，取出，晾干，喷以稀碘化铋钾试液。供试品色谱中，在与对照品色谱相应的位置上，显相同颜色的斑点。

【特征图谱】 照高效液相色谱法-质谱法（中国药典 2020 年版 通则 0512 和通则 0431）测定。

色谱、质谱条件与系统适用性试验 以十八烷基硅烷键合硅胶为填充剂（柱长为 100 mm，内径为 2.1 mm，粒径为 1.7 μm）；以 0.1% 甲酸溶液为流动相 A，以乙腈为流动相 B，按下表中的规定进行梯度洗脱；流速为每分钟 0.40 ml；柱温为 35 ℃；采用质谱检测器，电喷雾离子化（ESI）正离子模式下进行检测，信噪比（S/N）按照苯甲酰新乌头原碱不低于 3，理论板数按苯甲酰新乌头原碱峰计算应不低于 3000。

时间(分钟)	流动相 A(%)	流动相 B(%)
0～11	95→75	5→25
11～15	75→50	25→50
15～16	50→5	50→95
16～17	5	95

参照物溶液的制备 取［含量测定］项下的对照品溶液作为对照品参照物溶液。另取大豆苷对照品，加50%甲醇制成每1 ml含30 μg的溶液，作为对照品参照物溶液。

供试品溶液的制备 取本品适量，研细，取约0.1 g，精密称定，置具塞锥形瓶中，精密加入50%甲醇25 ml，密塞，称定重量，超声处理（功率250 W，频率40 kHz，水温在25 ℃以下）30分钟，放冷，再称定重量，用50%甲醇补足减失的重量，摇匀，滤过，取续滤液，即得。

测定法 分别精密吸取参照物溶液与供试品溶液各1 μl，注入液相色谱-质谱仪，测定，即得。

供试品色谱中应呈现10个特征峰，其质荷比（m/z）应与对照特征图谱相应峰的质荷比相对应；其中峰6、峰7、峰8和峰9应分别与对照品参照物峰的保留时间相对应。

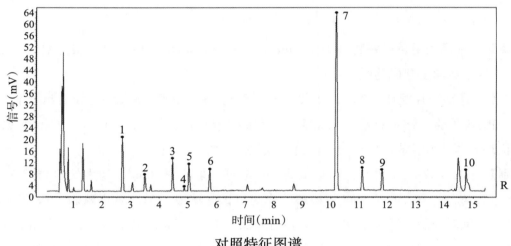

对照特征图谱

峰1：新乌头原碱（m/z 486）；峰2：宋果灵（m/z 358）；峰3：附子灵（m/z 454）；

峰4：尼奥林（m/z 438）；峰5：右旋异紫堇定（m/z 342）；峰6：大豆苷（m/z 417）；

峰7：苯甲酰新乌头原碱（m/z 590）；峰8：苯甲酰乌头原碱（m/z 604）；

峰9：苯甲酰次乌头原碱（m/z 574）；峰10：甘草酸（m/z 823）

色谱柱：BEH C18；2.1 mm×100 mm，1.7 μm

【检查】 **双酯型生物碱** 照高效液相色谱法-质谱法（中国药典2020年版 通则0512和通则0431）测定。

色谱、质谱条件与系统适用性试验 同［含量测定］项。各化合物监测离子对参考值见下表。

化合物	监测离子对	母离子	子离子
新乌头碱	定量	632.4	572.4
	定性	632.4	540.2
次乌头碱	定量	616.3	556.3
	定性	616.3	338.2
乌头碱	定量	646.3	586.3
	定性	646.3	368.2

对照品溶液的制备 取乌头双酯型生物碱对照提取物（已标示新乌头碱、次乌头碱和乌头碱的含量）适量，精密称定，加异丙醇-二氯甲烷（1∶1）混合溶液制成每 1 ml 各含 5 μg 的贮备液。精密吸取贮备液适量，加 50% 甲醇制成每 1 ml 含新乌头碱、次乌头碱、乌头碱各 50 ng 的混合溶液，即得。

测定法 分别精密吸取上述对照品溶液与供试品溶液各 2 μl，注入液相色谱-质谱仪，测定，即得。

本品每 1 g 含双酯型生物碱以新乌头碱（$C_{33}H_{45}NO_{11}$）、次乌头碱（$C_{33}H_{45}NO_{10}$）和乌头碱（$C_{34}H_{47}NO_{11}$）的总量计，不得过 0.20 mg。

其他 应符合颗粒剂项下有关的各项规定（中国药典 2020 年版 通则 0104）。

【含量测定】 照高效液相色谱法-质谱法（中国药典 2020 年版 通则 0512 和通则 0431）测定。

色谱、质谱条件与系统适用性试验 以十八烷基硅烷键合硅胶为填充剂（柱长为 100 mm，内径为 2.1 mm，粒径为 1.7 μm）；以甲醇为流动相 A，以 0.1% 甲酸溶液为流动相 B，按下表的规定进行梯度洗脱；流速为每分钟 0.30 ml；柱温为 35 ℃。理论板数按苯甲酰新乌头原碱峰计算应不低于 3000。采用三重四极杆质谱检测器，电喷雾离子化（ESI）正离子模式，多反应监测（MRM），各化合物监测离子对参考值见表。

时间（分钟）	流动相 A（%）	流动相 B（%）
0～1	5→30	95→70
1～2	30→33	70→67
2～3	33→45	67→55
3～10	45→48	55→52
10～10.1	48→90	52→10
10.1～11	90	10
11～11.5	90→5	10→95
11.5～14	5	95

各化合物监测离子对参考值：

化合物	监测离子对	母离子	子离子
苯甲酰新乌头原碱	定量	590.3	540.3
	定性	590.3	105.0
苯甲酰乌头原碱	定量	604.3	554.3
	定性	604.3	105.0
苯甲酰次乌头原碱	定量	574.3	542.3
	定性	574.3	105.0

对照品溶液的制备　取苯甲酰新乌头原碱对照品、苯甲酰乌头原碱对照品及苯甲酰次乌头原碱对照品适量，精密称定，加异丙醇-二氯甲烷（1∶1）混合溶液制成每1 ml含苯甲酰新乌头原碱对照品、苯甲酰乌头原碱对照品及苯甲酰次乌头原碱10 μg的贮备液。再精密吸取贮备液适量，加50%甲醇制成每1 ml各含100 ng的混合溶液，即得。

供试品溶液的制备　取本品适量，研细，取约0.1 g，精密称定，置具塞锥形瓶中，精密加入50%甲醇25 ml，密塞，称定重量，超声处理（功率250 W，频率40 kHz，水温在25 ℃以下）30分钟，放冷，再称定重量，用50%甲醇补足减失的重量，摇匀、滤过。精密量取续滤液1 ml，置10 ml量瓶中，加50%甲醇至刻度，摇匀，滤过，即得。

测定法　分别精密吸取对照品溶液与供试品溶液各2 μl，注入液相色谱-质谱仪，测定，即得。

本品每1 g含苯甲酰新乌头原碱（$C_{31}H_{43}NO_{10}$）、苯甲酰乌头原碱（$C_{32}H_{45}NO_{10}$）和苯甲酰次乌头原碱（$C_{31}H_{41}NO_{9}$）的总量应为0.2 mg～2.0 mg。

【规格】　每1 g配方颗粒相当于饮片8.3 g

【贮藏】　密封。

甘肃省药品监督管理局
中药配方颗粒标准

标准号：PFKLBZ-044-2021

鸡冠花配方颗粒
Jiguanhua Peifangkeli

【来源】 本品为苋科植物鸡冠花 *Celosia cristata* L. 的干燥花序经炮制并按标准汤剂的主要质量标准加工制成的颗粒。

【制法】 取鸡冠花饮片5000 g，加水煎煮，滤过，滤液浓缩成清膏（干浸膏出膏率为11%～20%），干燥（或干燥，粉碎），加辅料适量，混匀，制粒，制成1000 g，即得。

【性状】 本品为棕黄色至黄棕色的颗粒；气微，味淡。

【鉴别】 取本品1.5 g，研细，加乙醇30 ml，加热回流30分钟，滤过，滤液蒸干，残渣加乙醇1 ml使溶解，作为供试品溶液。另取鸡冠花对照药材2.5 g，加水150 ml，煎煮30分钟，离心，取上清液，蒸干，残渣加乙醇30 ml，加热回流30分钟，滤过，滤液蒸干，残渣加乙醇1 ml使溶解，作为对照药材溶液。照薄层色谱法（中国药典2020年版 通则0502）试验，吸取供试品溶液5 µl、对照药材溶液8 µl，分别点于同一硅胶G薄层板上，以环己烷-丙酮（5∶3）为展开剂，展开，取出，晾干，置紫外光灯（254 nm）下检视。供试品色谱中，在与对照药材色谱相应的位置上，显相同颜色的两个荧光主斑点。

【特征图谱】 照高效液相色谱法（中国药典2020年版 通则0512）测定。

色谱条件与系统适用性试验 以十八烷基硅烷键合硅胶为填充剂（柱长为250 mm，内径为4.6 mm，粒径为5 µm）；以甲醇为流动相A，以0.2%磷酸为流动相B，按下表中的规定进行梯度洗脱；柱温为25 ℃；检测波长为340 nm。理论板数按山柰素峰计算应不低于6000。

时间（分钟）	流动相A（%）	流动相B（%）
0～30	20→39	80→61
30～90	39→67	61→33
90～100	67	33

参照物溶液的制备 取鸡冠花对照药材0.5 g，置具塞锥形瓶中，加无水乙醇-水-盐酸（50∶20∶8）的混合溶液25 ml，称定重量，加热回流60分钟，放冷，再称定重量，用无水乙醇-水-盐酸（50∶20∶8）的混合溶液补足减失重量，摇匀，滤过，取续滤液，作为对照药材参照物溶液。另取山柰素对照品适量，精密称定，加无水乙醇-水-盐酸（50∶20∶8）的混合溶液制成每

1 ml含30 μg的溶液，作为对照品参照物溶液。

供试品溶液的制备 同［含量测定］项。

测定法 分别精密吸取参照物溶液与供试品溶液各10 μl，注入液相色谱仪，测定，即得。

供试品色谱图中应呈现4个特征峰，并应与对照药材参照物色谱中的4个特征峰保留时间相对应，其中峰1、峰3应分别与对照品参照物峰保留时间相一致。

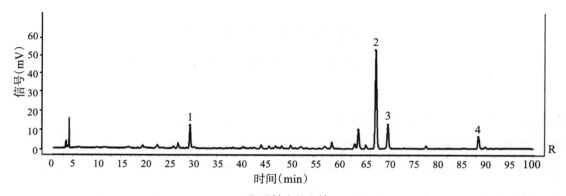

对照特征图谱

峰2：山奈素；峰3：异鼠李素

色谱柱：ZORBAX Eclipse plus C18；4.6 mm×250 mm，5 μm

【检查】 应符合颗粒剂项下的各项规定（中国药典2020年版 通则0104）。

【浸出物】 照醇溶性浸出物测定法（中国药典2020年版 通则2201）项下的热浸法测定，用乙醇作溶剂，不得少于20.0%。

【含量测定】 照高效液相色谱法（中国药典2020年版 通则0512）测定。

色谱条件与系统适用性试验 以十八烷基硅烷键合硅胶为填充剂（柱长为250 mm，内径为4.6 mm，粒径为5 μm）；以甲醇-0.2%磷酸（55：45）为流动相；检测波长为365 nm。理论板数按山奈素峰计算应不低于6000。

对照品溶液的制备 取山奈素对照品、异鼠李素对照品适量，精密称定，加无水乙醇-水-盐酸（50：20：8）的混合溶液制成每1 ml含山奈素30 μg、异鼠李素10 μg的溶液，即得。

供试品溶液的制备 取本品适量，研细，取约0.1 g，精密称定，置具塞锥形瓶中，精密加入无水乙醇-水-盐酸（50：20：8）的混合溶液25 ml，加热回流60分钟，放冷，再称定重量，用无水乙醇-水-盐酸（50：20：8）的混合溶液补足减失重量，摇匀，滤过，取续滤液，即得。

测定法 分别精密吸取对照品溶液与供试品溶液各10 μl，注入液相色谱仪，测定，即得。

本品每1 g含山奈素（$C_{15}H_{10}O_6$）应为5.0 mg～14.0 mg，含异鼠李素（$C_{16}H_{12}O_7$）应为1.4 mg～5.0 mg。

【规格】 每1 g配方颗粒相当于饮片5 g

【贮藏】 密封。

甘肃省药品监督管理局
中药配方颗粒标准

标准号：PFKLBZ-024-2021

青风藤（青藤）配方颗粒
Qingfengteng（Qingteng）Peifangkeli

【来源】　本品为防己科植物青藤 *Sinomenium acutum*（Thunb.）Rehd. et Wils 干燥藤茎经炮制并按标准汤剂的主要质量标准加工制成的配方颗粒。

【制法】　取青风藤饮片5000 g，加水煎煮，滤过，滤液浓缩成清膏（干浸膏出膏率为11%～17%），加入辅料适量，干燥（或干燥，粉碎），再加入辅料适量，混匀，制粒，制成1000 g，即得。

【性状】　本品为黄棕色至黄褐色的颗粒；气微，味苦。

【鉴别】　取本品2 g，研细，加乙醇25 ml，加热回流1小时，滤过，滤液蒸干，残渣加乙醇1 ml使溶解，作为供试品溶液。另取青藤碱对照品，加乙醇制成每1 ml含1 mg的溶液，作为对照品溶液。照薄层色谱法（中国药典2020版 通则0502）试验，吸取上述两种溶液各5 μl，分别点于同一硅胶G薄层板上，以甲苯-乙酸乙酯-甲醇-水（2∶4∶2∶1）10 ℃以下放置的上层溶液为展开剂，置浓氨试液预饱和20分钟的展开缸内展开，取出，晾干，依次喷以碘化铋钾试液和亚硝酸钠乙醇试液。供试品色谱中，在与对照品色谱相应的位置上，显相同颜色的斑点。

【特征图谱】　照高效液相色谱法（中国药典2020年版 通则0512）测定。

色谱条件与系统适用性试验　以十八烷基硅烷键合硅胶为填充剂（柱长为250 mm，内径为4.6 mm，粒径为5 μm）；以乙腈为流动相A，以磷酸盐缓冲液（0.005 mol/L磷酸氢二钠溶液，以0.005 mol/L的磷酸二氢钠调节pH值至8.0，再以1%三乙胺调节pH值至9.0）为流动相B，按下表中的规定进行梯度洗脱；流速为每分钟1.0 ml；柱温为30 ℃；检测波长为250 nm。理论板数按青藤碱峰计算应不低于3000。

时间（分钟）	流动相A（%）	流动相B（%）
0～10	10→17	90→83
10～25	17	83
25～40	17→30	83→70
40～50	30→40	70→60
50～60	40→85	60→15

参照物溶液的制备　取青风藤（青藤）对照药材0.5 g，置锥形瓶中，加30%甲醇20 ml，超声处理（功率250 W，频率20 kHz）30分钟，摇匀，滤过，取续滤液，作为对照药材参照物溶

液。另取青藤碱对照品、木兰花碱对照品适量，精密称定，加30%甲醇制成每1 ml含青藤碱50 μg、木兰花碱40 μg的混合溶液，作为对照品参照物溶液。

供试品溶液的制备　取本品适量，研细，取约0.3 g，同"对照药材参照物溶液"制备方法制成供试品溶液。

测定法　分别精密吸取参照物溶液与供试品溶液各10 μl，注入液相色谱仪，测定，即得。

供试品特征图谱中应呈现5个特征峰，并应与对照药材参照物色谱中的5个特征峰保留时间相对应，其中峰1、峰5应分别与对照品参照物峰保留时间相一致。

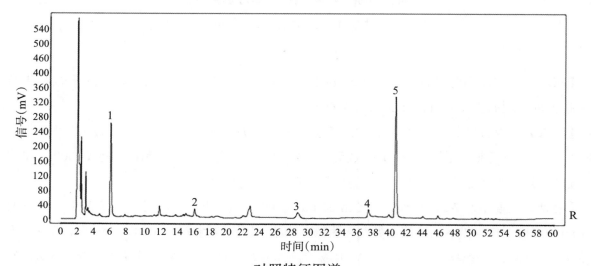

对照特征图谱

峰1：木兰花碱；峰4：清风藤碱；峰5：青藤碱

色谱柱：ZORBAX Extend -C18；4.6 mm×250 mm，5 μm

【检查】　应符合颗粒剂项下有关的各项规定（中国药典2020年版　通则0104）。

【浸出物】　照醇溶性浸出物测定法（中国药典2020年版　通则2201）项下的热浸法测定，用乙醇作溶剂，不得少于23.0%。

【含量测定】　照高效液相色谱法（中国药典2020年版　通则0512）测定。

色谱条件与系统适用性试验　以十八烷基硅烷键合硅胶为填充剂；以甲醇-磷酸盐缓冲液（0.005 mol/L磷酸氢二钠溶液，以0.005 mol/L的磷酸二氢钠调节 pH值至8.0，再以1%三乙胺调节 pH值至9.0）（55∶45）为流动相；检测波长为262 nm。理论板数按青藤碱峰计算应不低于3000。

对照品溶液的制备　取青藤碱对照品适量，精密称定，加甲醇制成每1 ml含0.5 mg的溶液，即得。

供试品溶液的制备　取本品适量，研细，取约0.2 g，精密称定，置具塞锥形瓶中，精密加入70%乙醇20 ml，密塞，称定重量，超声处理（功率250 W，频率40 kHz）20分钟，放冷，再称定重量，用70%乙醇补足减失的重量，摇匀，滤过，取续滤液，即得。

测定法　分别精密吸取对照品溶液与供试品溶液各5 μl，注入液相色谱仪，测定，即得。

本品每1 g含青藤碱（$C_{19}H_{23}NO_4$）应为30.0 mg～75.0 mg。

【规格】　每1 g配方颗粒相当于饮片5 g

【贮藏】　密封。

甘肃省药品监督管理局
中药配方颗粒标准

标准号：PFKLBZ-037-2021

青蒿配方颗粒
Qinghao Peifangkeli

【来源】　本品为菊科植物黄花蒿 *Artemisia annua* L.的干燥地上部分经炮制并按标准汤剂的主要质量指标加工制成的配方颗粒。

【制法】　取青蒿饮片5500 g，加水煎煮，滤过，滤液浓缩成清膏（干浸膏出膏率为11.0%～18.0%），加入辅料适量，干燥（或干燥，粉碎），加入辅料适量，混匀，制粒，制成1000 g，即得。

【性状】　本品为黄色至棕黄色的颗粒；有特殊香气，味微苦。

【鉴别】　取本品0.2 g，研细，加甲醇20 ml，超声处理30分钟，滤过，滤液蒸干，残渣加甲醇2 ml使溶解，作为供试品溶液。另取青蒿对照药材0.5 g，加水50 ml，加热回流30分钟，滤过，滤液蒸干，残渣自"加甲醇20 ml"起，同法制成对照药材溶液。再取东莨菪内酯对照品，加甲醇制成每1 ml含0.05 mg的溶液，作为对照品溶液。照薄层色谱法（中国药典2020年版 通则0502）试验，吸取上述三种溶液各2 µl，分别点于同一硅胶G薄层板上，以石油醚（60～90 ℃）-乙酸乙酯-甲酸（2∶3∶0.05）为展开剂，展开，取出，晾干，置紫外光灯（365 nm）下检视。供试品色谱中，在与对照药材色谱和对照品色谱相应的位置上，显相同颜色的荧光斑点。

【特征图谱】　照高效液相色谱法（中国药典2020年版 通则0512）测定。

色谱条件与系统适用性试验　以十八烷基硅烷键合硅胶为填充剂（柱长为250 mm，内径为4.6 mm，粒径为5 µm）；以甲醇为流动相A，以0.1%磷酸溶液为流动相B，按下表中的规定进行梯度洗脱；流速为每分钟1.0 ml；柱温为25 ℃；检测波长为340 nm。理论板数按东莨菪内酯峰计算应不低于2000。

时间(分钟)	流动相A(%)	流动相B(%)
0～15	20→28	80→72
15～23	28→32	72→68
23～36	32	68
36～38	32→34	68→66

时间(分钟)	流动相A(%)	流动相B(%)
38~40	34→35	66→65
40~43	35→36	65→64
43~48	36→37	64→63
48~50	37→39	63→61
50~60	39→50	61→50
60~70	50→80	50→20
70~71	80→20	20→80
71~75	20	80

参照物溶液的制备 取青蒿对照药材4 g，置具塞锥形瓶中，加水100 ml，加热回流45分钟，取出，滤过，滤液蒸干，残渣加70%甲醇25 ml，超声处理（功率250 W，频率53 kHz）30分钟，取出，放冷，滤过，取续滤液，作为对照药材参照物溶液。另取东莨菪内酯、山奈素、绿原酸对照品适量，精密称定，置棕色量瓶中，加70%甲醇制成每1 ml分别含东莨菪内酯40 μg、绿原酸20 μg、山奈素20 μg的溶液，作为对照品参照物溶液。

供试品溶液制备 取本品适量，研细，取约0.4 g，置具塞锥形瓶中，加70%甲醇25 ml，超声处理（功率250 W，频率53 KHz）30分钟，取出，放冷，滤过，取续滤液，即得。

测定法 分别精密吸取参照物溶液与供试品溶液各10 μl，注入液相色谱仪，测定，即得。

供试品色谱中应呈现9个特征峰，并应与对照药材参照物色谱中9个特征峰的相对保留时间相对应，其中3、6、9号峰应分别与绿原酸、东莨菪内酯、山奈素对照品参照物峰的保留时间相对应。

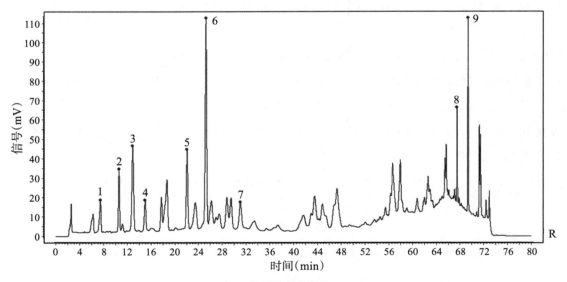

对照特征图谱

峰3：绿原酸；峰6：东莨菪内酯；峰9：山奈素

色谱柱：Kromasil 100-5-C18；4.6 mm×250 mm，5 μm

【检查】　应符合颗粒剂项下有关的各项规定（中国药典2020年版 通则0104）。

【浸出物】　取本品适量，研细，取约2 g，精密称定，精密加入乙醇100 ml，照醇溶性浸出物测定法（中国药典2020年版 通则2201）项下的热浸法测定，不得少于17.0%。

【含量测定】　照高效液相色谱法（中国药典2020年版 通则0512）测定。

色谱条件与系统适用性试验　以十八烷基硅烷键合硅胶为填充剂；以乙腈-0.1%磷酸溶液（14∶86）为流动相；柱温为25 ℃；检测波长为340 nm。理论板数按东莨菪内酯峰计算应不低于3000。

对照品溶液的制备　取东莨菪内酯对照品适量，精密称定，加甲醇制成每1 ml含20 μg的溶液，即得。

供试品溶液的制备　取本品适量，研细，取约0.35 g，精密称定，置具塞锥形瓶中，精密加入甲醇25 ml，称定重量，超声处理（功率300 W，频率40 kHz）30分钟，放冷，再称定重量，用甲醇补足减失的重量，摇匀，滤过，取续滤液，即得。

测定法　分别精密吸取对照品溶液与供试品溶液各10 μl，注入液相色谱仪，测定，即得。

每1 g含东莨菪内酯（$C_{10}H_8O_4$）应为0.7 mg～4.7 mg。

【规格】　每1 g配方颗粒相当于饮片5.5 g

【贮藏】　密封。

甘肃省药品监督管理局
中药配方颗粒标准

标准号：PFKLBZ-120-2021

罗汉果配方颗粒
Luohanguo Peifangkeli

【来源】 本品为葫芦科植物罗汉果 Siraitia grosvenorii（Swingle）C.Jeffrey ex A.M.Lu et Z.Y.Zhang 的干燥果实经炮制并按标准汤剂的主要质量指标加工制成的配方颗粒。

【制法】 取罗汉果饮片 2000 g，加水煎煮，滤过，滤液浓缩成清膏（干浸膏出膏率为 25%～35%），加入辅料适量，干燥（或干燥，粉碎），再加入辅料适量，混匀，制粒，制成 1000 g，即得。

【性状】 本品为黄棕色至棕褐色的颗粒；气微，味甜。

【鉴别】 取本品适量，研细，取约 0.5 g，加水 25 ml 使溶解，用正丁醇振摇提取 2 次，每次 20 ml，合并正丁醇液，减压蒸干，残渣加甲醇 1 ml 使溶解，作为供试品溶液。另取罗汉果对照药材 1 g，加水 50 ml，煮沸 30 分钟，滤过，滤液加正丁醇振摇提取，同法制成对照药材溶液。再取罗汉果皂苷 V 对照品，加甲醇制成每 1 ml 含 1 mg 的溶液，作为对照品溶液。照薄层色谱法（中国药典 2020 年版 通则 0502）试验，分别吸取上述供试品溶液、罗汉果对照药材溶液各 5 μl，罗汉果皂苷 V 对照品溶液 10 μl，分别点于同一硅胶 G 薄层板上，以正丁醇-乙醇-水（8：2：3）为展开剂，展开，取出，晾干，喷以 2% 香草醛的 10% 硫酸乙醇溶液，加热至斑点显色清晰。供试品色谱中，在与对照药材和对照品色谱相应的位置上，显相同颜色的主斑点。

【特征图谱】 照高效液相色谱法（中国药典 2020 年版 通则 0512）测定。

色谱条件与系统适用性试验 以十八烷基硅烷键合硅胶为填充剂（柱长为 100 mm，内径为 2.1 mm，粒径为 1.9 μm），以乙腈为流动相 A，以 0.1% 磷酸溶液为流动相 B，按下表中的规定进行梯度洗脱；流速为每分钟 0.30 ml；柱温为 43 ℃；检测波长 0～25 分钟为 300 nm，25.1～40 分钟为 203 nm。理论板数按罗汉果皂苷 V 峰计算应不低于 10000。

时间（分钟）	流动相 A（%）	流动相 B（%）
0～6	2→7	98→93
6～17	7→15	93→85
17～19	15→19	85→81
19～28	19→22	81→78
28～35	22→27	78→73
35～40	27→90	73→10

参照物溶液的制备 取罗汉果皂苷V对照品适量，加甲醇制成每1 ml含130 μg的溶液，作为对照品参照物溶液。另取罗汉果对照药材约1 g，加30%乙醇25 ml，加热回流45分钟，放冷，摇匀，滤过，取续滤液，作为对照药材参照物溶液。

供试品溶液的制备 取本品适量，研细，取约0.5 g，置锥形瓶中，加甲醇20 ml，超声处理（功率500 W，频率40 kHz）45分钟，取出，放冷，摇匀，滤过，取续滤液，即得。

测定法 分别精密吸取参照物溶液与供试品溶液各1 μl，注入液相色谱仪，测定，即得。

供试品色谱中应呈现8个特征峰，并应与对照药材参照物色谱中的8个特征峰保留时间相对应，其中峰8应与对照品参照物峰保留时间相对应。

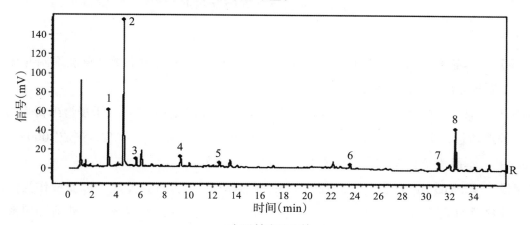

对照特征图谱

峰7：11-*O*-罗汉果苷；峰8：罗汉果皂苷V

色谱柱：YMC Triart C18；2.1 mm×100 mm，1.9 μm

【检查】 应符合颗粒剂项下有关的各项规定（中国药典2020年版 通则0104）。

【浸出物】 取本品研细，取约2 g，精密称定，精密加入乙醇100 ml，照醇溶性浸出物测定法（中国药典2020年版 通则2201）项下的热浸法测定，不得少于20.0%。

【含量测定】 照高效液相色谱法（中国药典2020年版 通则0512）测定。

色谱条件与系统适用性试验 以十八烷基硅烷键合硅胶为填充剂（柱长为250 mm，内径为4.6 mm，粒径为5 μm）；以乙腈-水（21∶79）为流动相；流速为每分钟1.0 ml；柱温为30 ℃；检测波长为203 nm。理论板数按罗汉果皂苷V峰计算应不低于3000。

对照品溶液的制备 取罗汉果皂苷V对照品适量，精密称定，加甲醇制成每1 ml含180 μg的溶液，即得。

供试品溶液的制备 取本品适量，研细，取约0.2 g，精密称定，精密加入甲醇50 ml，称定重量，超声处理（功率500 W，频率40 kHz）45分钟，放冷，再称定重量，用甲醇补足减失的重量，摇匀，滤过，取续滤液，即得。

测定法 分别精密吸取对照品溶液与供试品溶液各10 μl，注入液相色谱仪，测定，即得。

本品每1 g含罗汉果皂苷V（$C_{60}H_{102}O_{29}$）应为14.0 mg～30.0 mg。

【规格】 每1 g配方颗粒相当于饮片2 g

【贮藏】 密封。

甘肃省药品监督管理局
中药配方颗粒标准

标准号：PFKLBZ-031-2021

垂盆草配方颗粒
Chuipencao Peifangkeli

【来源】　本品为景天科植物垂盆草 Sedum sarmentosum Bung 的干燥全草经炮制并按标准汤剂的主要质量指标加工制成的配方颗粒。

【制法】　取垂盆草饮片3000 g，加水煎煮，滤过，滤液浓缩成清膏（干浸膏出膏率为17%～33%），加辅料适量，干燥（或干燥，粉碎），再加入辅料适量，混匀，制粒，制成1000 g，即得。

【性状】　本品为黄色至棕黄色的颗粒；气微，味微苦。

【鉴别】　取本品1 g，研细，加甲醇20 ml，超声处理30分钟，滤过，取滤液作为供试品溶液。另取垂盆草对照药材3 g，加水50 ml，煎煮30分钟，滤过，滤液蒸干，残渣加甲醇20 ml，同法制成对照药材溶液。照薄层色谱法（中国药典2020年版 通则0502）试验，分别吸取供试品溶液与对照药材溶液各10 μl，点于同一硅胶G薄层板上，以环己烷-乙酸乙酯（40∶3）为展开剂，展开，取出，晾干，喷以5%磷钼酸乙醇溶液，在105 ℃加热至斑点显色清晰。供试品色谱中，在与对照药材色谱相应的位置上，显相同颜色的斑点。

【特征图谱】　照高效液相色谱法（中国药典2020年版 通则0512）测定。

色谱条件与系统适用性试验　以十八烷基硅烷键合硅胶为填充剂；以乙腈为流动相A，以0.1%磷酸溶液为流动相B，按下表中的规定进行梯度洗脱；流速为每分钟0.30 ml；检测波长为320 nm。理论板数按槲皮素峰计算应不低于3000。

时间（分钟）	流动相A（%）	流动相B（%）
0～20	15→25	85→75
20～26	25→30	75→70
26～29	30→40	70→60
29～30	40→15	60→85

参照物溶液的制备　取垂盆草对照药材0.5 g，置具塞锥形瓶中，加入甲醇-25%盐酸溶液（4∶1）混合溶液25 ml，加热回流1小时，放冷，摇匀，滤过，取续滤液，作为对照药材参照物溶液。另取槲皮素对照品、山柰素对照品和异鼠李素对照品适量，精密称定，分别加甲醇制成每1 ml含槲皮素38 μg、山柰素10 μg、异鼠李素15 μg的溶液，作为对照品参照物溶液。

供试品溶液的制备 同［含量测定］项下。

测定法 精密吸取供试品溶液和参照物溶液各1 μl，注入液相色谱仪，测定，即得。

供试品色谱中应呈现6个特征峰，并应与对照药材参照物色谱中的6个特征峰的保留时间相对应；其中峰3、峰5、峰6应分别与槲皮素对照品、山奈素对照品、异鼠李素对照品参照物峰的保留时间相对应。

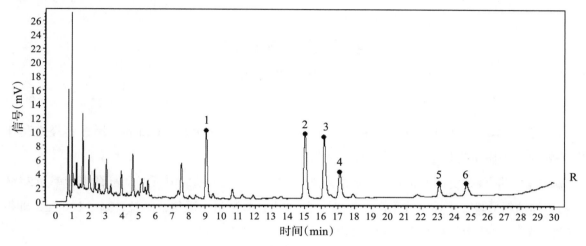

对照特征图谱

峰1：咖啡酸甲酯；峰2：对香豆酸甲酯；峰3：槲皮素；

峰5：山奈素；峰6：异鼠李素

色谱柱：EORBAX Edipse plus C18；2.1 mm×100 mm，1.8 μm

【检查】 应符合颗粒剂项下有关的各项规定（中国药典2020年版 通则0104）。

【浸出物】 照醇溶性浸出物测定法（中国药典2020年版 通则2201）项下的热浸法测定，以乙醇作溶剂，不得少于12.0%。

【含量测定】 照高效液相色谱法（中国药典2020年版 通则0512）测定。

色谱条件与系统适用性试验 以十八烷基硅烷键合硅胶为填充剂（柱长为150 mm，内径为2.1 mm，粒径为1.8 μm）；以甲醇-0.1%磷酸溶液（45：55）为流动相；检测波长为360 nm。理论板数按槲皮素计算应不低于3000。

对照品溶液的制备 取槲皮素对照品、山奈素对照品、异鼠李素对照品适量，精密称定，加甲醇制成每1 ml含槲皮素38 μg、山奈素10 μg、异鼠李素15 μg的混合溶液，即得。

供试品溶液的制备 取本品适量，研细，取约0.25 g，精密称定，置具塞锥形瓶中，精密加入甲醇-25%盐酸溶液（4：1）混合溶液25 ml，密塞，称定重量，加热回流1.5小时，放冷，再称定重量，用甲醇-25%盐酸溶液（4：1）混合溶液补足减失的重量，摇匀，滤过，取续滤液，即得。

测定法 分别精密吸取对照品溶液1 μl与供试品溶液各2 μl，注入液相色谱仪，测定，即得。

本品每1 g含槲皮素（$C_{15}H_{10}O_7$）、山奈素（$C_{15}H_{10}O_6$）和异鼠李素（$C_{16}H_{12}O_7$）的总量应为0.60 mg～7.0 mg。

【规格】 每1 g配方颗粒相当于饮片3 g

【贮藏】 密封。

甘肃省药品监督管理局
中药配方颗粒标准

标准号：PFKLBZ-064-2021

金荞麦配方颗粒
Jinqiaomai Peifangkeli

【来源】　本品为蓼科植物金荞麦 *Fagopyrum dibotrys*（D.Don）Hara 的干燥根茎经炮制并按标准汤剂的主要质量指标加工制成的配方颗粒。

【制法】　取金荞麦饮片 8500 g，加水煎煮，滤过，滤液浓缩成清膏（干浸膏出膏率为 5.9%～11.8%），加辅料适量，干燥（或干燥，粉碎），再加入辅料适量，混匀，制粒，制成 1000 g，即得。

【性状】　本品为红棕色至深棕色的颗粒；气微，味苦微涩。

【鉴别】　取本品 0.5 g，研细，加甲醇 20 ml，超声处理 30 分钟，滤过，滤液蒸干，残渣加甲醇 1 ml 使溶解，作为供试品溶液。另取金荞麦对照药材 2 g，加水 50 ml，加热回流 30 分钟，滤过，滤液蒸干，残渣加甲醇 20 ml，同法制成对照药材溶液。再取表儿茶素对照品，加甲醇制成每 1 ml 含 0.5 mg 的溶液，作为对照品溶液。照薄层色谱法（中国药典 2020 年版 通则 0502）试验，吸取上述三种溶液各 10 μl，分别点于同一硅胶 G 薄层板上，以甲苯-乙酸乙酯-甲醇-甲酸（1：2：0.2：0.1）为展开剂，展开，取出，晾干，喷以 10% 磷钼酸乙醇试液，在 105 ℃加热至斑点显色清晰。供试品色谱中，在与对照药材色谱和对照品色谱相应的位置上，显相同颜色的斑点。

【特征图谱】　照高效液相色谱法（中国药典 2020 年版 通则 0512）测定。

色谱条件与系统适用性试验　以十八烷基硅烷键合硅胶为填充剂（柱长为 100 mm，内径为 2.1 mm，粒径为 1.8 μm）；以乙腈为流动相 A，以 0.1% 磷酸溶液为流动相 B，按下表中的规定进行梯度洗脱；流速为每分钟 0.30 ml；柱温为 20 ℃；检测波长为 210 nm。理论板数按表儿茶素峰计算应不低于 3000。

时间（分钟）	流动相A（%）	流动相B（%）
0～6	10	90
6～8	10→12	90→88
8～11	12→18	88→82
11～17	18→20	82→80
17～23	20→23	80→77
23～28	23→40	77→60
28～30	40	60

参照物溶液的制备 取金荞麦对照药材2 g，置具塞锥形瓶中，加水50 ml，煎煮30分钟，放冷，摇匀，滤过，精密量取上清液5 ml，加于聚酰胺柱（30～60目，内径为1 cm，柱长为15cm，湿法装柱）上，以水50 ml洗脱，弃去水液，再用乙醇200 ml洗脱，收集洗脱液，减压浓缩（50～70 ℃）至近干，残渣用乙腈-水（10：90）混合溶液溶解，转移至10 ml量瓶中，加乙腈-水（10：90）混合溶液稀释至刻度，摇匀，滤过，取续滤液，作为对照药材参照物溶液。另取原儿茶酸对照品、儿茶素对照品、原花青素B$_2$对照品、表儿茶素对照品适量，精密称定，分别加甲醇制成每1 ml含原儿茶酸30 μg、儿茶素50 μg、原花青素B$_2$ 50 μg、表儿茶素50 μg的溶液，作为对照品参照物溶液。

供试品溶液的制备 同［含量测定］项。

测定法 分别精密吸取参照物溶液和供试品溶液各2 μl，注入液相色谱仪，测定，即得。

供试品色谱中应呈现4个特征峰，并应与对照药材参照物色谱中的4个特征峰的保留时间相对应。峰1、峰2、峰3和峰4应分别与相应对照品参照物峰的保留时间相对应。

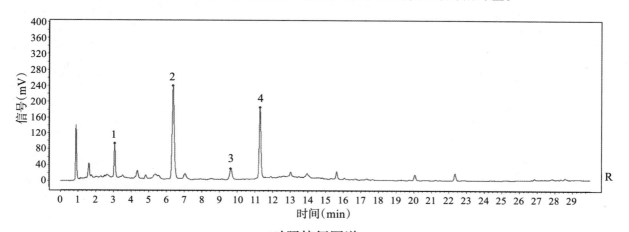

对照特征图谱

峰1：原儿茶酸；峰2：儿茶素；峰3：原花青素B$_2$；峰4：表儿茶素

色谱柱：HSS T3；2.1 mm×100 mm，1.8 μm

【检查】 应符合颗粒剂项下有关的各项规定（中国药典2020年版 通则0104）。

【浸出物】 照醇溶性浸出物测定法（中国药典2020年版 通则2201）项下的热浸法测定，用乙醇作溶剂，不得少于8.0%。

【含量测定】 照高效液相色谱法（中国药典2020年版 通则0512）测定。

色谱条件与系统适用性试验 以十八烷基硅烷键合硅胶为填充剂（柱长为100 mm，内径为2.1 mm，粒径为1.8 μm）；以乙腈-0.004%磷酸溶液（10：90）为流动相；检测波长为280 nm。理论板数按表儿茶素峰计算应不低于6000。

对照品溶液的制备 取表儿茶素对照品适量，精密称定，加流动相制成每1 ml含25 μg的溶液，即得。

供试品溶液的制备 取本品适量，研细，取约1 g，精密称定，置具塞锥形瓶中，精密加入稀乙醇50 ml，密塞，称定重量，超声处理（功率250 W，频率50 kHz）30分钟，放冷，再称定重量，用稀乙醇补足减失的重量，摇匀，滤过，精密量取续滤液25 ml，减压浓缩（50～70 ℃）

至近干，残渣加乙腈-水（10：90）混合溶液分次洗涤，洗液转移至10 ml量瓶中，加乙腈-水（10：90）混合溶液至刻度，摇匀，离心，精密量取上清液5 ml，加于聚酰胺柱（30～60目，内径为1.0 cm，柱长为15 cm，湿法装柱）上，以水50 ml洗脱，弃去水液，再用乙醇200 ml洗脱，收集洗脱液，减压浓缩（50～70 ℃）至近干，残渣用乙腈-水（10：90）混合溶液溶解，转移至10 ml量瓶中，加乙腈-水（10：90）混合溶液稀释至刻度，摇匀，滤过，取续滤液，即得。

测定法　分别精密吸取对照品溶液与供试品溶液各2 µl，注入液相色谱仪，测定，即得。

本品每1 g含表儿茶素（$C_{15}H_{14}O_6$）应为0.3 mg～3.5 mg。

【规格】　每1 g配方颗粒相当于饮片8.5 g

【贮藏】　密封。

甘肃省药品监督管理局
中药配方颗粒标准

标准号：PFKLBZ-017-2021

金樱子配方颗粒
Jinyingzi Peifangkeli

【来源】　本品为蔷薇科植物金樱子 *Rosa laevigata* Michx. 的干燥成熟果实经炮制并按标准汤剂的主要质量指标加工制成的配方颗粒。

【制法】　取金樱子饮片3000 g，加水煎煮，滤过，滤液浓缩成清膏（干浸膏出膏率为17%～32%），加入辅料适量，干燥（或干燥，粉碎），再加入辅料适量，混匀，制粒，制成1000 g，即得。

【性状】　本品为黄棕色至棕红色的颗粒；气微，味微酸而涩。

【鉴别】　取本品2 g，加水25 ml使溶解，用乙酸乙酯振摇提取2次，每次30 ml，合并乙酸乙酯液，蒸干，残渣加甲醇1 ml溶解，作为供试品溶液。另取金樱子对照药材4 g，加水100 ml，煮沸30分钟，滤过，滤液浓缩至25 ml，用乙酸乙酯振摇提取，同法制成对照药材溶液。照薄层色谱法（中国药典2020年版 通则0502）试验，吸取上述两种溶液各10 μl，分别点于同一硅胶G薄层板上，以三氯甲烷-乙酸乙酯-甲醇-甲酸（5∶5∶1∶0.1）为展开剂，展开，取出，晾干，喷以10%硫酸乙醇溶液，在105 ℃加热至斑点显色清晰。供试品色谱中，在与对照药材色谱相应的位置上，显相同颜色的斑点。

【特征图谱】　照高效液相色谱法（中国药典2020年版 通则0512）测定。

色谱条件与系统适用性试验　同［含量测定］项。

参照物溶液的制备　取金樱子对照药材约0.3 g，置具塞锥形瓶中，加入50%甲醇20 ml，加热回流30分钟，放冷，摇匀，滤过，取续滤液，作为对照药材参照物溶液。另取［含量测定］项下对照品溶液，作为对照品参照物溶液。

供试品溶液的制备　同［含量测定］项。

测定法　分别精密吸取参照物溶液与供试品溶液各1 μl，注入液相色谱仪，测定，即得。

供试品色谱中应呈现4个特征峰，并应与对照药材参照物色谱中的4个特征峰保留时间相对应，其中峰3应与对照品参照物峰的保留时间相一致。

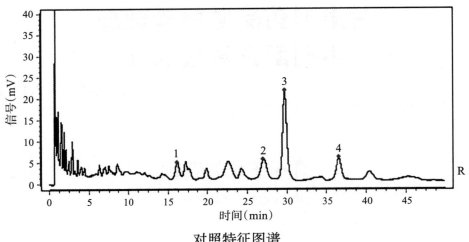

对照特征图谱

峰3：儿茶素

色谱柱：HSS T3；2.1 mm×100 mm，1.8 μm

【检查】 应符合颗粒剂项下有关的各项规定（中国药典2020年版 通则0104）。

【浸出物】 取本品研细，取约2 g，精密称定，精密加入乙醇100 ml，照醇溶性浸出物测定法（中国药典2020年版 通则2201）项下的热浸法测定，不得少于13.0%。

【含量测定】 照高效液相色谱法（中国药典2020年版 通则0512）测定。

色谱条件与系统适用性试验 以十八烷基硅烷键合硅胶为填充剂（柱长为100 mm，内径为2.1 mm，粒径为1.8 μm）；以甲醇-0.05%磷酸（4∶96）为流动相；流速为每分钟0.35 ml；柱温为40 ℃；检测波长为202 nm。理论板数按儿茶素峰计算应不低于6000。

对照品溶液的制备 取儿茶素对照品适量，精密称定，加甲醇制成每1 ml含20 μg的溶液，即得。

供试品溶液的制备 取本品适量，研细，取约0.1 g，置具塞锥形瓶中，精密加入50%甲醇10 ml，称定重量，超声处理（功率200 W，频率40 kHz）30分钟，放冷，再称定重量，用50%甲醇补足减失的重量，摇匀，滤过，取续滤液，即得。

测定法 分别精密吸取对照品溶液与供试品溶液各1 μl，注入液相色谱仪，测定，即得。

本品每1 g含儿茶素（$C_{15}H_{14}O_6$）应为0.2 mg～3.0 mg。

【规格】 每1 g配方颗粒相当于饮片3 g

【贮藏】 密封。

甘肃省药品监督管理局
中药配方颗粒标准

标准号：PFKLBZ-042-2021

胡黄连配方颗粒
Huhuanglian Peifangkeli

【来源】 本品为玄参科植物胡黄连 *Picrorhiza scrophulariiflora* Pennell 的干燥根茎经炮制并按标准汤剂的主要质量指标加工制成的配方颗粒。

【制法】 取胡黄连饮片 2500 g，加水煎煮，滤过，滤液浓缩成清膏（干浸膏出膏率为 30%～40%），加入辅料适量，干燥（或干燥，粉碎），加入辅料适量，混匀，制粒，制成 1000 g，即得。

【性状】 本品为棕黄色至棕褐色的颗粒；气微，味极苦。

【鉴别】 取本品 1 g，研细，加甲醇 20 ml，超声处理 30 分钟，滤过，滤液蒸干，残渣加甲醇 1 ml 使溶解，作为供试品溶液。另取胡黄连对照药材 0.5 g，加水 50 ml，加热煮沸 30 分钟，过滤，滤液蒸干，残渣自"加甲醇 20 ml"，同法制成对照药材溶液。取香草酸、肉桂酸对照品适量，加甲醇分别制成每 1 ml 含香草酸对照品、肉桂酸对照品各 1 mg 的溶液，作为对照品溶液。照薄层色谱法（中国药典 2020 年版 通则 0502）试验，吸取上述供试品溶液 2 μl，对照药材溶液 4 μl，对照品溶液 1 μl，点于同一硅胶 GF$_{254}$ 薄层板上，以正己烷-乙醚-冰醋酸（5：10：0.1）为展开剂，展开，取出，晾干，置紫外灯（254 nm）下检视。供试品色谱中，在与对照药材色谱及对照品色谱相应的位置上，显相同颜色的斑点。

【特征图谱】 照高效液相色谱法（中国药典 2020 年版 通则 0512）测定。

色谱条件与系统适用性试验 以十八烷基硅烷键合硅胶为填充剂（柱长为 250 mm，内径为 4.6 mm，粒径为 5 μm）；以乙腈为流动相 A，0.5% 醋酸溶液为流动相 B，按下表中的规定进行梯度洗脱；流速为每分钟 1.0 ml，柱温为 35 ℃；检测波长为 275 nm。理论板数按胡黄连苷 I 计算应不低于 5000。

时间（分钟）	流动相 A（%）	流动相 B（%）
0～6	8→10	92→90
6～10	10→11	90→89
10～25	11→13	89→87
25～50	13→15	87→85

时间（分钟）	流动相A(%)	流动相B(%)
50～65	15	85
65～72	15→18	85→82
72～92	18→23	82→77
92～102	23	77
102～105	23→8	77→92
105～110	8	92

参照物溶液的制备 取胡黄连对照药材0.25 g，精密称定，置具塞锥形瓶中，加水50 ml，加热回流45分钟，滤过，滤液蒸干；精密加入甲醇25 ml，密塞，超声处理（功率250 W，频率53 kHz）30分钟，取出，放冷，滤过，取续滤液，作为对照药材参照物溶液。另取胡黄连苷Ⅰ、胡黄连苷Ⅱ对照品适量，精密称定，加甲醇制成每1 ml分别含胡黄连苷Ⅰ0.3 mg、胡黄连苷Ⅱ0.7 mg的溶液，作为对照品参照物溶液。

供试品溶液的制备 取本品适量，研细，取约0.1 g，精密称定，置具塞锥形瓶中，加入甲醇25 ml，密塞，超声处理（功率250 W，频率53 kHz）30分钟，取出，放冷，滤过，取续滤液，即得。

测定法 分别精密吸取参照物溶液与供试品溶液各10 μl，注入液相色谱仪，测定，即得。

供试品色谱中应呈现18个特征峰，并应与对照药材参照物色谱中的18个特征峰相对应，其中峰12、峰15应分别与相应的对照品参照峰的保留时间相对应。

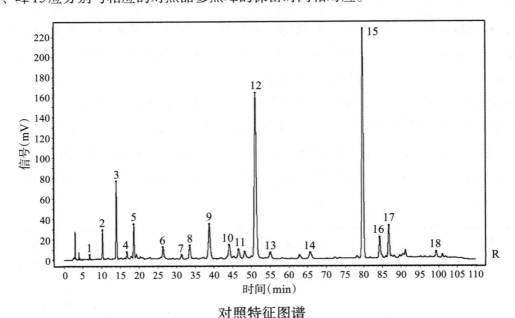

对照特征图谱

峰2：云杉苷；峰3：草夹竹桃苷；峰5：香草酸；峰8：香草乙酮；峰9：胡黄连苷Ⅳ；

峰10：胡黄连苷Ⅲ；峰12：胡黄连苷Ⅱ；峰15：胡黄连苷Ⅰ；峰16：6-阿魏酰梓醇

色谱柱：Intersustain C18；4.6 mm×250 mm，5 μm

【检查】　应符合颗粒剂项下有关的各项规定（中国药典2020年版　通则0104）。

【浸出物】　取本品适量，研细，取约2 g，精密称定，精密加入乙醇100 ml，照醇溶性浸出物测定法（中国药典2020年版　通则2201）项下的热浸法测定，不得少于41.0%。

【含量测定】　照高效液相色谱法（中国药典2020年版　通则0512）测定。

色谱条件与系统适用性试验　以十八烷基硅烷键合硅胶（柱长为250 mm，内径为4.6 mm，粒径为5 μm）为填充剂；以甲醇-水-磷酸（35∶65∶0.1）为流动相；检测波长为275 nm。理论板数按胡黄连苷Ⅱ峰计算应不低于3000。

对照品溶液的制备　取胡黄连苷Ⅰ对照品、胡黄连苷Ⅱ对照品适量，精密称定，加甲醇制成每1 ml各含40 μg的混合溶液，即得。

供试品溶液的制备　取本品适量，研细，取约0.05 g，精密称定，置具塞锥形瓶中，精密加入甲醇100 ml，称定重量，超声处理（功率250 W，频率53 kHz）30分钟，放冷，再称定重量，用甲醇补足减失的重量，摇匀，滤过，取续滤液，即得。

测定法　分别精密吸取对照品溶液与供试品溶液各10 μl，注入液相色谱仪，测定，即得。

每1 g含胡黄连苷Ⅰ（$C_{24}H_{28}O_{11}$）和胡黄连苷Ⅱ（$C_{23}H_{28}O_{13}$）的总量应为101.0 mg～212.0 mg。

【规格】　每1 g配方颗粒相当于饮片2.5 g

【贮藏】　密封。

甘肃省药品监督管理局
中药配方颗粒标准

标准号：PFKLBZ-034-2021

荔枝核配方颗粒
Lizhihe Peifangkeli

【来源】　本品为无患子科植物荔枝 *Litchi chinensis* Sonn. 的干燥成熟种子经炮制并按标准汤剂的主要质量指标加工制成的配方颗粒。

【制法】　取荔枝核饮片 6500 g，加水煎煮，滤过，滤液浓缩成清膏（干浸膏出膏率为 8%～15%），加辅料适量，干燥（或干燥，粉碎），再加辅料适量，混匀，制粒，制成 1000 g，即得。

【性状】　本品为浅红棕色至棕色的颗粒；气微，味微苦涩。

【鉴别】　取本品 1 g，研细，加水 25 ml，微热使溶解，放冷，用乙酸乙酯振摇提取 2 次，每次 30 ml，合并乙酸乙酯液，蒸干，残渣加甲醇 1 ml 使溶解，作为供试品溶液。另取荔枝核对照药材 2 g，加水 50 ml，煎煮 30 分钟，滤过，滤液浓缩至约 25 ml，加乙酸乙酯 25 ml，同法制成对照药材溶液。再取原儿茶酸对照品，加甲醇制成每 1 ml 含 0.5 mg 的溶液，作为对照品溶液。照薄层色谱法（中国药典 2020 年版　通则 0502）试验，吸取上述三种溶液各 5 μl，分别点于同一硅胶 GF$_{254}$ 薄层板上，以三氯甲烷-乙酸乙酯-甲苯-甲酸（5∶6∶3∶1）为展开剂，展开，取出，晾干，置紫外光灯（254 nm）下检视。供试品色谱中，在与对照药材色谱和对照品色谱相应的位置上，显相同颜色的斑点。

【特征图谱】　照高效液相色谱法（中国药典 2020 年版　通则 0512）测定。

色谱条件与系统适用性试验　以十八烷基硅烷键合硅胶为填充剂（柱长为 100 mm，内径为 2.1 mm，粒径为 1.8 μm）；以乙腈流动相 A，以 0.1% 甲酸溶液为流动相 B，按下表中的规定进行梯度洗脱；流速为每分钟 0.30 ml；检测波长在 0～8 分钟为 260 nm，8.01～19 分钟为 300 nm。理论板数按原儿茶酸峰计算应不低于 3000。

时间（分钟）	流动相A(%)	流动相B(%)
0～5	3	97
5～6	3→9	97→91
6～12	9→15	91→85
12～19	15→25	85→75
19～20	25→3	75→97
25	3	97

参照物溶液的制备　取荔枝核对照药材 1 g，置具塞锥形瓶中，加入水 15 ml，加热回流 1 小时，放冷，滤过，取续滤液，作为对照药材参照物溶液。另取原儿茶酸对照品适量，精密称定，加 50% 甲醇制成每 1 ml 含 15 μg 的溶液，作为对照品参照物溶液。

供试品溶液的制备　同〔含量测定〕项下。

测定法　分别精密吸取参照物溶液与供试品溶液各 1 μl，注入液相色谱仪，测定，即得。

供试品色谱中应呈现 5 个特征峰，并应与对照药材参照物色谱中的 5 个特征峰相对应，其中峰 2 应与原儿茶酸对照品参照物峰的保留时间相一致。

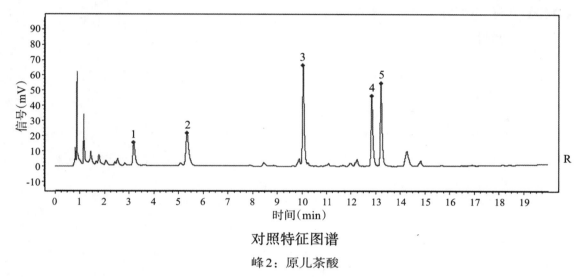

对照特征图谱

峰 2：原儿茶酸

色柱谱：EclipsePlus C18；2.1 mm×100 mm，1.8 μm

【检查】　应符合颗粒剂项下有关的各项规定（中国药典 2020 年版　通则 0104）。

【浸出物】　照醇溶性浸出物测定法（中国药典 2020 年版　通则 2201）项下的热浸法测定，用乙醇作溶剂，不得少于 20.0%。

【含量测定】　照高效液相色谱法（中国药典 2020 年版　通则 0512）测定。

色谱条件与系统适用性试验　以十八烷基硅烷键合硅胶为填充剂（柱长为 100 mm，内径为 2.1 mm，粒径为 1.8 μm）；以乙腈流动相 A，以 0.1% 甲酸溶液为流动相 B，按下表中的规定进行梯度洗脱；流速为每分钟 0.30 ml；检测波长为 260 nm。理论板数按原儿茶酸峰计算应不低于 3000。

时间（分钟）	流动相 A（%）	流动相 B（%）
0～5	3	97
5～6	3→9	97→91
6～12	9→15	91→85
12～19	15→25	85→75
19～20	25→3	75→97
25	3	97

对照品溶液的制备　取原儿茶酸对照品适量，精密称定，加50%甲醇制成每1 ml含15 μg的溶液，即得。

供试品溶液的制备　取本品适量，研细，取约0.2 g，精密称定，置具塞锥形瓶中，精密加入50%甲醇15 ml，密塞，称定重量，超声处理（功率250 W，频率40 kHz）30分钟，放冷，再称定重量，用50%甲醇补足减失的重量，摇匀，滤过，取续滤液，即得。

测定法　分别精密吸取对照品溶液与供试品溶液各1 μl，注入液相色谱仪，测定，即得。

本品每1 g含原儿茶酸（$C_7H_6O_4$）应为0.50 mg～2.5 mg。

【规格】　每1 g配方颗粒相当于6.5 g饮片

【贮藏】　密封。

甘肃省药品监督管理局
中药配方颗粒标准

标准号：PFKLBZ-121-2021

盐荔枝核配方颗粒
Yanlizhihe Peifangkeli

【来源】　本品为无患子科植物荔枝 Litchi chinensis Sonn. 的干燥成熟种子经炮制并按标准汤剂的主要质量指标加工制成的配方颗粒。

【制法】　取盐荔枝核饮片 6000 g，加水煎煮，滤过，滤液浓缩成清膏（干浸膏出膏率为 9%～16%），加辅料适量，干燥（或干燥，粉碎），再加辅料适量，混匀，制粒，制成 1000 g，即得。

【性状】　本品为浅红棕色至棕色的颗粒；气微，味微咸、微苦涩。

【鉴别】　取本品 1 g，研细，加水 25 ml，微热使溶解，放冷，用乙酸乙酯振摇提取 2 次，每次 30 ml，合并乙酸乙酯液，蒸干，残渣加甲醇 1 ml 使溶解，作为供试品溶液。另取荔枝核对照药材 2 g，加水 50 ml，煎煮 30 分钟，滤过，滤液浓缩至约 25 ml，加乙酸乙酯 25 ml，同法制成对照药材溶液。再取原儿茶酸对照品，加甲醇制成每 1 ml 含 0.5 mg 的溶液，作为对照品溶液。照薄层色谱法（中国药典 2020 年版　通则 0502）试验，吸取上述三种溶液各 5 μl，分别点于同一硅胶 GF$_{254}$ 薄层板上，以三氯甲烷-乙酸乙酯-甲苯-甲酸（5：6：3：1）为展开剂，展开，取出，晾干，置紫外光灯（254 nm）下检视。供试品色谱中，在与对照药材色谱和对照品色谱相应的位置上，显相同颜色的斑点。

【特征图谱】　照高效液相色谱法（中国药典 2020 年版　通则 0512）测定。

色谱条件与系统适用性试验　以十八烷基硅烷键合硅胶为填充剂（柱长为 100 mm，内径为 2.1 mm，粒径为 1.8 μm）；以乙腈流动相 A，以 0.1% 甲酸溶液为流动相 B，按下表中的规定进行梯度洗脱；流速为每分钟 0.30 ml；柱温为 30 ℃；检测波长在 0～8 分钟为 260 nm，8.01～25 分钟为 300 nm。理论板数按原儿茶酸峰计算应不低于 3000。

时间（分钟）	流动相 A（%）	流动相 B（%）
0～5	3	97
5～6	3→9	97→91
6～12	9→15	91→85
12～19	15→25	85→75
19～20	25→3	75→97
20～25	3	97

参照物溶液的制备　取荔枝核对照药材 1 g，置具塞锥形瓶中，加入水 15 ml，加热回流 1 小时，放冷，滤过，取续滤液，作为对照药材参照物溶液。另取原儿茶酸对照品，加 50% 甲醇制成每 1 ml 含 15 μg 的溶液，作为对照品参照物溶液。

供试品溶液的制备　同〔含量测定〕项下。

测定法　分别精密吸取参照物溶液与供试品溶液各 1 μl，注入液相色谱仪，测定，即得。

供试品色谱中应呈现 5 个特征峰，并应与对照药材参照物色谱中的 5 个特征峰相对应，其中峰 2 应与对照品参照物峰的保留时间相对应。

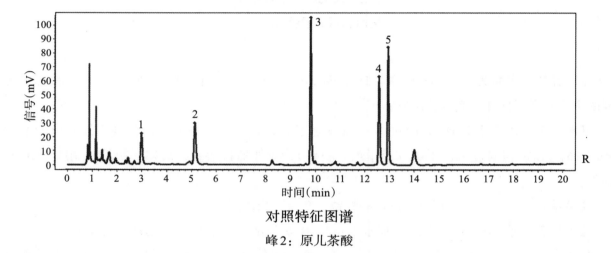

对照特征图谱

峰 2：原儿茶酸

色谱柱：EclipsePlus C18；2.1 mm×100 mm，1.8 μm

【检查】　应符合颗粒剂项下有关的各项规定（中国药典 2020 年版　通则 0104）。

【浸出物】　照醇溶性浸出物测定法（中国药典 2020 年版　通则 2201）项下的热浸法测定，用乙醇作溶剂，不得少于 25.0%。

【含量测定】　照高效液相色谱法（中国药典 2020 年版　通则 0512）测定。

色谱条件与系统适用性试验　以十八烷基硅烷键合硅胶为填充剂（柱长为 100 mm，内径为 2.1 mm，粒径为 1.8 μm）；以乙腈为流动相 A，以 0.1% 甲酸溶液为流动相 B，按下表中的规定进行梯度洗脱；流速为每分钟 0.30 ml；柱温为 30 ℃；检测波长为 260 nm。理论板数按原儿茶酸峰计算应不低于 3000。

时间（分钟）	流动相A(%)	流动相B(%)
0～5	3	97
5～6	3→9	97→91
6～12	9→15	91→85
12～19	15→25	85→75
19～20	25→3	75→97
20～25	3	97

对照品溶液的制备 取原儿茶酸对照品适量，精密称定，加50%甲醇制成每1 ml含15 μg的溶液，摇匀，即得。

供试品溶液的制备 取本品适量，研细，取约0.2 g，精密称定，置具塞锥形瓶中，精密加入50%甲醇15 ml，密塞，称定重量，超声处理（功率250 W，频率40 kHz）30分钟，放冷，再称定重量，用50%甲醇补足减失的重量，摇匀，滤过，取续滤液，即得。

测定法 分别精密吸取对照品溶液与供试品溶液各1 μl，注入液相色谱仪，测定，即得。

本品每1 g含原儿茶酸（$C_7H_6O_4$）应为0.50 mg～3.0 mg。

【规格】 每1 g配方颗粒相当于饮片6 g

【贮藏】 密封。

甘肃省药品监督管理局
中药配方颗粒标准

标准号：PFKLBZ-146-2022

南五味子配方颗粒
Nanwuweizi Peifangkeli

【来源】 本品为木兰科植物华中五味子 Schisandra sphenanthera Rehd.et Wils. 的干燥成熟果实经炮制并按标准汤剂的主要质量指标加工制成的配方颗粒。

【制法】 取南五味子饮片3000 g，加水煎煮，滤过，滤液浓缩成清膏（干浸膏出膏率为22%～30%），加入辅料适量，干燥（或干燥，粉碎），再加入辅料适量，混匀，制粒，制成1000 g，即得。

【性状】 本品为棕红色至暗棕色的颗粒；气微，味微酸。

【鉴别】 取本品适量，研细，取2.0 g，加乙醇10 ml，超声处理30分钟，滤过蒸干，残渣加乙醇1 ml使溶解，作为供试品溶液。另取南五味子对照药材1.0 g，同法制成对照药材溶液。再取五味子酯甲对照品和五味子甲素对照品，加乙醇分别制成每1 ml含1 mg的溶液，作为对照品溶液。照薄层色谱法（中国药典2020年版 通则0502）试验，吸取供试品溶液3 μl、对照药材溶液10 μl、对照品溶液各5 μl，条带状点样，分别点于同一硅胶GF_{254}薄层板上。以石油醚（60～90 ℃）-乙酸乙酯-甲酸（15：5：1）的上层溶液为展开剂，展开，取出，晾干，置紫外光（254 nm）下检视。供试品色谱中，在与对照药材色谱和对照品色谱相应的位置上，显相同颜色的斑点。

【特征图谱】 照高效液相色谱法（中国药典2020年版 通则0512）测定。

色谱条件与系统适用性试验 以十八烷基硅烷键合硅胶为填充剂（柱长为250 mm，内径为4.6 mm，粒径为5 μm），以乙腈为流动相A，以0.1%磷酸水溶液为流动相B，按下表中的规定进行梯度洗脱；柱温为35 ℃；检测波长为254 nm（40分钟前），215 nm（40分钟后）。理论板数按五味子酯甲峰计算应不低于2000。

时间（分钟）	流动相A(%)	流动相B液(%)
0～5	3	97
5～15	3→10	97→90
15～25	10→20	90→80
25～35	20→55	80→45

时间（分钟）	流动相A(%)	流动相B液(%)
35～55	55→65	45→35
55～63	65→100	35→0
63～67	100	0
67～68	100→3	0→97
68～75	3	97

参照物溶液的制备　取南五味子对照药材2.0 g，置具塞锥形瓶中，加水50 ml，加热回流30分钟，滤过，滤液蒸干，残渣加甲醇25 ml，超声处理（功率250 W，频率40 kHz）30分钟，放冷，滤过，取续滤液，作为对照药材参照物溶液。另取［含量测定］项下的对照品溶液，作为对照品参照物溶液。

供试品溶液的制备　同［含量测定］项。

测定法　分别精密吸取参照物溶液与供试品溶液各10 µl，注入液相色谱仪，测定，即得。

供试品色谱中应呈现8个特征峰，并应与对照药材参照物色谱中8个特征峰保留时间相对应，其中峰6应与相应对照品参照物峰的保留时间相对应。

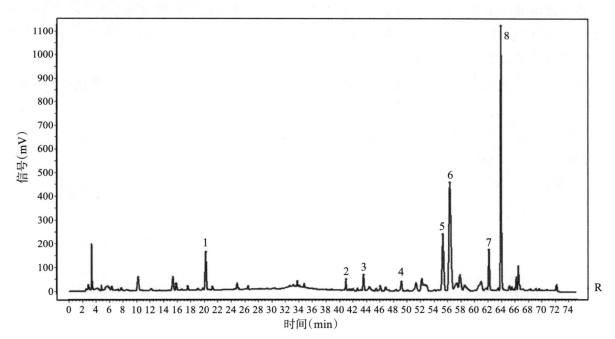

对照特征图谱

峰6：五味子酯甲；峰8：五味子甲素

色谱柱：AQ-inertSustain-C18；4.6 mm×250 mm，5 µm

【检查】　应符合颗粒剂项下有关的各项规定（中国药典2020年版　通则0104）。

【浸出物】　取本品适量，研细，取约2 g，精密称定，精密加入乙醇100 ml，照醇溶性浸出物测定法（中国药典2020年版 通则2201）项下的热浸法测定，不得少于26.0%。

【含量测定】 照高效液相色谱法（中国药典2020年版 通则0512）测定。

色谱条件与系统适用性试验 以十八烷基键合硅胶为填充剂；以水为流动相A，以乙腈为流动相B，以四氢呋喃为流动相C，按下表中的规定进行梯度洗脱；柱温为30 ℃；检测波长为254 nm。理论板数按五味子酯甲峰计算应不低于2000。

时间（分钟）	流动相A（%）	流动相B（%）	流动相C（%）
0～20	60	15	25
20～40	60→55	15→20	25
40～41	55→5	20→70	25
41～45	5→0	70→75	25
45～46	0→60	75→15	25
46～55	60	15	25

对照品溶液的制备 取五味子酯甲对照品适量，精密称定，加甲醇制成每1 ml含0.10 mg的溶液，即得。

供试品溶液的制备 取本品适量，研细，取约1.0 g，精密称定，置锥形瓶中，精密加入甲醇25 ml，称定重量，超声处理（功率250 W，频率40 kHz）30分钟，取出，放冷，再称定重量，加甲醇补足减失的重量，摇匀，滤过，取续滤液，即得。

测定法 分别精密吸取对照品溶液与供试品溶液各10 μl～25 μl，注入液相色谱仪，测定，即得。

本品每1 g含五味子酯甲（$C_{30}H_{32}O_9$）应为0.60 mg～1.8 mg。

【规格】 每1 g配方颗粒相当于饮片3 g

【贮藏】 密封。

甘肃省药品监督管理局
中药配方颗粒标准

标准号：PFKLBZ-069-2021

醋南五味子配方颗粒
Cunanwuweizi Peifangkeli

【来源】　本品为木兰科植物华中五味子 *Schisandra sphenanthera* Rehd. et Wils. 的干燥成熟果实经炮制并按标准汤剂的主要质量指标加工制成的配方颗粒。

【制法】　取醋南五味子饮片2600 g，加水煎煮，滤过，滤液浓缩成清膏（干浸膏出膏率为26%～35%），加入辅料适量，干燥（或干燥，粉碎），再加入辅料适量，混匀，制粒，制成1000 g，即得。

【性状】　本品为棕红色至暗棕色的颗粒；气微，味微酸。

【鉴别】　取本品适量，研细，取2.0 g，加乙醇10 ml，超声处理30分钟，滤过蒸干，残渣加乙醇1 ml使溶解，作为供试品溶液。另取南五味子对照药材1.0 g，同法制成对照药材溶液。再取五味子酯甲对照品和五味子甲素对照品，加乙醇分别制成每1 ml含1 mg的溶液，作为对照品溶液。照薄层色谱法（中国药典2020年版 通则0502）试验，吸取供试品溶液3 μl、对照药材溶液10 μl、上述对照品溶液各5 μl，条带状点样，点于同一硅胶GF$_{254}$薄层板上。以石油醚（60～90 ℃）-乙酸乙酯-甲酸（15∶5∶1）的上层溶液为展开剂，展开，取出，晾干，置紫外光（254 nm）下检视。供试品色谱中，在与对照药材色谱和对照品色谱相应的位置上，显相同颜色的斑点。

【特征图谱】　照高效液相色谱法（中国药典2020年版 通则0512）测定。

色谱条件与系统适用性试验　以十八烷基硅烷键合硅胶为填充剂（柱长为250 mm，内径为4.6 mm，粒径为5 μm）；以乙腈为流动相A，以0.1%磷酸水溶液为流动相B，按下表中的规定进行梯度洗脱；柱温为35 ℃；检测波长为254 nm（40分钟前），215 nm（40分钟后）；理论板数按五味子酯甲峰计算应不低于2000。

时间（分钟）	流动相A（%）	流动相B（%）
0～5	3	97
5～15	3→10	97→90
15～25	10→20	90→80
25～35	20→55	80→45

时间(分钟)	流动相A(%)	流动相B(%)
35～55	55→65	45→35
55～63	65→100	35→0
63～67	100	0
67～68	100→3	0→97
68～75	3	97

参照物溶液的制备 取南五味子对照药材2 g，置具塞锥形瓶中，加水50 ml，加热回流30分钟，滤过，滤液蒸干，残渣加甲醇25 ml超声处理（功率250 W，频率40 kHz）30分钟，摇匀，滤过，取续滤液，作为对照药材参照物溶液。另取〔含量测定〕项下的对照品溶液，作为对照品参照物溶液。

供试品溶液的制备 同〔含量测定〕项。

测定法 分别精密吸取参照物溶液与供试品溶液各10 µl，注入液相色谱仪，测定，即得。

供试品色谱中应呈现8个特征峰，并应与对照药材参照物色谱中8个特征峰的相对保留时间相对应，其中峰6应与对照品参照物峰的保留时间相对应。

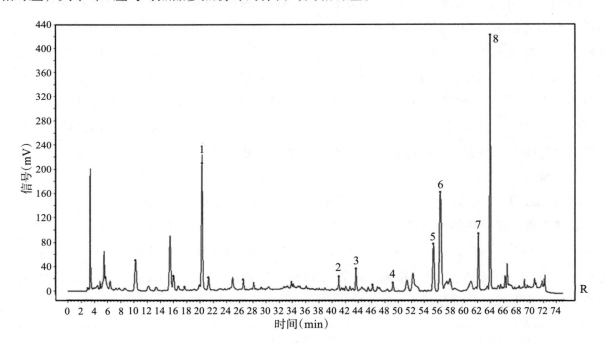

对照特征图谱

峰6：五味子酯甲；峰8：五味子甲素

色谱柱：AQ-inertSustain-C$_{18}$；4.6 mm×250 mm，5 µm

【检查】 应符合颗粒剂项下有关的各项规定（中国药典2020年版 通则0104）。

【浸出物】 取本品适量，研细，取约2 g，精密称定，精密加入乙醇100 ml，照醇溶性浸出物测定法（中国药典2020年版 通则2201）项下的热浸法测定，不得少于26.0%。

【含量测定】　照高效液相色谱法（中国药典2020年版 通则0512）测定。

色谱条件与系统适用性试验　以十八烷基硅烷键合硅胶为填充剂；以水为流动相A，以乙腈为流动相B，以四氢呋喃为流动相C，按下表中的规定进行梯度洗脱；柱温为30℃；检测波长为254 nm。理论板数按五味子酯甲峰计算应不低于2000。

时间(分钟)	流动相A(%)	流动相B(%)	流动相C(%)
0～20	60	15	25
20～40	60→55	15→20	25
40～41	55→5	20→70	25
41～45	5→0	70→75	25
45～46	0→60	75→15	25
46～55	60	15	25

对照品溶液的制备　取五味子酯甲对照品适量，精密称定，加甲醇制成每1 ml含五味子酯甲0.10 mg的溶液，即得。

供试品溶液的制备　取本品适量，研细，取约1.0 g，精密称定，置锥形瓶中，精密加入甲醇25 ml，称定重量，超声处理（功率250 W，频率40 kHz）30分钟，取出，放冷，再称定重量，加甲醇补足减失的重量，摇匀，滤过，取续滤液，即得。

测定法　分别精密吸取对照品溶液与供试品溶液各10 μl～25 μl，注入液相色谱仪，测定，即得。

本品每1 g含五味子酯甲（$C_{30}H_{32}O_9$）应为0.60 mg～1.75 mg。

【规格】　每1 g配方颗粒相当于饮片2.6 g

【贮藏】　密封。

甘肃省药品监督管理局
中药配方颗粒标准

标准号：PFKLBZ-029-2021

枳实（甜橙）配方颗粒
Zhishi（tiancheng）Peifangkeli

【来源】　本品为芸香科植物甜橙 *Citrus sinensis* Osbeck 的干燥幼果经炮制并按标准汤剂的主要质量指标加工制成的配方颗粒。

【制法】　取枳实（甜橙）饮片4000 g，加水煎煮，滤过，滤液浓缩成清膏（干浸膏出膏率为13%～25%），加辅料适量，干燥，再加辅料适量，混匀，制粒，制成1000 g，分装，即得。

【性状】　本品为棕黄色至棕褐色的颗粒；气微，味微苦、微酸。

【鉴别】　取本品0.2 g，研细，加乙醇10 ml，超声处理20分钟，滤过，滤液蒸干，残渣加乙醇0.5 ml使溶解，作为供试品溶液。另取枳实（甜橙）对照药材0.5 g，加水50 ml，煮沸30分钟，滤过，滤液蒸干，残渣加乙醇10 ml，同法制成对照药材溶液。再取辛弗林对照品，加甲醇制成每1 ml含0.5 mg的溶液，作为对照品溶液。照薄层色谱法（中国药典2020年版 通则0502）试验，吸取上述三种溶液各2 μl～5 μl，分别点于同一硅胶G薄层板上，以正丁醇-冰醋酸-水（4∶1∶5）的上层溶液为展开剂，展开，取出，晾干，喷以0.5%茚三酮乙醇溶液，在105 ℃加热至斑点显色清晰。供试品色谱中，在与对照药材色谱和对照品色谱相应的位置上，显相同颜色的斑点。

【特征图谱】　照高效液相色谱法（中国药典2020年版 通则0512）测定。

色谱条件与系统适用性试验　以十八烷基硅烷键合硅胶为填充剂（柱长为100 mm，内径为2.1 mm，粒径为1.8 μm）；以甲醇为流动相A，以0.1%甲酸溶液为流动相B，按下表中的规定进行梯度洗脱；流速为每分钟0.25 ml；柱温为25 ℃；检测波长为320 nm。理论板数按橙皮苷峰计算应不低于5000。

时间(分钟)	流动相A(%)	流动相B(%)
0～13	28→60	72→40
13～15	60→77	40→23
15～19	77→95	23→5
19～21	95	5
21～22	95→28	5→72

参照物溶液的制备　取枳实（甜橙）对照药材0.2 g，精密称定，置具塞锥形瓶中，精密加

水25 ml，加热回流30分钟，放冷，再称定重量，用水补足减失的重量，摇匀，滤过，取续滤液，作为对照药材参照物溶液。另取橙皮苷对照品适量，精密称定，加70%甲醇制成每1 ml含50 μg的溶液，作为对照品参照物溶液。

供试品溶液的制备 取本品适量，研细，取约0.5 g，精密称定，置具塞锥形瓶中，精密加入甲醇25 ml，密塞，称定重量，超声处理（功率250 W，频率40 kHz）30分钟，放冷，再称定重量，用甲醇补足减失的重量，摇匀，滤过，取续滤液，即得。

测定法 分别精密吸取参照物溶液与供试品溶液各2 μl，注入液相色谱仪，测定，即得。

供试品特征图谱中应呈现9个特征峰，并应与对照药材参照物色谱中的9个特征峰相对应，其中峰4与对照品参照物色谱峰保留时间一致。

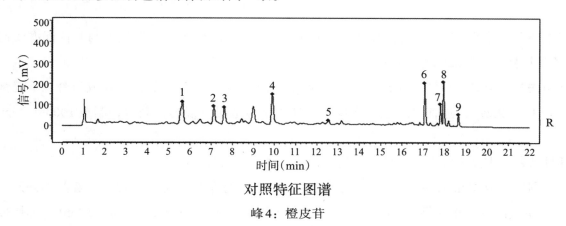

对照特征图谱

峰4：橙皮苷

色谱柱：HSS T3；2.1 mm×100 mm，1.8 μm

【检查】 应符合颗粒剂项下有关的各项规定（中国药典2020年版 通则0104）。

【浸出物】 照醇溶性浸出物测定法（中国药典2020年版 通则2201）项下的热浸法测定，用乙醇作溶剂，不得少于25.0%。

【含量测定】 照高效液相色谱法（中国药典2020年版 通则0512）测定。

色谱条件与系统适用性试验 以十八烷基硅烷键合硅胶为填充剂（柱长为150 mm，内径2.1 mm，粒径为1.6 μm）；以甲醇-磷酸二氢钾溶液（取磷酸二氢钾0.6 g，十二烷基磺酸钠1.0 g，冰醋酸1 ml，加水溶解并稀释至1000 ml）（50：50）为流动相；流速为每分钟0.30 ml；柱温为30 ℃；检测波长为275 nm。理论板数按辛弗林峰计算应不低于2000。

对照品溶液的制备 取辛弗林对照品适量，精密称定，加水制成每1 ml含辛弗林50 μg的溶液，摇匀，即得。

供试品溶液的制备 取装量差异项下本品适量，研细，取约0.2 g，精密称定，置具塞锥形瓶中，精密加入70%甲醇50 ml，密塞，称定重量，超声处理（功率250 W，频率40 kHz）30分钟，放冷，再称定重量，用70%甲醇补足减失的重量，摇匀，滤过，取续滤液，即得。

测定法 分别精密吸取对照品溶液与供试品溶液各2 μl，注入液相色谱仪，测定，即得。

本品每1 g含辛弗林（$C_9H_{13}NO_2$）应为8.0 mg～25.0 mg。

【规格】 每1 g配方颗粒相当于饮片4 g

【贮藏】 密封。

甘肃省药品监督管理局
中药配方颗粒标准

标准号：PFKLBZ-012-2021

麸炒枳实（甜橙）配方颗粒
Fuchaozhishi（tiancheng）Peifangkeli

【来源】　本品为芸香科植物甜橙 *Citrus sinensis* Osbeck 的干燥幼果经炮制并按标准汤剂的主要质量指标加工制成的配方颗粒。

【制法】　取麸炒枳实（甜橙）饮片 4000 g，加水煎煮，滤过，滤液浓缩成清膏（干浸膏出膏率为 13%～25%），加辅料适量，干燥，再加入辅料适量，混匀，制粒，制成 1000 g，分装，即得。

【性状】　本品为棕黄色至棕褐色的颗粒；气微，味微苦、微酸。

【鉴别】　取本品 0.2 g，研细，加乙醇 10 ml，超声处理 20 分钟，滤过，滤液蒸干，残渣加乙醇 0.5 ml 使溶解，作为供试品溶液。另取枳实（甜橙）对照药材 0.5 g，加水 50 ml，煮沸 30 分钟，滤过，滤液蒸干，残渣加乙醇 10 ml，同法制成对照药材溶液。再取辛弗林对照品，加甲醇制成每 1 ml 含 0.5 mg 的溶液，作为对照品溶液。照薄层色谱法（中国药典 2020 年版 通则 0502）试验，吸取上述三种溶液各 2 μl～5 μl，分别点于同一硅胶 G 薄层板上，以正丁醇-冰醋酸-水（4∶1∶5）的上层溶液为展开剂，展开，取出，晾干，喷以 0.5% 茚三酮乙醇溶液，在 105 ℃加热至斑点显色清晰。供试品色谱中，在与对照药材色谱和对照品色谱相应的位置上，显相同颜色的斑点。

【特征图谱】　照高效液相色谱法（中国药典 2020 年版 通则 0512）测定。

色谱条件与系统适用性试验　以十八烷基硅烷键合硅胶为填充剂（柱长为 100 mm，内径为 2.1 mm，粒径为 1.8 μm）；以甲醇为流动相A，以 0.1% 甲酸溶液为流动相B，按下表中的规定进行梯度洗脱；流速为每分钟 0.25 ml；柱温为 25 ℃；检测波长为 320 nm。理论板数按橙皮苷峰计算应不低于 5000。

时间（分钟）	流动相A(%)	流动相B(%)
0～13	28→60	72→40
13～15	60→77	40→23
15～19	77→95	23→5
19～21	95	5
21～22	95→28	5→72

参照物溶液的制备 取枳实（甜橙）对照药材0.2 g，置具塞锥形瓶中，加水25 ml，加热回流30分钟，放冷，摇匀，滤过，取续滤液，作为对照药材参照物溶液。另取橙皮苷对照品适量，精密称定，加70%甲醇制成每1 ml含50 μg的溶液，作为对照品参照物溶液。

供试品溶液的制备 取本品适量，研细，取约0.5 g，精密称定，置具塞锥形瓶中，精密加入50%甲醇25 ml，密塞，称定重量，超声处理（功率250 W，频率40 kHz）30分钟，放冷，再称定重量，用50%甲醇补足减失的重量，摇匀，滤过，取续滤液，即得。

测定法 分别精密吸取参照物溶液与供试品溶液各2 μl，注入液相色谱仪，测定，即得。

供试品色谱中应呈现9个特征峰，并应与对照药材参照物色谱中的9个特征峰相对应，其中峰4与对照品参照物色谱峰的保留时间一致。

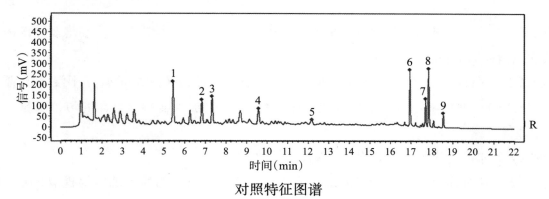

对照特征图谱

峰4：橙皮苷

色谱柱：HSS T3；2.1 mm×100 mm，1.8 μm

【检查】 应符合颗粒剂项下有关的各项规定（中国药典2020年版 通则0104）。

【浸出物】 照醇溶性浸出物测定法（中国药典2020年版 通则2201）项下的热浸法测定，用乙醇作溶剂，不得少于25.0%。

【含量测定】 照高效液相色谱法（中国药典2020年版 通则0512）测定。

色谱条件与系统适用性试验 以十八烷基硅烷键合硅胶为填充剂（柱长为150 mm，内径为2.1 mm，粒径为1.6 μm）；以甲醇-磷酸二氢钾溶液（取磷酸二氢钾0.6 g，十二烷基磺酸钠1.0 g，冰醋酸1 ml，加水溶解并稀释至1000 ml）（50：50）为流动相；流速为每分钟0.30 ml；柱温为30 ℃；检测波长为275 nm。理论板数按辛弗林峰计算应不低于2000。

对照品溶液的制备 取辛弗林对照品适量，精密称定，加水制成每1 ml含50 μg的溶液，摇匀，即得。

供试品溶液的制备 取本品适量，研细，取约0.2 g，精密称定，置具塞锥形瓶中，精密加入70%甲醇50 ml，密塞，称定重量，超声处理（功率250 W，频率40 kHz）30分钟，放冷，再称定重量，用70%甲醇补足减失的重量，摇匀，滤过，取续滤液，即得。

测定法 分别精密吸取对照品溶液与供试品溶液各2 μl，注入液相色谱仪，测定，即得。

本品每1 g含辛弗林（$C_9H_{13}NO_2$）应为8.0 mg～20.0 mg。

【规格】 每1 g配方颗粒相当于饮片4 g

【贮藏】 密封。

甘肃省药品监督管理局
中药配方颗粒标准

标准号：PFKLBZ-063-2021

枸杞子配方颗粒
Gouqizi Peifangkeli

【来源】　本品为茄科植物宁夏枸杞 Lycium barbarum L. 的干燥成熟果实经炮制并按标准汤剂主要质量指标加工制成的配方颗粒。

【制法】　取枸杞子饮片1200 g，加水煎煮，滤过，滤液浓缩成清膏（干浸膏出膏率为41.7%～58.3%），加辅料适量，干燥（或干燥，粉碎），再加入辅料适量，混匀，制粒，制成1000 g，即得。

【性状】　本品为浅黄色至棕黄色的颗粒；气微，味甜。

【鉴别】　取本品0.2 g，加水20 ml使溶解，滤过，滤液用乙酸乙酯振摇提取2次，每次15 ml，合并乙酸乙酯液，蒸干，残渣加甲醇1 ml使溶解，作为供试品溶液。另取枸杞子对照药材0.5 g，加水50 ml，煮沸20分钟，放冷，滤过，滤液浓缩至约20 ml，同法制成对照药材溶液。照薄层色谱法（中国药典2020年版　通则0502）试验，吸取供试品溶液10 μl，对照药材溶液5 μl，分别点于同一硅胶G薄层板上，以乙酸乙酯-三氯甲烷-甲酸（3：2：1）为展开剂，展开，取出，晾干，在紫外光（365 nm）下检视。供试品色谱中，在与对照药材色谱相应的位置上，显相同颜色的荧光斑点。

【特征图谱】　照高效液相色谱法（中国药典2020年版　通则0512）测定。

色谱条件与系统适用性试验　同果糖、D-葡萄糖、蔗糖总量［含量测定］项。

参照物溶液的制备　取枸杞子对照药材0.3 g，置具塞锥形瓶中，加入70%甲醇50 ml，超声处理（功率250 W，频率40 kHz）30分钟，摇匀，滤过，取续滤液，作为对照药材参照物溶液。另取果糖、D-葡萄糖、蔗糖总量［含量测定］项下对照品溶液，作为对照品参照物溶液。再取甜菜碱对照品，加70%甲醇制成每1 ml含1 mg的溶液，作为对照品参照物溶液。

供试品溶液的制备　同果糖、D-葡萄糖、蔗糖总量［含量测定］项。

测定法　分别精密吸取参照物溶液与供试品溶液各1 μl，注入液相色谱仪，测定，即得。

供试品色谱中应呈现7个特征峰，并与对照药材参照物色谱峰中的7个特征峰保留时间相对应；其中峰1、峰2、峰3、峰4、峰7应分别与相应对照品参照物峰的保留时间相对应。

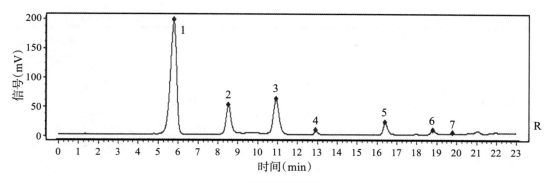

对照特征图谱

峰1：果糖；峰2、峰3：D-葡萄糖；峰4：甜菜碱；峰7：蔗糖

色谱柱：Poroshell 120 HILIC-Z；2.1 mm×100 mm，1.6 μm

【检查】 应符合颗粒剂项下有关的各项规定（中国药典2020年版 通则0104）。

【浸出物】 照醇溶性浸出物测定法项下的热浸法（中国药典2020年版 通则2201）测定，用乙醇作溶剂，不得少于25.0%。

【含量测定】 **甜菜碱** 照高效液相色谱法（中国药典2020年版 通则0512）测定。

色谱条件与系统适用性试验 以两性离子型亲水相互作用硅胶为填充剂（柱长为150 mm，内径为2.1 mm，粒径为1.6 μm）；以乙腈-醋酸铵溶液（0.02 mol/L的醋酸铵溶液用冰醋酸调节pH值至3）（86：14）为流动相；流速为每分钟0.40 ml；柱温为30 ℃；蒸发光散射检测器检测。理论板数按甜菜碱峰计算应不低于3000。

对照品溶液的制备 取甜菜碱对照品适量，精密称定，加甲醇制成每1 ml含甜菜碱160 μg的溶液，摇匀，即得。

供试品溶液的制备 取本品适量，研细，取约0.5 g，精密称定，置具塞锥形瓶中，精密加入50%甲醇50 ml，密塞，称定重量，超声处理（功率250 W，频率40 kHz）30分钟，放冷，再称定重量，用50%甲醇补足减失的重量，摇匀，滤过，取续滤液，即得。

测定法 分别精密吸取对照品溶液1 μl、2 μl，供试品溶液2 μl，注入液相色谱仪，测定，用外标两点法对数方程计算，即得。

本品每1 g含甜菜碱（$C_5H_{11}NO_2$）应为3.0 mg～25.0 mg。

果糖、D-葡萄糖、蔗糖总量 照高效液相色谱法（中国药典2020年版 通则0512）测定。

色谱条件与系统适用性试验 以两性离子型亲水相互作用硅胶为填充剂（柱长为100 mm，内径为2.1 mm，粒径为2.7 μm）；以乙腈为流动相A，以0.01 mol/L醋酸铵溶液（醋酸调pH值至4）为流动相B，以水为流动相C，按下表中的规定进行梯度洗脱；流速为每分钟0.30 ml；柱温为30 ℃；用蒸发光散射检测器检测。理论板数按果糖峰计算应不低于1000。

时间（分钟）	流动相A(%)	流动相B(%)	流动相C(%)
0～9	95	5	0
9～10	95→90	5→10	0

时间(分钟)	流动相A(%)	流动相B(%)	流动相C(%)
10～22	90→84	10→16	0
22～23	84	16	0
23～23.1	84	16→0	0→16
23.1～25	84	0	16
25～27	84→95	0	16→5
27～27.1	95	0→5	5→0
27.1～31	95	5	0

对照品溶液的制备　分别取果糖对照品、D-葡萄糖对照品、蔗糖对照品适量，精密称定，置量瓶中，加70%甲醇溶解并制成每1 ml含果糖8 mg、D-葡萄糖7 mg、蔗糖0.5 mg的混合溶液，即得。

供试品溶液的制备　取本品适量，研细，取约1 g，精密称定，置具塞锥形瓶中，精密加入70%甲醇50 ml，密塞，称定重量，超声处理（功率250 W，频率40 kHz）30分钟，放冷，再称定重量，用70%甲醇补足减失的重量，摇匀，滤过，取续滤液，即得。

测定法　分别精密吸取对照品溶液0.5 μl、1.0 μl，供试品溶液各1 μl，注入液相色谱仪，测定，用外标两点法对数方程计算，即得。

本品每1 g含果糖（$C_6H_{12}O_6$）、D-葡萄糖（$C_6H_{12}O_6$）和蔗糖（$C_{12}H_{22}O_{11}$）的总量应为250.0 mg～600.0 mg。

【规格】　每1 g配方颗粒相当于饮片1.2 g

【贮藏】　密封。

甘肃省药品监督管理局
中药配方颗粒标准

标准号：PFKLBZ-103-2021

威灵仙（东北铁线莲）配方颗粒
Weilingxian（Dongbeitiexianlian） Peifangkeli

【来源】 本品为毛茛科植物东北铁线莲 Clematis manshurica Rupr. 的干燥根和根茎经炮制并按标准汤剂的主要质量指标加工制成的配方颗粒。

【制法】 取威灵仙（东北铁线莲）饮片5000 g，加水煎煮，滤过，滤液浓缩成清膏（干浸膏出膏率为12%～20%），加辅料适量，干燥（或干燥，粉碎），再加入辅料适量，混匀，制粒，制成1000 g，即得。

【性状】 本品为浅棕黄色至棕色的颗粒；气微，味苦。

【鉴别】 取本品0.5 g，研细，加乙醇30 ml，超声处理30分钟，滤过，滤液浓缩至约20 ml，加盐酸3 ml，加热回流1小时，加水10 ml，放冷，加入石油醚（60～90 ℃）25 ml振摇提取，取石油醚液，挥干，残渣加无水乙醇2 ml使溶解，作为供试品溶液。另取威灵仙（东北铁线莲）对照药材2 g，加水50 ml，煮沸30分钟，滤过，滤液蒸干，残渣加乙醇30 ml，同法制成对照药材溶液。再取齐墩果酸对照品，加无水乙醇制成每1 ml含0.5 mg的溶液，作为对照品溶液。照薄层色谱法（中国药典2020年版 通则0502）试验，吸取上述三种溶液各5 μl，分别点于同一硅胶G薄层板上，以甲苯-乙酸乙酯-甲酸（20：3：0.2）为展开剂，展开，取出，晾干，喷以10%硫酸乙醇溶液，在105 ℃加热至斑点显色清晰，分别在日光和紫外光（365 nm）下检视。供试品色谱中，在与对照药材色谱和对照品色谱相应的位置上，显相同颜色的斑点或荧光斑点。

【特征图谱】 照高效液相色谱法（中国药典2020年版 通则0512）测定。

色谱条件与系统适用性试验 以十八烷基硅烷键合硅胶为填充剂（柱长为150 mm，内径为2.1 mm，粒径为1.8 μm）；以乙腈为流动相A，以0.1%磷酸溶液为流动相B，按下表中的规定进行梯度洗脱；流速为每分钟0.25 ml；柱温为30 ℃；检测波长为205 nm。理论板数按灵仙新苷峰计算应不低于5000。

时间（分钟）	流动相A（%）	流动相B（%）
0～3	0	100
3～24	0→22	100→78
24～28	22→28	78→72

时间(分钟)	流动相A(%)	流动相B(%)
28～29	28→29	72→71
29～31	29→33	71→67
31～36	33→38	67→62
36～37	38→40	62→60
37～42	40→90	60→10
42～48	90	10
48～48.1	90→0	10→100
48.1～52	0	100

参照物溶液的制备　取威灵仙（东北铁线莲）对照药材1 g，置具塞锥形瓶中，加入水25 ml，加热回流30分钟，放冷，摇匀，滤过，取续滤液，作为对照药材参照物溶液。另取［含量测定］项下对照品溶液，作为对照品参照物溶液。

供试品溶液的制备　取本品适量，研细，取约0.2 g，精密称定，至具塞锥形瓶中，精密加入水25 ml，超声处理（功率250 W，频率40 kHz）30分钟，放冷，摇匀，滤过，取续滤液，即得。

测定法　分别精密吸取参照物溶液与供试品溶液各1 μl，注入液相色谱仪，测定，即得。

供试品色谱中应呈现5个特征峰，并应与对照药材参照物色谱中的5个特征峰保留时间相对应，其中峰5应与灵仙新苷对照品参照物峰相对应。

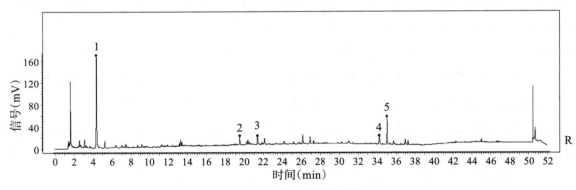

对照特征图谱

峰5：灵仙新苷

色谱柱：HSS T3；2.1 mm×150 mm，1.8 μm

【检查】　应符合颗粒剂项下有关的各项规定（中国药典2020年版　通则0104）。

【浸出物】　照醇溶性浸出物测定法（中国药典2020年版　通则2201）项下的热浸法测定，用乙醇作溶剂，不得少于35.0%。

【含量测定】　照高效液相色谱法（中国药典2020年版　通则0512）测定。

色谱条件与系统适用性试验 以十八烷基硅烷键合硅胶为填充剂（柱长为100 mm，内径为 2.1 mm，粒径为1.8 μm）；以乙腈为流动相A，以0.2%磷酸溶液为流动相B，按下表中的规定进行梯度洗脱；流速为每分钟0.30 ml；柱温为30 ℃；检测波长为205 nm。理论板数按灵仙新苷峰计算应不低于3000。

时间（分钟）	流动相A（%）	流动相B（%）
0～3	25	75
3～15	25～39	75～61
15～15.5	39～25	61～75

对照品溶液的制备 取灵仙新苷对照品适量，精密称定，加70%甲醇制成每1 ml含0.3 mg的溶液，即得。

供试品溶液的制备 取本品适量，研细，取约0.2 g，精密称定，置具塞锥形瓶中，精密加入70%甲醇15 ml，密塞，称定重量，超声处理（功率250 W，频率40 kHz）30分钟，放冷，再称定重量，用70%甲醇补足减失的重量，摇匀，滤过，取续滤液，即得。

测定法 分别精密吸取对照品溶液与供试品溶液1 μl～2 μl，注入液相色谱仪，测定，即得。

本品每1 g含灵仙新苷（$C_{82}H_{134}O_{43}$）应为15.0 mg～65.0 mg。

【规格】 每1 g配方颗粒相当于饮片5 g

【贮藏】 密封。

甘肃省药品监督管理局
中药配方颗粒标准

砂仁（阳春砂）配方颗粒

Sharen（Yangchunsha） Peifangkeli

【来源】　本品为姜科植物阳春砂 *Amomum villosum* Lour. 的干燥成熟果实经炮制并按标准汤剂主要质量指标加工制成的配方颗粒。

【制法】　取砂仁（阳春砂）饮片 5000 g，加水煎煮，收集挥发油适量（以 β-环糊精适量包合，备用），滤过，滤液浓缩成清膏（干浸膏出膏率为 10%～15%），加辅料适量，干燥（或干燥，粉碎），再加入辅料适量，加入挥发油 β-环糊精包合物，混匀，制粒，制成 1000 g，即得。

【性状】　本品为浅红棕色至棕色的颗粒；气芳香而浓烈，味微辛、微苦。

【鉴别】　取［含量测定］项下的挥发油，加乙醇制成每 1 ml 含 20 μl 的溶液，作为供试品溶液。另取乙酸龙脑酯对照品，加乙醇制成每 1 ml 含 10 μl 的溶液，作为对照品溶液。照薄层色谱法（中国药典 2020 年版　通则 0502）试验，吸取上述两种溶液各 2 μl，分别点于同一硅胶 G 薄层板上，以环己烷-乙酸乙酯（22：1）为展开剂，展开，取出，晾干，喷以 5% 香草醛硫酸溶液，加热至斑点显色清晰。供试品色谱中，在与对照品色谱相应的位置上，显相同颜色的斑点。

【特征图谱】　照高效液相色谱法（中国药典 2020 年版　通则 0512）测定。

色谱条件与系统适用性试验　以十八烷基硅烷键合硅胶为填充剂（柱长为 100 mm，内径为 2.1 mm，粒径为 1.6 μm）；以乙腈为流动相 A，以 0.1% 磷酸溶液为流动相 B，按下表中的规定进行梯度洗脱；流速为每分钟 0.35 ml；柱温为 30 ℃；检测波长为 260 nm。理论板数按香草酸峰计算应不低于 3000。

时间（分钟）	流动相 A（%）	流动相 B（%）
0～2	0	100
2～11	0→9	100→91
11～27	9→22	91→78
27～30	22→26	78→74
30～33	26	74

参照物溶液的制备　取砂仁对照药材 1 g，置具塞锥形瓶中，加入 50% 甲醇 15 ml，超声处理（功率 250 W，频率 40 kHz）30 分钟，放冷，摇匀，滤过，取续滤液，作为对照药材参照物

溶液。另取〔含量测定〕项下对照品溶液，作为对照品参照物溶液。

供试品溶液的制备　同〔含量测定〕项下。

测定法　分别精密吸取参照物溶液与供试品溶液各1 µl，注入液相色谱仪，测定，即得。

供试品色谱中应呈现4个特征峰，并与对照药材参照物色谱中的4个特征峰保留时间相对应；其中峰2、峰4应分别与相应对照品参照物峰的保留时间相对应。

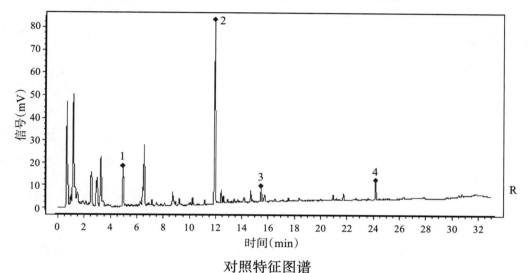

对照特征图谱

峰2：香草酸；峰4：槲皮苷

色谱柱：CORTECS T3；2.1 mm×100 mm，1.6 µm

【检查】　应符合颗粒剂项下有关的各项规定（中国药典2020年版　通则0104）。

【浸出物】　照醇溶性浸出物测定法项下的热浸法（中国药典2020年版　通则2201）测定，用乙醇作溶剂，不得少于5.0%。

【含量测定】　**挥发油**　照挥发油测定法（中国药典2020年版　通则2204）测定。

本品含挥发油应为0.2%～1.5%（ml/g）。

香草酸、槲皮苷　照高效液相色谱法（中国药典2020年版　通则0512）测定。

色谱条件与系统适用性试验　以十八烷基硅烷键合硅胶为填充剂（柱长为100 mm，内径为2.1 mm，粒径为1.6 µm）；以乙腈为流动相A，以0.1%磷酸溶液为流动相B，按下表中的规定进行梯度洗脱；流速为每分钟0.35 ml；柱温为30 ℃；检测波长为260 nm。理论板数按香草酸峰计算应不低于3000。

时间（分钟）	流动相A(%)	流动相B(%)
0～6	7→19	93→81
6～12	19→20	81→80
12～15	20	80

对照品溶液的制备　取香草酸对照品、槲皮苷对照品适量，精密称定，加甲醇制成每1 ml含香草酸80 µg、槲皮苷30 µg的溶液，摇匀，即得。

供试品溶液的制备　取本品适量，研细，取约0.5 g，精密称定，置具塞锥形瓶中，精密加入50%甲醇15 ml，密塞，称定重量，超声处理（功率250 W，频率40KHz）30分钟，放冷，再称定重量，用50%甲醇补足减失的重量，摇匀，滤过，取续滤液，即得。

测定法　分别精密吸取对照品溶液与供试品溶液1 μl，注入液相色谱仪，测定，即得。

本品每1 g含香草酸（$C_8H_8O_4$）应为0.40 mg～1.50 mg；含槲皮苷（$C_{21}H_{20}O_{11}$）应为0.10 mg～0.50 mg。

【规格】　每1 g配方颗粒相当于饮片5 g

【贮藏】　密封。

牵牛子（裂叶牵牛）配方颗粒

Qianniuzi（Lieyeqianniu）Peifangkeli

【来源】 本品为旋花科植物裂叶牵牛 *Pharbitis nil*（L.）Choisy 的干燥成熟种子经炮制并按标准汤剂的主要质量指标加工制成的配方颗粒。

【制法】 取牵牛子（裂叶牵牛）饮片8000 g，加水煎煮，滤过，滤液浓缩成清膏（干浸膏出膏率为6.5%～9.5%），加辅料适量，干燥（或干燥，粉碎），再加入辅料适量，混匀，制粒，制成1000 g，即得。

【性状】 本品为灰黄色至灰棕色的颗粒；气微，味淡。

【鉴别】 取本品0.4 g，研细，加甲醇25 ml，超声处理30分钟，滤过，滤液蒸干，残渣加甲醇1 ml使溶解，作为供试品溶液。另取牵牛子（裂叶牵牛）对照药材1 g，加甲醇25 ml，超声处理30分钟，滤过，滤液蒸干，残渣加甲醇5 ml使溶解，作为对照药材溶液。再取咖啡酸对照品，加甲醇制成每1 ml含1 mg的溶液，作为对照品溶液。照薄层色谱法（中国药典2020年版 通则0502）试验，吸取上述供试品溶液与对照药材溶液各5 µl、对照品溶液2 µl，分别点于同一硅胶G薄层板上，以二氯甲烷-甲醇-甲酸（93∶9∶4）为展开剂，展开，取出，晾干，喷以磷钼酸试液，在110 ℃加热至斑点显色清晰。供试品色谱中，在与对照药材色谱和对照品色谱相应的位置上，显相同颜色的斑点。

【特征图谱】 照高效液相色谱法（中国药典2020年版 通则0512）测定。

色谱条件与系统适用性试验 以十八烷基硅烷键合硅胶为填充剂（柱长为100 mm，内径为2.1 mm，粒径为1.7 µm）；以乙腈为流动相A，以0.1%甲酸溶液为流动相B，按下表中的规定进行梯度洗脱；流速为每分钟0.35 ml；柱温为35 ℃；检测波长为326 nm。理论板数按绿原酸峰计算应不低于5000。

时间(分钟)	流动相A(%)	流动相B(%)
0～13	7→32	93→68
13～15	32→7	68→93

参照物溶液的制备 取牵牛子（裂叶牵牛）对照药材1 g，置具塞锥形瓶中，加水25 ml，加热回流30分钟，放冷，摇匀，滤过，取续滤液，作为对照药材参照物溶液。另取［含量测

定］项下的对照品溶液，作为对照品参照物溶液。再取3,5-O-二咖啡酰基奎宁酸对照品，加甲醇制成每1ml含30μg的溶液，作为对照品参照物溶液。

供试品溶液的制备 同［含量测定］项。

测定法 分别精密吸取参照物溶液与供试品溶液各1μl，注入液相色谱仪，测定，即得。

供试品色谱中应呈现7个特征峰，并应与对照药材参照物色谱中的7个特征峰的保留时间相对应；其中峰1、峰2、峰3、峰4、峰6应分别与相应对照品参照物峰的保留时间相对应。

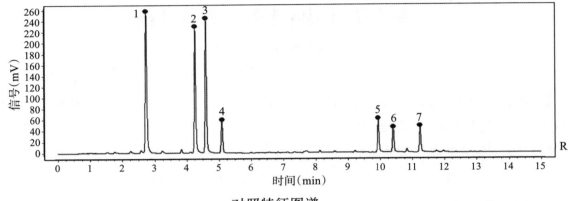

对照特征图谱

峰1：新绿原酸；峰2：隐绿原酸；峰3：绿原酸；峰4：咖啡酸；

峰5：3,4-O-二咖啡酰基奎宁酸；峰6：3,5-O-二咖啡酰基奎宁酸；

峰7：4,5-O-二咖啡酰基奎宁酸

色谱柱：BEH Shield RP18；2.1 mm×100 mm，1.7 μm

【检查】 应符合颗粒剂项下有关的各项规定（中国药典2020年版 通则0104）。

【浸出物】 照醇溶性浸出物测定法（中国药典2020年版 通则2201）项下的热浸法测定，用乙醇作溶剂，不得少于8.0%。

【含量测定】 照高效液相色谱法（中国药典2020年版 通则0512）测定。

色谱条件与系统适用性试验 以十八烷基硅烷键合硅胶为填充剂（柱长为100 mm，内径为2.1 mm，粒径为1.8 μm）；以乙腈为流动相A，以0.1%磷酸溶液为流动相B，按下表中的规定进行梯度洗脱；流速为每分钟0.30 ml；检测波长为326 nm。理论板数按绿原酸峰计算应不低于5000。

时间（分钟）	流动相A（%）	流动相B（%）
0～5	4→8	96→92
5～20	8	92

对照品溶液的制备 取新绿原酸对照品、绿原酸对照品、咖啡酸对照品、隐绿原酸对照品适量，精密称定，分别加80%甲醇制成每1ml含新绿原酸80μg、绿原酸0.1mg、咖啡酸15μg、隐绿原酸80μg的溶液，摇匀，即得。

供试品溶液的制备 取本品适量，研细，取约0.2g，精密称定，置具塞锥形瓶中，精密加入80%甲醇25 ml，密塞，称定重量，超声处理（功率250 W，频率40 kHz）30分钟，放冷，再称定重量，用80%甲醇补足减失的重量，摇匀，滤过，取续滤液，即得。

测定法　分别精密吸取对照品溶液与供试品溶液各1 µl，注入液相色谱仪，测定，即得。

本品每1 g含新绿原酸（$C_{16}H_{18}O_9$）、绿原酸（$C_{16}H_{18}O_9$）、咖啡酸（$C_9H_8O_4$）和隐绿原酸（$C_{16}H_{18}O_9$）的总量应为18.0 mg～45.0 mg。

【规格】　每1 g配方颗粒相当于饮片8 g

【贮藏】　密封。

甘肃省药品监督管理局
中药配方颗粒标准

标准号：PFKLBZ-055-2021

炒牵牛子（裂叶牵牛）配方颗粒
Chaoqianniuzi（Lieyeqianniu）Peifangkeli

【来源】　本品为旋花科植物裂叶牵牛 *Pharbitis nil*（L.）Choisy 的干燥成熟种子经炮制并按标准汤剂的主要质量指标加工制成的配方颗粒。

【制法】　取炒牵牛子（裂叶牵牛）饮片6500 g，加水煎煮，滤过，滤液浓缩成清膏（干浸膏出膏率为7.7%～12.4%），加辅料适量，干燥（或干燥，粉碎），再加入辅料适量，混匀，制粒，制成1000 g，即得。

【性状】　本品为棕黄色至黄棕色的颗粒；气微，味淡。

【鉴别】　取本品0.4 g，研细，加甲醇25 ml，超声处理30分钟，滤过，滤液蒸干，残渣加甲醇1 ml使溶解，作为供试品溶液。另取牵牛子（裂叶牵牛）对照药材1 g，加甲醇25 ml，超声处理30分钟，滤过，滤液蒸干，残渣加甲醇5 ml使溶解，作为对照药材溶液。再取咖啡酸对照品，加甲醇制成每1 ml含1 mg的溶液，作为对照品溶液。照薄层色谱法（中国药典2020年版 通则0502）试验，分别吸取上述供试品溶液与对照药材溶液各5 μl、对照品溶液2 μl，分别点于同一硅胶G薄层板上，以二氯甲烷-甲醇-甲酸（93：9：4）为展开剂，展开，取出，晾干，喷以磷钼酸试液，在110 ℃加热至斑点显色清晰。供试品色谱中，在与对照药材色谱和对照品色谱相应的位置上，显相同颜色的斑点。

【特征图谱】　照高效液相色谱法（中国药典2020年版 通则0512）测定。

色谱条件与系统适用性试验　以十八烷基硅烷键合硅胶为填充剂（柱长为100 mm，内径为2.1 mm，粒径为1.7 μm）；以乙腈为流动相A，以0.1%甲酸溶液为流动相B，按下表中的规定进行梯度洗脱；流速为每分钟0.35 ml；柱温为35 ℃；检测波长为326 nm。理论板数按绿原酸峰计算应不低于5000。

时间（分钟）	流动相A（%）	流动相B（%）
0～13	7→32	93→68
13～15	32→7	68→93

参照物溶液的制备　取牵牛子（裂叶牵牛）对照药材1 g，置具塞锥形瓶中，加水25 ml，加热回流30分钟，放冷，摇匀，滤过，取续滤液，作为对照药材参照物溶液。另取新绿原酸对

照品、绿原酸对照品、隐绿原酸对照品，分别加80%甲醇制成每1 ml含新绿原酸80 μg、绿原酸0.1 mg、隐绿原酸80 μg的溶液，作为对照品参照物溶液。再取3,5-O-二咖啡酰基奎宁酸对照品，加甲醇制成每1 ml含30 μg的溶液，作为对照品参照物溶液。

供试品溶液的制备 同［含量测定］项。

测定法 分别精密吸取参照物溶液与供试品溶液各1 μl，注入液相色谱仪，测定，即得。

供试品色谱中应呈现6个特征峰，并应与对照药材参照物色谱中的6个特征峰相对应；其中峰1、峰2、峰3和峰5应与对照品参照物峰的保留时间分别相对应。

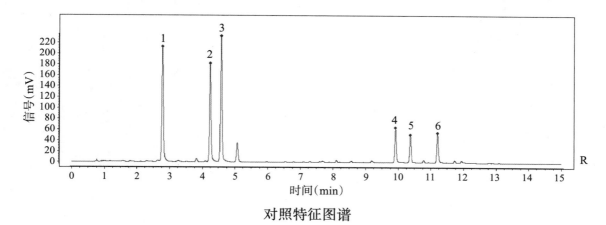

对照特征图谱

峰1：新绿原酸；峰2：隐绿原酸；峰3：绿原酸；

峰5：3,5-O-二咖啡酰基奎宁酸；峰6：4,5-O-二咖啡酰基奎宁酸

色谱柱：BEH Shield RP18；2.1 mm×100 mm，1.7 μm

【检查】 应符合颗粒剂项下有关的各项规定（中国药典2020年版 通则0104）。

【浸出物】 照醇溶性浸出物测定法（中国药典2020年版 通则2201）项下的热浸法测定，用乙醇作溶剂，不得少于8.0%。

【含量测定】 照高效液相色谱法（中国药典2020年版 通则0512）测定。

色谱条件与系统适用性试验 以十八烷基硅烷键合硅胶为填充剂（柱长为100 mm，内径为2.1 mm，粒径为1.8 μm）；以乙腈为流动相A，以0.1%磷酸溶液为流动相B，按下表中的规定进行梯度洗脱；流速为每分钟0.30 ml；检测波长为326 nm。理论板数按绿原酸峰计算应不低于5000。

时间（分钟）	流动相A(%)	流动相B(%)
0～5	4→8	96→92
5～20	8	92

对照品溶液的制备 取新绿原酸对照品、绿原酸对照品、咖啡酸对照品、隐绿原酸对照品适量，精密称定，分别加80%甲醇制成每1 ml含新绿原酸80 μg、绿原酸0.1 mg、咖啡酸15 μg、隐绿原酸80 μg的溶液，摇匀，即得。

供试品溶液的制备 取本品适量，研细，取约0.2 g，精密称定，置具塞锥形瓶中，精密加

入80%甲醇25 ml，密塞，称定重量，超声处理（功率250 W，频率40 kHz）30分钟，放冷，再称定重量，用80%甲醇补足减失的重量，摇匀，滤过，取续滤液，即得。

测定法 分别精密吸取对照品溶液与供试品溶液各1 μl，注入液相色谱仪，测定，即得。

本品每1 g含新绿原酸（$C_{16}H_{18}O_9$）、绿原酸（$C_{16}H_{18}O_9$）、咖啡酸（$C_9H_8O_4$）和隐绿原酸（$C_{16}H_{18}O_9$）的总量应为10.0 mg～35.0 mg。

【规格】 每1 g配方颗粒相当于饮片6.5 g

【贮藏】 密封。

甘肃省药品监督管理局
中药配方颗粒标准

标准号：PFKLBZ-065-2021

韭菜子配方颗粒
Jiucaizi Peifangkeli

【来源】 本品为百合科植物韭菜 *Allium tuberosum* Rottl.ex Spreng. 的干燥成熟种子经炮制并按标准汤剂的主要质量指标加工制成的配方颗粒。

【制法】 取韭菜子饮片 7500 g，加水煎煮，滤过，滤液浓缩成清膏（干浸膏出膏率为 6.7%～10.3%），加辅料适量，干燥（或干燥，粉碎），再加入辅料适量，混匀，制粒，制成 1000 g，即得。

【性状】 本品为浅灰色至浅棕黄色的颗粒；气特异，味淡。

【鉴别】 取本品 0.5 g，研细，加水 20 ml，微热使溶解，冷却，用乙酸乙酯振摇提取 2 次，每次 20 ml，合并乙酸乙酯液，蒸干，残渣加甲醇 0.5 ml 使溶解，作为供试品溶液。另取韭菜子对照药材 1 g，加水 50 ml，煮沸 30 分钟，滤过，滤液浓缩至约 20 ml，同法制成对照药材溶液。照薄层色谱法（中国药典 2020 年版 通则 0502）试验，吸取上述两种溶液各 5 μl，分别点于同一硅胶 G 薄层板上，以甲苯-乙酸乙酯-甲酸（7∶2∶1）为展开剂，展开，取出，晾干，置紫外光灯（365 nm）下检视。供试品色谱中，在与对照药材色谱相应的位置上，显相同颜色的荧光主斑点。

【特征图谱】 照高效液相色谱法（中国药典 2020 年版 通则 0512）测定。

色谱条件与系统适用性试验 以十八烷基硅烷键合硅胶为填充剂（柱长为 100 mm，内径为 2.1 mm，粒径为 1.6 μm）；以乙腈为流动相 A，以 0.1% 甲酸溶液为流动相 B，按下表中的规定进行梯度洗脱；流速为每分钟 0.25 ml；柱温为 25 ℃；检测波长为 257 nm。理论板数按腺苷峰计算应不低于 5000。

时间（分钟）	流动相 A（%）	流动相 B（%）
0～5	1→4	99→96
5～6	4→12	96→88
6～9	12→15	88→85
9～12	15→60	85→40
12～16	60→70	40→30

参照物溶液的制备　取韭菜子对照药材1g，置具塞锥形瓶中，加水25ml，加热回流1小时，放冷，摇匀，滤过，取续滤液，作为对照药材参照物溶液。另取［含量测定］项下对照品溶液作为对照品参照物溶液。再取尿苷对照品适量，精密称定，加30%甲醇制成每1ml含20μg的溶液，作为对照品参照物溶液。

供试品溶液的制备　同［含量测定］项。

测定法　分别精密吸取参照物溶液和供试品溶液各1μl，注入液相色谱仪，测定，即得。

供试品色谱中应呈现3个特征峰，并应与对照药材参照物色谱中的3个特征峰保留时间相对应；其中峰1和峰2应分别与相应对照品参照物峰的保留时间相对应。

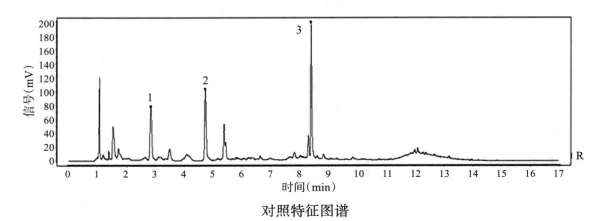

对照特征图谱

峰1：尿苷；峰2：腺苷

色谱柱：CORTECS T3；2.1 mm×100 mm，1.6 μm

【检查】　应符合颗粒剂项下有关的各项规定（中国药典2020年版　通则0104）。

【浸出物】　照醇溶性浸出物测定法（中国药典2020年版　通则2201）项下的热浸法测定，用乙醇作溶剂，不得少于16.0%。

【含量测定】　照高效液相色谱法（中国药典2020年版　通则0512）测定。

色谱条件与系统适用性试验　以十八烷基硅烷键合硅胶为填充剂（柱长为100 mm，内径为2.1 mm，粒径为1.6 μm）；以乙腈为流动相A，以0.1%甲酸溶液为流动相B，按下表中的规定进行梯度洗脱；流速为每分钟0.25 ml；柱温为30℃；检测波长为257 nm。理论板数按腺苷峰计算应不低于5000。

时间（分钟）	流动相A(%)	流动相B(%)
0～4	0	100
4～12	0→8	100→92
12～13	8→60	92→40

对照品溶液的制备　取腺苷对照品适量，精密称定，加30%甲醇制成每1ml含30μg的溶液，即得。

供试品溶液的制备　取本品适量，研细，取约0.5g，精密称定，置具塞锥形瓶中，精密加入30%甲醇25 ml，密塞，称定重量，超声处理（功率250 W，频率40 kHz）30分钟，放冷，再称定重量，用30%甲醇补足减失的重量，摇匀，滤过，取续滤液，即得。

测定法 分别精密吸取对照品溶液与供试品溶液各1 μl，注入液相色谱仪，测定，即得。

本品每1 g含腺苷（$C_{10}H_{13}N_5O_4$）应为0.5 mg～2.0 mg。

【规格】 每1 g配方颗粒相当于饮片7.5 g

【贮藏】 密封。

甘肃省药品监督管理局
中药配方颗粒标准

标准号：PFKLBZ-089-2021

香加皮配方颗粒
Xiangjiapi Peifangkeli

【来源】　本品为萝藦科植物杠柳 *Periploca sepium* Bge. 的干燥根皮经炮制并按标准汤剂主要质量指标加工制成的配方颗粒。

【制法】　取香加皮饮片3600 g，加水煎煮，滤过，滤液浓缩成清膏（干浸膏出膏率为13.9%～27.8%），加辅料适量，干燥（或干燥，粉碎），再加入辅料适量，混匀，制粒，制成1000 g，即得。

【性状】　本品为黄色至黄棕色的颗粒；气微，味苦。

【鉴别】　取本品0.2 g，研细，加甲醇20 ml，超声处理20分钟，滤过，滤液蒸干，残渣加甲醇1 ml使溶解，作为供试品溶液。另取香加皮对照药材0.5 g，加甲醇20 ml，同法制成对照药材溶液。再取绿原酸对照品，加甲醇制成每1 ml含1 mg的溶液，作为对照品溶液。照薄层色谱法（中国药典2020年版　通则0502）试验，吸取上述三种溶液各2 μl，分别点于同一硅胶G薄层板上，以乙酸丁酯-甲酸-水（7∶4∶2.5）的上层溶液为展开剂，展开，取出，晾干，置紫外光灯（365 nm）下检视。供试品色谱中，在与对照药材色谱和对照品色谱相应的位置上，显相同颜色的荧光斑点。

【特征图谱】　照高效液相色谱法（中国药典2020年版　通则0512）测定。

色谱条件与系统适用性试验　以十八烷基硅烷键合硅胶为填充剂（柱长为100 mm，内径为2.1 mm，粒径为1.7 μm）；以含0.15%磷酸的甲醇溶液为流动相A，以水为流动相B，按下表中的规定进行梯度洗脱；流速为每分钟0.35 ml；柱温为35 ℃；检测波长为232 nm。理论板数按绿原酸峰计算应不低于5000。

时间（分钟）	流动相A(%)	流动相B(%)
0～9	8→18	92→82
9～15	18→36	82→64
15～20	36→42	64→58
20～32	42→85	58→15
32～34	85	15

参照物溶液的制备　取香加皮对照药材0.5 g，置具塞锥形瓶中，加水25 ml，加热回流30分钟，放冷，摇匀，滤过，取续滤液，作为对照药材参照物溶液。另取新绿原酸对照品、隐绿原酸对照品、绿原酸对照品、杠柳毒苷对照品和异香草醛对照品，分别加70%甲醇制成每1 ml含新绿原酸35 μg、隐绿原酸35 μg、绿原酸35 μg、杠柳毒苷80 μg、异香草醛100 μg的溶液，作为对照品参照物溶液。

供试品溶液的制备　同新绿原酸、绿原酸和隐绿原酸总量〔含量测定〕项。

测定法　分别精密吸取参照物溶液与供试品溶液各1 μl，注入液相色谱仪，测定，即得。

供试品色谱中应呈现5个特征峰，并应与对照药材参照物色谱中的5个特征峰保留时间相对应，其中峰1、峰2、峰3、峰4和峰5应分别与相应对照品参照物峰的保留时间相对应。（色谱柱不同可能引起对照品出峰顺序有差异，应以对照品实际出峰顺序为准）

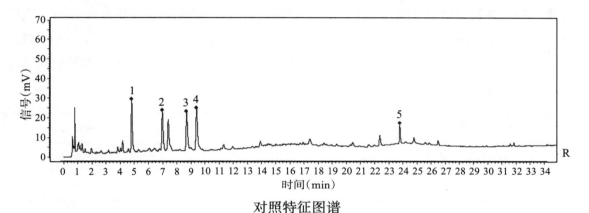

对照特征图谱

峰1：新绿原酸；峰2：异香草醛；峰3：隐绿原酸；峰4：绿原酸；峰5：杠柳毒苷

色谱柱：BEH Shield RP 18；2.1 mm×100 mm，1.7 μm

【检查】　应符合颗粒剂项下有关的各项规定（中国药典2020年版　通则0104）。

【浸出物】　照醇溶性浸出物测定法（中国药典2020年版　通则2201）项下的热浸法测定，用乙醇作溶剂，不得少于30.0%。

【含量测定】　**新绿原酸、绿原酸、隐绿原酸**　照高效液相色谱法（中国药典2020年版　通则0512）测定。

色谱条件与系统适用性试验　以十八烷基硅烷键合硅胶为填充剂（柱长为100 mm，内径为2.1 mm，粒径为1.8 μm）；以甲醇为流动相A，以0.1%磷酸溶液为流动相B，按下表中的规定进行梯度洗脱；流速为每分钟0.30 ml；柱温为40 ℃；检测波长为325 nm。理论板数按绿原酸峰计算应不低于5000。

时间（分钟）	流动相A(%)	流动相B(%)
0～8	10→11	90→89
8～18	11→25	89→75
18～19	25→50	75→50
19～24	50	50

对照品溶液的制备　取新绿原酸对照品、绿原酸对照品、隐绿原酸对照品适量，精密称定，分别加70%甲醇制成每1 ml各含35 μg的溶液，即得。

供试品溶液的制备　取本品适量，研细，取约0.2 g，精密称定，置具塞锥形瓶中，精密加入70%甲醇25 ml，密塞，称定重量，超声处理（功率250 W，频率40 KHz）30分钟，放冷，再称定重量，用70%甲醇补足减失的重量，摇匀，滤过，取续滤液，即得。

测定法　分别精密吸取对照品溶液与供试品溶液各1 μl，注入液相色谱仪，测定，即得。

本品每1 g含绿原酸（$C_{16}H_{18}O_9$）、新绿原酸（$C_{16}H_{18}O_9$）和隐绿原酸（$C_{16}H_{18}O_9$）的总量应为5.0 mg～45.0 mg。

杠柳苷元、杠柳毒苷、杠柳次苷　照高效液相色谱法（中国药典2020年版　通则0512）测定。

色谱条件与系统适用性试验　以十八烷基硅烷键合硅胶为填充剂（柱长为100 mm，内径为2.1 mm，粒径为1.8 μm）；以甲醇为流动相A，以0.1%磷酸溶液为流动相B，按下表中的规定进行梯度洗脱；流速为每分钟0.35 ml；柱温为35 ℃；检测波长为217 nm。理论板数按杠柳毒苷峰计算应不低于5000。

时间（分钟）	流动相A(%)	流动相B(%)
0～15	45→63	55→37
15～17	63→80	37→20

对照品溶液的制备　取杠柳苷元对照品、杠柳毒苷对照品、杠柳次苷对照品适量，精密称定，分别加70%甲醇制成每1 ml各含杠柳苷元35 μg、杠柳毒苷80 μg、杠柳次苷6 μg的溶液，即得。

供试品溶液的制备　取本品适量，研细，取约0.4 g，精密称定，置具塞锥形瓶中，精密加入70%甲醇15 ml，密塞，称定重量，超声处理（功率250 W，频率40 kHz）30分钟，放冷，再称定重量，用70%甲醇补足减失的重量，摇匀，滤过，取续滤液，即得。

测定法　分别精密吸取对照品溶液与供试品溶液各2 μl，注入液相色谱仪，测定，即得。

本品每1 g含杠柳苷元（$C_{23}H_{34}O_5$）、杠柳毒苷（$C_{35}H_{54}O_{13}$）和杠柳次苷（$C_{30}H_{46}O_8$）的总量应为2.0 mg～25.0 mg。

【规格】　每1 g配方颗粒相当于饮片3.6 g

【贮藏】　密封。

甘肃省药品监督管理局
中药配方颗粒标准

标准号：PFKLBZ-111-2021

重楼（云南重楼）配方颗粒
Chonglou（Yunnanchonglou）Peifangkeli

【来源】 本品为百合科植物云南重楼 *Paris polyphylla Smith var*：*yunnanensis*（Franch.）Hand.-Mazz.的干燥根茎经炮制后按标准汤剂的主要质量指标加工制成的配方颗粒。

【制法】 取重楼（云南重楼）饮片3500 g，加水煎煮，滤过，滤液浓缩成清膏（干浸膏出膏率为15%～28%），加辅料适量，干燥（或干燥，粉碎），再加入辅料适量，混匀，制粒，制成1000 g，即得。

【性状】 本品为浅棕黄色至黄棕色的颗粒；气微，味苦。

【鉴别】 取本品0.5 g，研细，加乙醇10 ml，超声处理30分钟，滤过，滤液蒸干，残渣加乙醇1 ml使溶解，作为供试品溶液。另取重楼（云南重楼）对照药材0.5 g，加乙醇10 ml，加热回流30分钟，滤过，滤液作为对照药材溶液。再取重楼皂苷Ⅰ对照品、重楼皂苷Ⅱ对照品、重楼皂苷Ⅶ对照品，加甲醇制成每1 ml各含1 mg的溶液，作为对照品溶液。照薄层色谱法（中国药典2020年版 通则0502）试验，吸取上述三种溶液各5 µl，分别点于同一硅胶G薄层板上，以三氯甲烷-甲醇-水（15：5：1）的下层溶液为展开剂，展开，取出，晾干，喷以10%硫酸乙醇溶液，在105℃加热至斑点显色清晰，分别在日光和紫外光灯（365 nm）下检视。供试品色谱中，在与对照药材色谱和对照品色谱相应的位置上，显相同颜色的斑点或荧光斑点。

【特征图谱】 照高效液相色谱法（中国药典2020年版 通则0512）测定。

色谱条件与系统适用性试验 以十八烷基硅烷键合硅胶为填充剂（柱长为150 mm，内径为2.1 mm，粒径为1.6 µm）；以乙腈为流动相A，以水为流动相B，按下表中的规定进行梯度洗脱；流速为每分钟0.25 ml；柱温为35 ℃；检测波长为203 nm。理论板数按重楼皂苷Ⅱ峰计算应不低于5000。

时间（分钟）	流动相A(%)	流动相B(%)
0～8	17→24	83→76
8～15	24→28	76→72
15～16	28→32	72→68
16～32	32→52	68→48

时间(分钟)	流动相A(%)	流动相B(%)
32～35	52→65	48→35
35～48	65→95	35→5
48～50	95→17	5→83
50～55	17	83

参照物溶液的制备　取重楼（云南重楼）对照药材0.5 g，置具塞锥形瓶中，加水25 ml，加热回流60分钟，放冷，摇匀，滤过，取续滤液，作为对照药材参照溶液。另取β-蜕皮甾酮对照品、重楼皂苷Ⅰ对照品、重楼皂苷Ⅱ对照品、薯蓣皂苷对照品、重楼皂苷Ⅶ对照品、亚油酸对照品，精密称定，分别加甲醇制成每1 ml含β-蜕皮甾酮100 µg、重楼皂苷Ⅰ85 µg、重楼皂苷Ⅱ100 µg、薯蓣皂苷110 µg、重楼皂苷Ⅶ100 µg、亚油酸60 µg的溶液，作为对照品参照物溶液。

供试品溶液的制备　同［含量测定］项下。

测定法　精密吸取供试品溶液和参照物溶液各1 µl，注入液相色谱仪，测定，即得。

供试品色谱中应呈现8个特征峰，并应与对照药材参照物色谱峰的8个特征峰的保留时间相对应；其中峰1、峰3、峰5、峰6、峰7和峰8应分别与相应的对照品参照物峰的保留时间相对应。

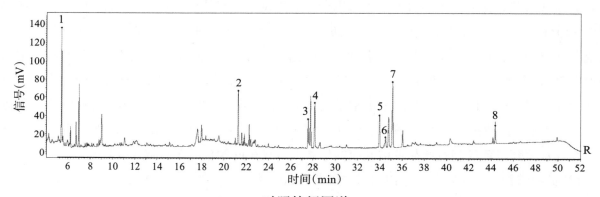

对照特征图谱

峰1：β-蜕皮甾酮；峰3：重楼皂苷Ⅶ；峰5（S）：重楼皂苷Ⅱ；

峰6：薯蓣皂苷；峰7：重楼皂苷Ⅰ；峰8：亚油酸

色谱柱：CORTECS T3；2.1 mm×150 mm，1.6 µm

【检查】　应符合颗粒剂项下有关的各项规定（中国药典2020年版　通则0104）。

【浸出物】　照醇溶性浸出物测定法（中国药典2020年版　通则2201）项下的热浸法测定，用乙醇作溶剂，不得少于15.0%。

【含量测定】　照高效液相色谱法（中国药典2020年版　通则0512）测定。

色谱条件与系统适用性试验　以十八烷基硅烷键合硅胶为填充剂（柱长为100 mm，内径为2.1 mm，粒径为1.8 µm）；以乙腈为流动相A，以水为流动相B，按下表中的规定进行梯度洗脱；流速为每分钟0.30 ml；柱温为30 ℃；检测波长为203 nm。理论板数按重楼皂苷Ⅰ峰计算应不低于4000。

时间（分钟）	流动相A（%）	流动相B（%）
0～5	37→43	63→57
5～6	43→52	57→48
6～11	52→56	48→44

参照物溶液的制备　取重楼皂苷Ⅶ对照品、重楼皂苷Ⅱ对照品和重楼皂苷Ⅰ对照品适量，精密称定，加甲醇分别制成每1 ml含重楼皂苷Ⅶ50 μg，重楼皂苷Ⅱ80 μg，重楼皂苷Ⅰ120 μg的混合溶液，摇匀，即得。

供试品溶液的制备　取本品适量，研细，取约1 g，精密称定，置具塞锥形瓶中，精密加入70%甲醇15 ml，密塞，称定重量，超声处理（功率250 W，频率40 kHz）30分钟，放冷，再称定重量，用70%甲醇补足减失的重量，摇匀，取续滤液，即得。

测定法　分别精密吸取对照品溶液和供试品溶液各1 μl，注入液相色谱仪，测定，即得。

本品每1 g含重楼皂苷Ⅶ（$C_{51}H_{82}O_{21}$）、重楼皂苷Ⅱ（$C_{51}H_{82}O_{20}$）和重楼皂苷Ⅰ（$C_{44}H_{70}O_{16}$）的总量应为2.0 mg～12.0 mg。

【规格】　每1 g配方颗粒相当于饮片3.5 g

【贮藏】　密封。

甘肃省药品监督管理局
中药配方颗粒标准

标准号：PFKLBZ-032-2021

独一味配方颗粒
Duyiwei Peifangkeli

【来源】　本品为唇形科植物独一味 *Lamiophlomis rotata*（Benth.）Kudo 的干燥地上部分经炮制并按标准汤剂的主要质量指标加工制成的颗粒。

【制法】　取独一味饮片3000 g，加水煎煮，滤过，滤液浓缩成清膏（干浸膏出膏率为18%～33%），干燥（或干燥，粉碎），加辅料适量，混匀，制粒，制成1000 g，即得。

【性状】　本品为棕黄色至棕色的颗粒；气微，味微涩、苦。

【鉴别】　取本品1 g，研细，加乙醇10 ml，超声处理30分钟，滤过，滤液作为供试品溶液。取独一味对照药材1 g，加水50 ml，煎煮30分钟，滤过，滤液蒸干，残渣加乙醇10 ml，同法制成对照药材溶液。再取山栀苷甲酯对照品、8-*O*-乙酰山栀苷甲酯对照品，加乙醇制成每1 ml各含0.5 mg的混合溶液，作为对照品溶液。照薄层色谱法（中国药典2020年版　通则0502）试验，吸取供试品溶液和对照药材溶液各10 µl、对照品溶液5 µl，分别点于同一硅胶G薄层板上，以三氯甲烷-甲醇（4：1）为展开剂，展开，取出，晾干，喷以磷钼酸试液，在105 ℃加热至斑点显色清晰。供试品色谱中，在与对照药材色谱和对照品色谱相应的位置上，显相同颜色的斑点。

【特征图谱】　照高效液相色谱法（中国药典2020年版　通则0512）测定。

色谱条件与系统适用性试验　以十八烷基硅烷键合硅胶为填充剂（柱长为250 mm，内径为4.6 mm，粒径为5 µm）；以乙腈为流动相A，以0.1%磷酸溶液为流动相B，按下表中的规定进行梯度洗脱；检测波长为235 nm。理论板数按8-*O*-乙酰山栀苷甲酯峰计算应不低于3000。

时间（分钟）	流动相A（%）	流动相B（%）
0～19	5→9	95→91
19～46	9→15	91→85
46～75	15→20	85→80

参照物溶液的制备　取独一味对照药材0.4 g，置具塞锥形瓶中，加70%甲醇25 ml，超声处理（功率600 W，频率40 kHz）30分钟，放冷，摇匀，滤过，取续滤液，作为对照药材参照物溶液。另取8-*O*-乙酰山栀苷甲酯对照品适量，精密称定，加70%甲醇制成每1 ml含30 µg的溶

液，作为对照品参照物溶液。

供试品溶液的制备 同［含量测定］项。

测定法 分别精密吸取参照物溶液与供试品溶液各 10 µl，注入液相色谱仪，测定，即得。

供试品色谱中应呈现9个特征峰，并应与对照药材参照物色谱中的9个特征峰保留时间相对应，其中峰6应与对照品参照物峰保留时间相一致。

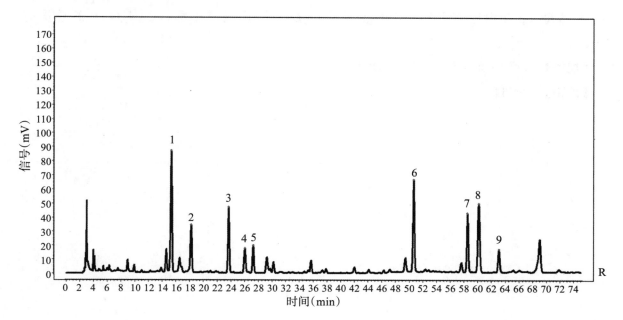

对照特征图谱

峰3：山栀苷甲酯；峰4：绿原酸；峰6：8-O-乙酰山栀苷甲酯；

峰7：连翘酯苷B；峰8：木犀草苷；峰9：毛蕊花糖苷

色谱柱：HC（2）C18；4.6 mm×250 mm，5 µm

【检查】 应符合颗粒剂项下有关的各项规定（中国药典2020年版 通则0104）。

【浸出物】 照醇溶性浸出物测定法（中国药典2020年版 通则2201）项下的热浸法测定，用乙醇作溶剂，不得少于25.0%。

【含量测定】 照高效液相色谱法（中国药典2020年版 通则0512）测定。

色谱条件与系统适用性试验 以十八烷基硅烷键合硅胶为填充剂（柱长为250 mm，内径为4.6 mm，粒径为5 µm）；以乙腈为流动相A，以水为流动相B，按下表中的规定进行梯度洗脱；流速为每分钟0.80 ml；检测波长为235 nm。理论板数按山栀苷甲酯峰计算应不低于3000。

时间（分钟）	流动相A（%）	流动相B（%）
0～11	9	91
11～35	9→18	91→82
35～45	18	82

对照品溶液的制备 取山栀苷甲酯对照品、8-O-乙酰山栀苷甲酯对照品适量，精密称定，

加70%甲醇制成每1 ml各含70 μg的混合溶液，即得。

供试品溶液的制备 取本品适量，研细，取约0.1 g，精密称定，置具塞锥形瓶中，精密加入70%甲醇25 ml，称定重量，超声处理（功率600 W，频率40 kHz）30分钟，放冷，再称定重量，用70%甲醇补足减失的重量，摇匀，滤过，取续滤液，即得。

测定法 分别精密吸取对照品溶液与供试品溶液各10 μl，注入液相色谱仪，测定，即得。

本品每1 g含山栀苷甲酯（$C_{17}H_{26}O_{11}$）和8-O-乙酰山栀苷甲酯（$C_{19}H_{28}O_{12}$）的总量应为18.0 mg～37.0 mg。

【规格】 每1 g配方颗粒相当于饮片3 g

【贮藏】 密封。

甘肃省药品监督管理局
中药配方颗粒标准

莲子心配方颗粒
Lianzixin Peifangkeli

【来源】 本品为睡莲科植物莲 *Nelumbo nucifera* Gaertn. 的成熟种子中的干燥幼叶及胚根经炮制并按标准汤剂的主要质量指标加工制成的配方颗粒。

【制法】 取莲子心饮片3100 g，加水煎煮，滤过，滤液浓缩成清膏（干浸膏出膏率为16.5%～32%），加辅料适量，干燥（或干燥，粉碎），再加入辅料适量，混匀，制粒，制成1000 g，即得。

【性状】 本品为浅黄色至黄色的颗粒；气微，味苦。

【鉴别】 取本品1 g，研细，加甲醇30 ml，超声处理30分钟，滤过，滤液蒸干，残渣加甲醇1 ml使溶解，作为供试品溶液。另取莲子心对照药材1 g，加甲醇30 ml，同法制成对照药材溶液。再取莲心碱高氯酸盐对照品，加甲醇制成每1 ml含1 mg的溶液，作为对照品溶液。照薄层色谱法（中国药典2020年版 通则0502）试验，吸取供试品溶液10 μl、对照药材与对照品溶液各5 μl，分别点于同一硅胶G薄层板上，以三氯甲烷-乙酸乙酯-二乙胺（5∶4∶1）为展开剂，展开，取出，晾干，喷以稀碘化铋钾试液。供试品色谱中，在与对照药材色谱和对照品色谱相应的位置上，显相同颜色的斑点。

【特征图谱】 照高效液相色谱法（中国药典2020年版 通则0512）测定。

色谱条件与系统适用性试验 以十八烷基硅烷键合硅胶为填充剂（柱长为150 mm，内径为2.1 mm，粒径为1.6 μm）；以乙腈为流动相A，以0.1%磷酸溶液为流动相B，按下表中的规定进行梯度洗脱；流速为每分钟0.30 ml；柱温为35 ℃；检测波长为282 nm。理论板数按甲基莲心碱峰计算应不低于3000。

时间（分钟）	流动相A（%）	流动相B（%）
0～1	3→10	97→90
1～3	10→12	90→88
3～4	12→16	88→84
4～6	16→14	84→86
6～10	14→15	86→85

时间(分钟)	流动相A(%)	流动相B(%)
10～13	15→20	85→80
13～17	20→40	80→60
17～20	40	60

参照物溶液的制备　取莲子心对照药材0.5 g，置具塞锥形瓶中，加入水25 ml，加热煎煮30分钟，放冷，摇匀，滤过，取续滤液，作为对照药材参照物溶液。另取莲心季铵碱对照品、莲心碱高氯酸盐对照品、异莲心碱对照品、甲基莲心碱对照品，分别加甲醇制成每1 ml含莲心季铵碱100 μg、莲心碱20 μg、异莲心碱120 μg、甲基莲心碱100 μg的溶液，作为对照品参照物溶液。

供试品溶液的制备　取本品适量，研细，取约0.1 g，精密称定，置具塞锥形瓶中，精密加入甲醇20 ml，密塞，称定重量，超声处理（功率250 W，频率40 kHz）30分钟，放冷，再称定重量，用甲醇补足减失的重量，摇匀，滤过，取续滤液作为供试品溶液。

测定法　分别精密吸取参照物溶液与供试品溶液各1 μl，注入液相色谱仪，测定，即得。

供试品色谱中应呈现5个特征峰，并应与对照药材参照物色谱峰中5个特征峰的保留时间相对应。其中峰1、峰3、峰4、峰5应与对照品参照物峰的保留时间分别相对应。

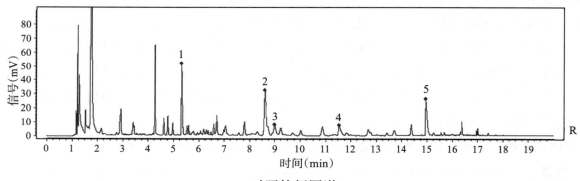

对照特征图谱

峰1：莲心季铵碱；峰3：莲心碱；峰4：异莲心碱；峰5：甲基莲心碱

色谱柱：CORTECS T3；2.1 mm×250 mm，1.6 μm

【检查】　应符合颗粒剂项下有关的各项规定（中国药典2020年版　通则0104）。

【浸出物】　照醇溶性浸出物测定法（中国药典2020年版　通则2201）项下的热浸法测定，用乙醇作溶剂，不得少于20.0%。

【含量测定】　照高效液相色谱法（中国药典2020年版　通则0512）测定。

色谱条件与系统适用性试验　以十八烷基硅烷键合硅胶为填充剂（柱长为100 mm，内径为2.1 mm，粒径为1.8 μm）；以乙腈-0.015 mol/L十二烷基磺酸钠-冰醋酸（56：43：1）为流动相；检测波长为282 nm。理论板数按莲心碱峰计算应不低于5000。

对照品溶液的制备　取莲心碱高氯酸盐对照品适量，精密称定，加甲醇制成每1 ml含莲心碱50 μg的溶液，摇匀，即得（莲心碱重量=莲心碱高氯酸盐重量／1.3587）。

供试品溶液的制备　取本品适量，研细，取约0.5 g，精密称定，精密加入甲醇25 ml，密塞，称定重量，超声处理（功率250 W，频率40 kHz）45分钟，取出，放冷，再称定重量，用甲醇补足减失的重量，摇匀，滤过，取续滤液，即得。

测定法　分别精密吸取对照品溶液与供试品溶液各2 μl，注入液相色谱仪，测定，即得。

以莲心碱对照品对应的峰面积为对照，以相对校正因子分别计算异莲心碱、甲基莲心碱的含量，用待测成分的色谱峰与莲心碱色谱峰的相对保留时间确定异莲心碱、甲基莲心碱的峰位，其相对保留时间应在规定值的±10%范围之内（若相对保留时间超过10%，则应以相应的替代的对照品确证为准），即得。相对保留时间及相对校正因子见下表。

待测成分	相对保留时间	相对校正因子
莲心碱	1.00	1.00
异莲心碱	1.10	1.06
甲基莲心碱	1.27	1.05

本品每1 g含莲心碱（$C_{37}H_{42}N_2O_6$）、异莲心碱（$C_{37}H_{42}N_2O_6$）和甲基莲心碱（$C_{38}H_{44}N_2O_6$）的总量应为10.0 mg～20.0 mg。

【规格】　每1 g配方颗粒相当于饮片3.1 g

【贮藏】　密封。

莲子配方颗粒

Lianzi Peifangkeli

【来源】　本品为睡莲科植物莲 *Nelumbo nucifera* Gaertn. 的干燥成熟种子经炮制并按标准汤剂的主要质量指标加工制成的配方颗粒。

【制法】　取莲子饮片 4000 g，加水煎煮，滤过，滤液浓缩成清膏（干浸膏出膏率为 14%～25%），加辅料适量，干燥（或干燥，粉碎），再加入辅料适量，混匀，制粒，制成 1000 g，即得。

【性状】　本品为浅灰红色至棕红色的颗粒；气微，味微甘。

【鉴别】　取本品 2 g，研细，加甲醇 20 ml，超声处理 30 分钟，滤过，滤液蒸干，残渣加甲醇 1 ml 使溶解，作为供试品溶液。另取莲子对照药材 3 g，加三氯甲烷 30 ml，超声处理 30 分钟，滤过，滤液蒸干，残渣加乙酸乙酯 1 ml 使溶解，作为对照药材。照薄层色谱法（中国药典 2020 年版 通则 0502）试验，吸取供试品溶液 10 µl，对照药材溶液 2 µl，分别点于同一硅胶 G 薄层板上，以正己烷-丙酮（7∶2）为展开剂，展开，取出，晾干，喷以 5% 香草醛的 10% 硫酸乙醇溶液，在 105 ℃加热至斑点显色清晰。供试品色谱中，在与对照药材色谱相应的位置上，显相同颜色的斑点。

【特征图谱】　照高效液相色谱法（中国药典 2020 年版 通则 0512）测定。

色谱条件与系统适用性试验　以十八烷基硅烷键合硅胶为填充剂（柱长为 100 mm，内径为 2.1 mm，粒径为 1.8 µm）；以乙腈为流动相 A，以 1 mmol/L 醋酸铵（含 0.1% 醋酸）溶液为流动相 B，按下表中的规定进行梯度洗脱；流速为每分钟 0.30 ml；柱温为 20 ℃；检测波长为 260 nm，理论板数按腺苷峰计算应不低于 3000。

时间（分钟）	流动相 A（%）	流动相 B（%）
0～2	2→3	98→97
2～6	3→4	97→96
6～9	4→9	96→91
9～13	9→10	91→90
13～19	10→18	90→82
19～25	18	82

参照物溶液的制备 取莲子对照药材1 g，置具塞锥形瓶中，加入30%甲醇50 ml，密塞，超声处理（功率250 W，频率40KHz）30分钟，放冷，摇匀，离心，取上清液25 ml，蒸干，残渣用30%甲醇溶解，并转移至10 ml量瓶中，加30%甲醇至刻度，摇匀，滤过，取续滤液，作为对照药材参照物溶液。另取腺苷对照品、色氨酸对照品，加甲醇制成每1 ml分别含腺苷20 μg、色氨酸90 μg的溶液，作为对照品参照物溶液。

供试品溶液的制备 取本品适量，研细，取约0.3 g，精密称定，置具塞锥形瓶中，精密加入30%甲醇50 ml，密塞，超声处理（功率250 W，频率40 kHz）30分钟，放冷，摇匀，离心，取上清液25 ml，蒸干，残渣用30%甲醇溶解，并转移至10 ml量瓶中，加30%甲醇至刻度，摇匀，滤过，取续滤液，即得。

测定法 分别精密吸取参照物溶液与供试品溶液各3 μl，注入液相色谱仪，测定，即得。

供试品色谱中应呈现5个特征峰，并应与对照药材参照物色谱中的5个特征峰保留时间相对应，其中峰1、峰2应与对照品参照物峰的保留时间分别相对应。

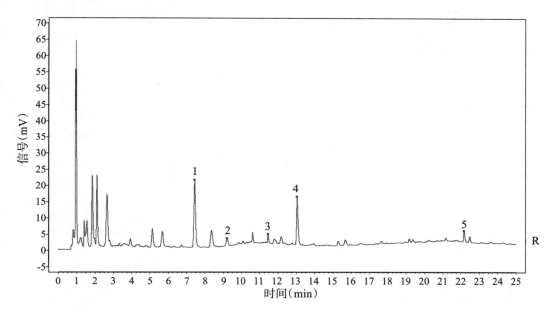

对照特征图谱

峰1：腺苷；峰2：色氨酸

色谱柱：HSS T3；2.1 mm×100 mm，1.8 μm

【检查】 应符合颗粒剂项下有关的各项规定（中国药典2020年版 通则0104）。

【浸出物】 照醇溶性浸出物测定法（中国药典2020年版 通则2201）项下的热浸法测定，用乙醇作溶剂，不得少于10.0%

【含量测定】 照高效液相色谱法（中国药典2020年版 通则0512）测定。

色谱条件与系统适用性试验 以两性离子亲水作用固定相为填充剂（柱长为100 mm，内径为2.1 mm，粒径为2.7 μm）；以乙腈-水（73：27）为流动相；流速为每分钟0.30 ml；蒸发光散射检测器检测。理论板数按水苏糖峰计算应不低于2000。

对照品溶液的制备 取蔗糖对照品、棉子糖对照品、水苏糖对照品适量，精密称定，加

30%甲醇制成每1 ml分别含蔗糖0.5 mg、棉子糖0.5 mg、水苏糖1.0 mg的混合溶液,摇匀,即得。

供试品溶液的制备 取本品适量,研细,取约0.1 g,精密称定,置具塞锥形瓶中,精密加入70%甲醇25 ml,密塞,称定重量,超声处理(功率250 W,频率40 kHz)30分钟,放冷,再称定重量,用70%甲醇补足减失的重量,摇匀,离心,滤过,取续滤液,即得。

测定法 分别精密吸取对照品溶液0.5 μl、1.5 μl和供试品溶液1 μl,注入液相色谱仪,测定,以外标二点法对数方程计算,即得。

本品1 g含蔗糖($C_{12}H_{22}O_{11}$)、棉子糖($C_{18}H_{32}O_{16}$)和水苏糖($C_{24}H_{42}O_{21}$)的总量应为200.0 mg~650.0 mg。

【规格】 每1 g配方颗粒相当于饮片4 g

【贮藏】 密封。

甘肃省药品监督管理局
中药配方颗粒标准

标准号：PFKLBZ-107-2021

莲须配方颗粒
Lianxu Peifangkeli

【来源】　本品为睡莲科植物莲 *Nelumbo nucifera* Gaertn. 的干燥雄蕊经炮制并按标准汤剂的主要质量指标加工制成的配方颗粒。

【制法】　取莲须饮片2200 g，加水煎煮，滤过，滤液浓缩成清膏（干浸膏出膏率为23%～45%），加辅料适量，干燥（或干燥，粉碎），再加入辅料适量，混匀，制粒，制成1000 g，即得。

【性状】　本品为红棕色至深黄棕色的颗粒；气微，味涩。

【鉴别】　取本品2 g，研细，加甲醇30 ml，超声处理30分钟，滤过，滤液蒸干，残渣加水20 ml使溶解，用乙酸乙酯振摇提取2次，每次20 ml，合并乙酸乙酯液，蒸干，残渣加甲醇1 ml使溶解，作为供试品溶液。另取莲须对照药材2 g，加水80 ml，煮沸30分钟，滤过，滤液蒸干，残渣加甲醇30 ml，同法制成对照药材溶液。再取槲皮素、山奈素对照品，加甲醇制成每1 ml各含0.5 mg的溶液，作为对照品溶液。照薄层色谱法（中国药典2020年版 通则0502）试验，吸取上述供试品溶液和对照药材溶液各6 μl，对照品溶液2 μl，分别点于同一硅胶G薄层板上，以甲苯-甲酸乙酯-甲酸（10∶8∶1）为展开剂，展开，取出，晾干，喷以3%三氯化铝乙醇溶液，热风吹干，置紫外灯光（365 nm）下检视。供试品色谱中，在与对照药材色谱和对照品色谱相应的位置上，显相同颜色的荧光斑点。

【特征图谱】　照高效液相色谱法（中国药典2020年版 通则0512）测定。

色谱条件与系统适用性试验　同［含量测定］项下。

参照物溶液的制备　取莲须对照药材0.5 g，置具塞锥形瓶中，加入水25 ml，加热回流30分钟，放冷，摇匀，滤过，取续滤液，作为对照药材参照物溶液。另取芦丁对照品、异槲皮苷对照品，加70%甲醇制成每1 ml分别含芦丁50 μg、异槲皮苷10 μg的混合溶液，作为对照品参照物溶液。

供试品溶液的制备　同［含量测定］项下。

测定法　分别精密吸取参照物溶液与供试品溶液各3 μl，注入液相色谱仪，测定，即得。

供试品色谱中应呈现6个特征峰，并应与对照药材参照物色谱中的6个特征峰相对应；其中峰1、峰3应分别与相应对照品参照物峰的保留时间相对应。

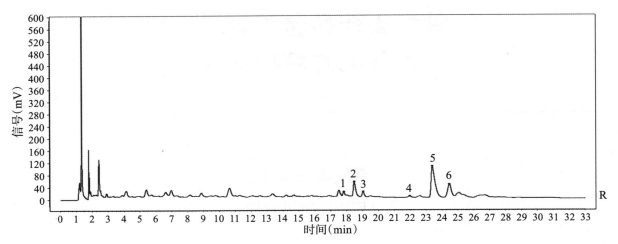

对照特征图谱

峰1：芦丁；峰3：异槲皮苷

色谱柱：HSS T3；2.1 mm×100 mm，1.8 μm

【检查】 应符合颗粒剂项下有关的各项规定（中国药典2020年版 通则0104）。

【浸出物】 照醇溶性浸出物测定法（中国药典2020年版 通则2201）项下的热浸法测定，用乙醇作溶剂，不得少于35.0%。

【含量测定】 照高效液相色谱法（中国药典2020年版 通则0512）测定。

色谱条件与系统适用性试验 以十八烷基硅烷键合硅胶为填充剂（柱长为100 mm，内径为2.1 mm，粒径为1.8 μm）；以乙腈为流动相A，以0.2%冰醋酸溶液为流动相B，按下表中的规定进行梯度洗脱；流速为每分钟0.20 ml；柱温为30 ℃；检测波长为300 nm。理论板数按异槲皮苷峰计算应不低于5000。

时间（分钟）	流动相A（%）	流动相B（%）
0～15	10→18	90→82
15～28	18	82

对照品溶液的制备 取异槲皮苷对照品适量，精密称定，加70%甲醇制成每1 ml含5 μg的溶液，摇匀，即得。

供试品溶液的制备 取本品适量，研细，取约1 g，精密称定，置具塞锥形瓶中，精密加入70%甲醇15 ml，密塞，称定重量，超声处理（功率250 W，频率40 kHz）30分钟，放冷，再称定重量，用70%甲醇补足减失重量，摇匀，滤过，取续滤液，即得。

测定法 分别精密吸取对照品溶液与供试品溶液各2 μl，注入液相色谱仪，测定，即得。

本品每1 g含异槲皮苷（$C_{21}H_{20}O_{12}$）应为0.01 mg～0.35 mg。

【规格】 每1 g配方颗粒相当于2.2 g饮片

【贮藏】 密封。

甘肃省药品监督管理局
中药配方颗粒标准

标准号：PFKLBZ-010-2021

莪术（广西莪术）配方颗粒
Ezhu（Guangxi'ezhu）Peifangkeli

【来源】 本品为姜科植物广西莪术 *Curcuma kwangsiensis* S.G.Lee et C.F.Liang 的干燥根茎经炮制并按标准汤剂的主要质量指标加工制成的配方颗粒。

【制法】 取莪术（广西莪术）饮片 8000 g，加水煎煮，滤过，加入辅料适量，浓缩成清膏（干浸膏出膏率为 6.5%～11%），干燥（或干燥，粉碎），再加入辅料适量，混匀，制粒，制成 1000 g，即得。

【性状】 本品为灰黄色至灰褐色的颗粒；气微，味苦。

【鉴别】 取本品 2 g，研细，加无水乙醇 25 ml，超声处理 30 分钟，滤过，滤液浓缩至 1 ml，作为供试品溶液。另取莪术（广西莪术）对照药材 0.5 g，同法制成对照药材溶液。照薄层色谱法（中国药典 2020 年版 通则 0502）试验，吸取上述两种溶液各 10 μl，分别点于同一硅胶 G 薄层板上，以正己烷-乙酸乙酯-甲醇（17∶3∶1）为展开剂，展开，取出，晾干，喷以 10% 硫酸乙醇溶液，在 105 ℃加热至斑点显色清晰，在紫外光灯（365 nm）下检视。供试品色谱中，在与对照药材色谱相应的位置上，显相同颜色的荧光主斑点。

【特征图谱】 照高效液相色谱法（中国药典 2020 年版 通则 0512）测定。

色谱条件与系统适用性试验 以十八烷基硅烷键合硅胶为填充剂；以乙腈为流动相 A，以 0.1% 磷酸溶液为流动相 B，按下表中的规定进行梯度洗脱；流速为每分钟 0.30 ml；柱温为 35 ℃；检测波长为 230 nm。理论板数按莪术烯醇峰计算应不低于 5000。

时间（分钟）	流动相 A（%）	流动相 B（%）
0～15	5→15	95→85
15～17	15→30	85→70
17～32	30→38	70→62
32～37	38→95	62→5
37～40	95	5

参照物溶液的制备 取莪术（广西莪术）对照药材约 1 g，置具塞锥形瓶中，精密加入 70% 甲醇 25 ml，超声处理（功率 250 W，频率 40 kHz）30 分钟，放冷，摇匀，滤过，取续滤液，作

为对照药材参照物溶液。另取［含量测定］项下的对照品溶液，作为对照品参照物溶液。

供试品溶液的制备 同［含量测定］项。

测定法 分别精密吸取参照物溶液与供试品溶液各2 μl，注入液相色谱仪，测定，即得。

供试品色谱中应呈现4个特征峰，并应与对照药材参照物色谱中的4个特征峰保留时间相对应，其中峰3应与对照品参照物峰保留时间相一致。

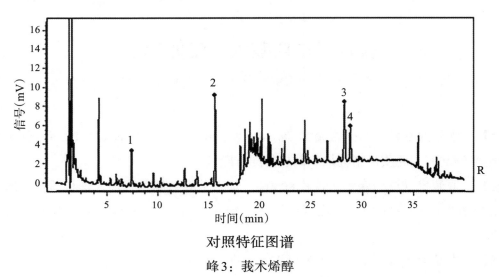

对照特征图谱

峰3：莪术烯醇

色谱柱：Luna Omega；2.1 mm×150 mm，1.6 μm

【检查】 应符合颗粒剂项下有关的各项规定（中国药典2020年版 通则0104）。

【浸出物】 取本品研细，取约2 g，精密称定，精密加入乙醇100 ml，照醇溶性浸出物测定法（中国药典2020年版 通则2201）项下的热浸法测定，不得少于6.0%。

【含量测定】 照高效液相色谱法（中国药典2020年版 通则0512）测定。

色谱条件与系统适用性试验 以十八烷基硅烷键合硅胶为填充剂（柱长为150 mm，内径为2.1 mm，粒径为1.7 μm），以乙腈-0.1%磷酸溶液（44∶56）为流动相；流速为每分钟0.30 ml；柱温为35 ℃；检测波长为262 nm。理论板数按莪术烯醇峰计算应不低于5000。

对照品溶液的制备 取莪术烯醇对照品适量，精密称定，加甲醇制成每1 ml含20 μg的溶液，即得。

供试品溶液的制备 取本品适量，研细，取约0.2 g，精密称定，置具塞锥形瓶中，精密加入70%甲醇25 ml，称定重量，超声处理（功率250 W，频率45 kHz）30分钟，取出，放冷，再称定重量，用70%甲醇补足减失的重量，摇匀，滤过，取续滤液，即得。

测定法 分别精密吸取对照品溶液与供试品溶液各1 μl，注入液相色谱仪。测定，即得。

本品每1 g含莪术烯醇（$C_{15}H_{22}O_2$）应为1.5 mg～6.0 mg。

【规格】 每1 g配方颗粒相当于饮片8 g

【注意】 孕妇禁用。

【贮藏】 密封。

甘肃省药品监督管理局
中药配方颗粒标准

标准号：PFKLBZ-006-2021

醋莪术（广西莪术）配方颗粒
Cu'ezhu（Guangxi'ezhu）Peifangkeli

【来源】 本品为姜科植物广西莪术 Curcuma kwangsiensis S.G.Lee et C.F.Liang 的干燥根茎经炮制并按标准汤剂的主要质量指标加工制成的配方颗粒。

【制法】 取醋莪术（广西莪术）饮片8000 g，加水煎煮，滤过，加入辅料适量，浓缩成清膏（干浸膏出膏率为6.5%～11%），干燥（或干燥，粉碎），再加入辅料适量，混匀，制粒，制成1000 g，即得。

【性状】 本品为灰黄色至灰褐色的颗粒；气微，味苦。

【鉴别】 取本品2 g，研细，加无水乙醇25 ml，超声处理30分钟，滤过，滤液浓缩至1 ml，作为供试品溶液。另取莪术（广西莪术）对照药材0.5 g，同法制成对照药材溶液。照薄层色谱法（中国药典2020年版 通则0502）试验，吸取上述两种溶液各10 μl，分别点于同一硅胶G薄层板上，以正己烷-乙酸乙酯-甲醇（17∶3∶1）为展开剂，展开，取出，晾干，喷以10%硫酸乙醇溶液，在105℃加热至斑点显色清晰，在紫外光灯（365 nm）下检视。供试品色谱中，在与对照药材色谱相应的位置上，显相同颜色的荧光主斑点。

【特征图谱】 照高效液相色谱法（中国药典2020年版 通则0512）测定。

色谱条件与系统适用性试验 以十八烷基硅烷键合硅胶为填充剂；以乙腈为流动相A，以0.1%磷酸溶液为流动相B，按下表中的规定进行梯度洗脱；流速为每分钟0.30 ml；柱温为35℃；检测波长为230 nm。理论板数按莪术烯醇峰计算应不低于5000。

时间（分钟）	流动相A（%）	流动相B（%）
0～15	5→15	95→85
15～17	15→30	85→70
17～32	30→38	70→62
32～37	38→95	62→5
37～40	95	5

参照物溶液的制备 取莪术（广西莪术）对照药材约1 g，置具塞锥形瓶中，精密加入70%甲醇25 ml，超声处理（功率250 W，频率40 kHz）30分钟，放冷，摇匀，滤过，取续滤液，作

为对照药材参照物溶液。另取〔含量测定〕项下的对照品溶液，作为对照品参照物溶液。

供试品溶液的制备 同〔含量测定〕项。

测定法 分别精密吸取参照物溶液与供试品溶液各 2 μl，注入液相色谱仪，测定，即得。

供试品色谱中应呈现 4 个特征峰，并应与对照药材参照物色谱中的 4 个特征峰保留时间相对应，其中峰 3 应与对照品参照物峰的保留时间相一致。

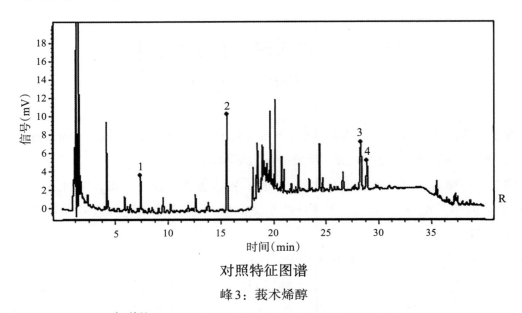

对照特征图谱

峰 3：莪术烯醇

色谱柱：Luna Omega C18；2.1 mm×150 mm，1.6 μm

【检查】 应符合颗粒剂项下有关的各项规定（中国药典 2020 年版 通则 0104）。

【浸出物】 取本品研细，取约 2 g，精密称定，精密加入乙醇 100 ml，照醇溶性浸出物测定法（中国药典 2020 年版 通则 2201）项下的热浸法测定，不得少于 6.0%。

【含量测定】 照高效液相色谱法（中国药典 2020 年版 通则 0512）测定。

色谱条件与系统适用性试验 以十八烷基硅烷键合硅胶为填充剂（柱长为 150 mm，内径为 2.1 mm，粒径为 1.7 μm），以乙腈-0.1% 磷酸溶液（44：56）为流动相；流速为每分钟 0.30 ml；柱温为 35 ℃；检测波长为 262 nm。理论板数按莪术烯醇峰计算应不低于 5000。

对照品溶液的制备 取莪术烯醇对照品适量，精密称定，加甲醇制成每 1 ml 含 20 μg 的溶液，即得。

供试品溶液的制备 取本品适量，研细，取约 0.2 g，精密称定，置具塞锥形瓶中，精密加入 70% 甲醇 25 ml，称定重量，超声处理（功率 250 W，频率 45 kHz）30 分钟，放冷，再称定重量，用 70% 甲醇补足减失的重量，摇匀，滤过，取续滤液，即得。

测定法 分别精密吸取对照品溶液与供试品溶液各 1 μl，注入液相色谱仪。测定，即得。

本品每 1 g 含莪术烯醇（$C_{15}H_{22}O_2$）应为 1.5 mg～7.0 mg。

【规格】 每 1 g 配方颗粒相当于饮片 8 g

【注意】 孕妇禁用。

【贮藏】 密封。

甘肃省药品监督管理局
中药配方颗粒标准

标准号：PFKLBZ-026-2021

桃仁（山桃）配方颗粒
Taoren（Shantao）Peifangkeli

【来源】　本品为蔷薇科植物山桃 *Prunus davidiana*（Carr.）Franch. 的干燥成熟种子经炮制并按标准汤剂的主要质量指标加工制成的配方颗粒。

【制法】　取桃仁（山桃）饮片4500 g，加水煎煮，滤过，滤液浓缩成清膏（干浸膏出膏率为11%～21%），加入辅料适量，干燥（或干燥，粉碎），再加入辅料适量，混匀，制粒，制成1000 g，即得。

【性状】　本品为灰白色至棕褐色的颗粒；气微，味苦。

【鉴别】　取本品适量，研细，取约1.2 g，加甲醇30 ml，超声处理15分钟，滤过，取滤液，作为供试品溶液。另取桃仁（山桃）对照药材1 g，加沸水20 ml，煎煮30分钟，滤过，滤液蒸干，加甲醇15 ml，同法制成对照药材溶液。再取苦杏仁苷对照品适量，加甲醇制成每1 ml含2 mg的溶液，作为对照品溶液。照薄层色谱法（中国药典2020年版 通则0502）试验，吸取供试品溶液5 µl、对照药材溶液和对照品溶液各10 µl，分别点于同一硅胶G薄层板上，以三氯甲烷-乙酸乙酯-甲醇-水（15∶40∶22∶10）5～10 ℃放置12小时的下层溶液为展开剂，展开，取出，立即喷以磷钼酸硫酸溶液（取磷钼酸2 g，加水20 ml使溶解，再缓缓加入硫酸30 ml，混匀），在105 ℃加热至斑点显色清晰。供试品色谱中，在与对照药材色谱和对照品色谱相应的位置上，显相同颜色的主斑点。

【特征图谱】　照高效液相色谱法（中国药典2020年版 通则0512）测定。

色谱条件与系统适用性试验　同［含量测定］项。

参照物溶液的制备　取桃仁（山桃）对照药材约0.3 g，加沸水50 ml，加热回流30分钟，取出，放冷，离心，取上清液水浴蒸干，残渣加50%甲醇溶解，转移至50 ml容量瓶中，加50%甲醇至刻度，超声处理（功率250 W，频率40 kHz）30分钟，放冷，滤过，取续滤液，作为对照药材参照物溶液。取苦杏仁苷对照品、色氨酸对照品适量，精密称定，加70%甲醇制成每1 ml含苦杏仁苷80 µg、色氨酸10 µg的混合对照品溶液，作为对照品参照物溶液。

供试品溶液的制备　同［含量测定］项。

测定法　分别精密吸取对照品溶液与供试品溶液各2 µl，注入液相色谱仪，测定，即得。

供试品色谱中应呈现5个特征峰，并应与对照药材参照物色谱中的5个特征峰保留时间相对应，其中峰1、峰5应分别与相应的对照品参照物峰的保留时间相一致。

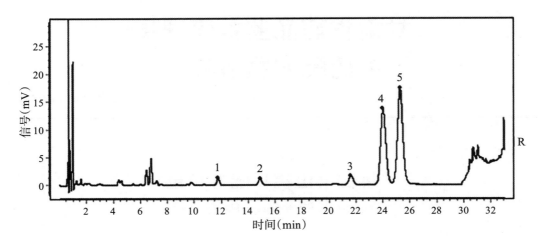

对照特征图谱

峰1：色氨酸；峰5：苦杏仁苷

色谱柱：ACQUITY HSS T3；2.1 mm×100 mm，1.8 μm

【检查】 **溶化性** 照颗粒剂溶化性检查方法（中国药典2020年版 通则0104）检查，加热水200 ml，搅拌5分钟（必要时加热煮沸5分钟），立即观察，应全部溶化或轻微浑浊，不得有焦屑。

重金属及有害元素 照铅、镉、砷、汞、铜测定法（中国药典2020年版 通则2321）测定，铅不得过5 mg/kg，镉不得过1 mg/kg，砷不得过2 mg/kg，汞不得过0.2 mg/kg，铜不得过20 mg/kg。

黄曲霉毒素 照真菌毒素测定法（中国药典2020年版 通则2351）测定。

本品每1000 g含黄曲霉毒素B_1不得过5 μg，含黄曲霉毒素G_2、黄曲霉毒素G_1、黄曲霉毒素B_2和黄曲霉毒素B_1的总量不得过10 μg。

其他 应符合颗粒剂项下有关的各项规定（中国药典2020年版 通则0104）。

【浸出物】 取本品研细，取约2 g，精密称定，精密加入乙醇100 ml，照醇溶性浸出物测定法（中国药典2020年版 通则2201）项下的热浸法测定，不得少于27.0%。

【含量测定】 照高效液相色谱法（中国药典2020年版 通则0512）测定。

色谱条件与系统适用性试验 以十八烷基硅烷键合硅胶为填充剂（柱长为100 mm，内径为2.1 mm，粒径为1.8 μm）；以乙腈为流动相A，以0.2%磷酸溶液为流动相B，按下表中的规定进行梯度洗脱；流速为每分钟0.40 ml；柱温为30 ℃；检测波长为210 nm。理论板数按苦杏仁苷峰计算应不低于5000。

时间（分钟）	流动相A（%）	流动相B（%）
0～3	3	97
3～5	3→4	97→96
5～28	4	96
28～33	4→100	96→0

对照品溶液的制备 取苦杏仁苷对照品适量,精密称定,加甲醇制成每1 ml含80 μg的溶液,即得。

供试品溶液的制备 取本品适量,研细,取约0.1 g,精密称定,置具塞锥形瓶中,精密加入70%甲醇50 ml,称定重量,超声处理(功率250 W,频率40 kHz)30分钟,放冷,再称定重量,用70%甲醇补足减失的重量,摇匀,滤过,取续滤液,即得。

测定法 分别精密吸取对照品溶液与供试品溶液各2 μl,注入液相色谱仪,测定,即得。

本品每1 g含苦杏仁苷($C_{20}H_{27}NO_{11}$)应为32.0 mg～104.0 mg。

【规格】 每1 g配方颗粒相当于饮片4.5 g

【贮藏】 密封。

甘肃省药品监督管理局
中药配方颗粒标准

标准号：PFKLBZ-147-2022

燀桃仁（山桃）配方颗粒
Chantaoren（Shantao）Peifangkeli

【来源】　本品为蔷薇科植物山桃 *Prunus davidiana*（Carr.）Franch. 的干燥成熟种子经炮制并按标准汤剂的主要质量指标加工制成的配方颗粒。

【制法】　取燀桃仁（山桃）饮片4500 g，加水煎煮，滤过，滤液浓缩成清膏（干浸膏出膏率为11%～19%），加入辅料适量，干燥（或干燥，粉碎），再加入辅料适量，混匀，制粒，制成1000 g，即得。

【性状】　本品为灰白色至灰棕色的颗粒；气微，味苦。

【鉴别】　取本品适量，研细，取约1.2 g，加甲醇30 ml，超声处理15分钟，滤过，取滤液，作为供试品溶液。另取桃仁（山桃）对照药材1 g，加沸水20 ml，煎煮30分钟，滤过，滤液蒸干，加甲醇15 ml，同法制成对照药材溶液。再取苦杏仁苷对照品，加甲醇制成每1 ml含2 mg的溶液，作为对照品溶液。照薄层色谱法（中国药典2020年版 通则0502）试验，吸取供试品溶液与对照品溶液各5 μl～10 μl，对照药材溶液10 μl～15 μl点于同一硅胶G薄层板上，以三氯甲烷-乙酸乙酯-甲醇-水（15：40：22：10）5～10 ℃放置12小时的下层溶液为展开剂，展开，取出，立即喷以磷钼酸硫酸溶液（取磷钼酸2 g，加水20 ml使溶解，再缓缓加入硫酸30 ml，混匀），在105 ℃加热至斑点显色清晰。供试品色谱中，在与对照药材色谱和对照品色谱相应的位置上，显相同颜色的主斑点。

【特征图谱】　照高效液相色谱法（中国药典2020年版 通则0512）测定。

色谱条件与系统适用性试验　同［含量测定］项。

参照物溶液的制备　取桃仁（山桃）对照药材约0.3 g，加沸水50 ml，加热回流30分钟，取出，放冷，离心，取上清液水浴蒸干，残渣加50%甲醇溶解，转移至50 ml容量瓶中，加50%甲醇至刻度，超声处理（功率250 W，频率40 kHz）30分钟，放冷，滤过，取续滤液，作为对照药材参照物溶液。另取苦杏仁苷对照品、色氨酸对照品适量，精密称定，加70%甲醇制成每1 ml含苦杏仁苷80 μg、色氨酸10 μg的混合溶液，作为对照品参照物溶液。

供试品溶液的制备　同［含量测定］项。

测定法　分别精密吸取对照品溶液与供试品溶液各2 μl，注入液相色谱仪，测定，即得。

供试品色谱中应呈现5个特征峰，并应与对照药材参照物色谱中的5个特征峰保留时间相对应，其中有峰1、峰5应分别与相应的对照品参照物峰的保留时间相一致。

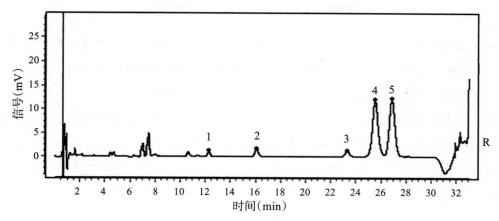

对照特征图谱

峰1：色氨酸；峰5：苦杏仁苷

色谱柱：ACQUITY HSS T3；2.1 mm×100 mm，1.8 μm

【检查】 **溶化性** 照颗粒剂溶化性检查方法（中国药典2020年版 通则0104）检查，加热水200 ml，搅拌5分钟（必要时加热煮沸5分钟），立即观察，应全部溶化或轻微浑浊，不得有焦屑。

重金属及有害元素 照铅、镉、砷、汞、铜测定法（中国药典2020年版 通则2321原子吸收分光光度法或电感耦合等离子体质谱法）测定，铅不得过5 mg/kg，镉不得过1 mg/kg，砷不得过2 mg/kg，汞不得过0.2 mg/kg，铜不得过20 mg/kg。

黄曲霉毒素 照真菌毒素测定法（中国药典2020年版 通则2351）测定。

本品每1000 g含黄曲霉毒素B_1不得过5 μg，含黄曲霉毒素G_2、黄曲霉毒素G_1、黄曲霉毒素B_2和黄曲霉毒素B_1的总量不得过10 μg。

其他 应符合颗粒剂项下有关的各项规定（中国药典2020年版 通则0104）。

【浸出物】 取本品研细，取约2 g，精密称定，精密加入乙醇100 ml，照醇溶性浸出物测定法（中国药典2020年版 通则2201）项下的热浸法测定，不得少于30.0%。

【含量测定】 照高效液相色谱法（中国药典2020年版 通则0512）测定。

色谱条件与系统适用性试验 以十八烷基硅烷键合硅胶为填充剂（柱长为100 mm，内径为2.1 mm，粒径为1.8 μm）；以乙腈为流动相A，以0.2%磷酸溶液为流动相B，按下表中的规定进行梯度洗脱；流速为每分钟0.40 ml；柱温为30 ℃；检测波长为210 nm。理论板数按苦杏仁苷峰计算应不低于5000。

时间（分钟）	流动相A（%）	流动相B（%）
0～3	3	97
3～5	3→4	97→96
5～28	4	96
28～33	4→100	96→0

对照品溶液的制备 取苦杏仁苷对照品适量，精密称定，加70%甲醇制成每1 ml含80 μg的

溶液，即得。

供试品溶液的制备　取本品适量，研细，取约0.1 g，精密称定，置具塞锥形瓶中，精密加入70%甲醇50 ml，称定重量，超声处理（功率250 W，频率40 kHz）30分钟，放冷，再称定重量，用70%甲醇补足减失的重量，摇匀，滤过，取续滤液，即得。

测定法　分别精密吸取对照品溶液与供试品溶液各2 μl，注入液相色谱仪，测定，即得。

本品每1 g含苦杏仁苷（$C_{20}H_{27}NO_{11}$）应为26.0 mg～66.0 mg。

【规格】　每1 g配方颗粒相当于饮片4.5 g

【贮藏】　密封。

甘肃省药品监督管理局
中药配方颗粒标准

标准号：PFKLBZ-110-2021

凌霄花（美洲凌霄）配方颗粒
Lingxiaohua（Meizhoulingxiao）Peifangkeli

【来源】 本品为紫葳科植物美洲凌霄 *Campsis radicans*（L.）Seem. 的干燥花经炮制并按标准汤剂的主要质量指标加工制成的配方颗粒。

【制法】 取凌霄花饮片1500 g，加水煎煮，滤过，滤液浓缩成清膏（干浸膏出膏率为33.4%～46.7%），加辅料适量，干燥（或干燥，粉碎），再加入辅料适量，混匀，制粒，制成1000 g，即得。

【性状】 本品为棕黄色至棕色的颗粒；气微，味微苦。

【鉴别】 取本品0.3 g，研细，加乙醇20 ml，超声处理30分钟，滤过，滤液蒸干，残渣加甲醇0.5 ml使溶解，作为供试品溶液。另取凌霄花（美洲凌霄）对照药材1 g，加水50 ml，加热煎煮30分钟，滤过，滤液蒸干，残渣加乙醇20 ml，同法制成对照药材溶液。照薄层色谱法（中国药典2020年版 通则0502）试验，吸取上述两种溶液各5 μl，分别点于同一硅胶G薄层板上，以三氯甲烷-甲醇（9∶1）为展开剂，展开，取出，晾干，喷以2%香草醛硫酸乙醇溶液（1→10），在105 ℃加热至斑点显色清晰。供试品色谱中，在与对照药材色谱相应的位置上，显相同颜色的斑点。

【特征图谱】 照高效液相色谱法（中国药典2020年版 通则0512）测定。

色谱条件与系统适用性试验 以十八烷基硅烷键合硅胶为填充剂（柱长为100 mm，内径为2.1 mm，粒径为1.8 μm）；以乙腈为流动相A，以0.1%冰醋酸溶液为流动相B，按下表中的规定进行梯度洗脱；流速为每分钟0.30 ml；柱温为30 ℃；检测波长为329 nm。理论板数按毛蕊花糖苷峰计算应不低于5000。

时间(分钟)	流动相A(%)	流动相B(%)
0～2	5→11	95→89
2～4	11→13	89→87
4～16	13→18	87→82
16～21	18→40	82→60
21～24	40→60	60→40
24～25	60→5	40→95

对照品溶液的制备　取凌霄花（美洲凌霄）对照药材1g，置具塞锥形瓶中，加入水25ml，加热回流60分钟，放冷，摇匀，滤过，取续滤液，作为对照药材参照物溶液。另取［含量测定］项下对照品溶液作为对照品参照物溶液。再取肉苁蓉苷F对照品，加甲醇制成每1ml含30μg的溶液，作为对照品参照物溶液。

供试品溶液的制备　同［含量测定］项。

测定法　分别精密吸取参照物溶液与供试品溶液各1μl，注入液相色谱仪，测定，即得。

供试品色谱中应呈现5个特征峰，并应与对照药材参照物色谱中的5个特征峰保留时间相对应；其中峰1、峰4、峰5的保留时间应分别与对照品参照物峰的保留时间相对应。

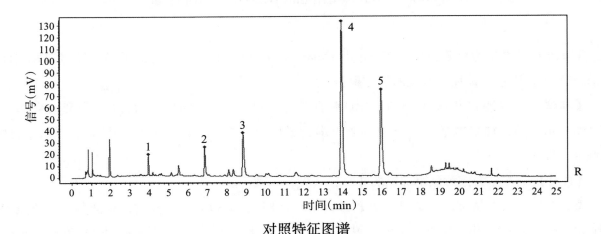

对照特征图谱

峰1：肉苁蓉苷F；峰4：毛蕊花糖苷；峰5：异毛蕊花糖苷

色谱柱：Eclipse Plus C18；2.1 mm×100 mm，1.8 μm

【检查】　应符合颗粒剂项下有关的各项规定（中国药典2020年版　通则0104）。

【浸出物】　照醇溶性浸出物测定法（中国药典2020年版　通则2201）项下的热浸法测定，用乙醇作溶剂，不得少于20.0%。

【含量测定】　照高效液相色谱法（中国药典2020年版　通则0512）测定。

色谱条件与系统适用性试验　以十八烷基硅烷键合硅胶为填充剂（柱长为100 mm，内径为2.1 mm，粒径为1.8 μm）；以乙腈-0.1%冰醋酸溶液（16∶84）为流动相；检测波长为329 nm。理论板数按毛蕊花糖苷峰计算应不低于5000。

对照品溶液的制备　取毛蕊花糖苷对照品、异毛蕊花糖苷对照品适量，精密称定，加甲醇制成每1ml含毛蕊花糖苷150μg、异毛蕊花糖苷110μg的混合溶液，即得。

供试品溶液的制备　取本品适量，研细，取约0.5g，精密称定，置具塞锥形瓶中，精密加入70%甲醇25ml，密塞，称定重量，超声处理（功率250W，频率40kHz）30分钟，放冷，再称定重量，用70%甲醇补足减失的重量，摇匀，滤过，取续滤液，即得。

测定法　分别精密吸取对照品溶液与供试品溶液各1μl，注入液相色谱仪，测定，即得。

本品每1g含毛蕊花糖苷（$C_{29}H_{36}O_{15}$）和异毛蕊花糖苷（$C_{29}H_{36}O_{15}$）的总量应为5.0 mg～25.0 mg。

【规格】　每1g配方颗粒相当于饮片1.5 g

【贮藏】　密封。

甘肃省药品监督管理局
中药配方颗粒标准

标准号：PFKLBZ-113-2021

高良姜配方颗粒
Gaoliangjiang Peifangkeli

【来源】 本品为姜科植物高良姜 *Alpinia officinarum* Hance. 的干燥根茎经炮制并按标准汤剂主要质量指标加工制成的配方颗粒。

【制法】 取高良姜饮片5500 g，加水煎煮，收集挥发油适量，滤过，滤液浓缩成清膏（干浸膏出膏率为10%～18%），加辅料适量，干燥（或干燥，粉碎），再加入辅料适量，加入挥发油β-环糊精包合物，混匀，制粒，制成1000 g，即得。

【性状】 本品为浅棕色至红棕色的颗粒；气香，味辛辣。

【鉴别】 取本品1 g，研细，加乙醚30 ml，加热回流30分钟，滤过，滤液挥干，残渣加乙酸乙酯1 ml使溶解，作为供试品溶液。另取高良姜对照药材1 g，同法制成对照药材溶液。照薄层色谱法（中国药典2020年版 通则0502）试验，吸取上述两种溶液各5 μl，分别点于同一硅胶G薄层板上，以环己烷-乙酸乙酯（1∶1）为展开剂，展开，取出，晾干，喷以5%香草醛浓硫酸溶液，在105 ℃加热至斑点显色清晰。供试品色谱中，在与对照药材色谱相应的位置上，显相同颜色的斑点。

【指纹图谱】 照高效液相色谱法（中国药典2020年版 通则0512）测定。

色谱条件与系统适用性试验 以十八烷基硅烷键合硅胶为填充剂（柱长为100 mm，内径为2.1 mm，粒径为1.8 μm）；以乙腈为流动相A，以0.1%磷酸溶液为流动相B，按下表中的规定进行梯度洗脱；流速为每分钟0.30 ml；柱温为30 ℃；检测波长为215 nm。理论板数按高良姜素峰计算应不低于5000。

时间(分钟)	流动相A(%)	流动相B(%)
0～4	9→10	91→90
4～6	10→12	90→88
6～15	12→20	88→80
15～20	20→30	80→70
20～30	30→50	70→50
30～32	50→70	50→30

续表

时间（分钟）	流动相A(%)	流动相B(%)
32～35	70→100	30→0
35～39	100	0
39～40	100→9	0→91

参照物溶液的制备　取高良姜对照药材1 g，置具塞锥形瓶中，加水25 ml，加热回流60分钟，放冷，摇匀，滤过，取续滤液，作为对照药材参照物溶液。另取高良姜素对照品，加甲醇制成每1 ml含30 μg的溶液，作为对照品参照物溶液。

供试品溶液的制备　取本品适量，研细，取约0.5 g，精密称定，置具塞锥形瓶中，精密加入70%甲醇25 ml，密塞，称定重量，超声处理（功率250 W，频率40 kHz）60分钟，放冷，再称定重量，用70%甲醇补足减失的重量，摇匀，滤过，取续滤液，即得。

测定法　分别精密吸取参照物溶液与供试品溶液各1 μl，注入液相色谱仪，测定，即得。

供试品色谱中应呈现12个共有峰，并应与对照药材参照物色谱12个峰的保留时间相对应；其中峰7应与高良姜素对照品参照物色谱峰的保留时间相对应。按中药色谱指纹图谱相似度评价系统计算，采用Mark峰匹配，供试品指纹图谱与对照指纹图谱的相似度不得低于0.90。

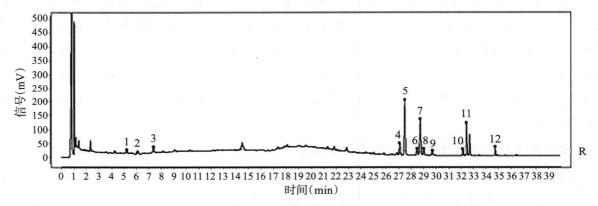

对照指纹图谱

峰2：原矢车菊素B$_2$；峰3：表儿茶素；峰6：乔松素；

峰7：高良姜素；峰9：高良姜素-3-甲醚

色谱柱：Eclipse Plus C18；2.1 mm×100 mm，1.8 μm

【检查】　应符合颗粒剂项下有关的各项规定（中国药典2020年版　通则0104）。

【浸出物】　照醇溶性浸出物测定法（中国药典2020年版　通则2201）项下的热浸法测定，用乙醇作溶剂，不得少于20.0%。

【含量测定】　**挥发油**　照挥发油测定法（中国药典2020年版　通则2204）测定。

本品含挥发油应为0.06%～0.40%（ml/g）。

高良姜素　照高效液相色谱法（中国药典2020年版　通则0512）测定。

色谱条件与系统适用性试验　以十八烷基硅烷键合硅胶为填充剂（柱长为100 mm，内径为

2.1 mm，粒径为1.9 μm）；以甲醇-0.2%磷酸溶液（55∶45）为流动相；流速为每分钟0.30 ml；柱温为30 ℃；检测波长为266 nm。理论板数按高良姜素峰计算应不低于6000。

对照品溶液的制备　取高良姜素对照品适量，精密称定，加甲醇制成每1 ml含30 μg的溶液，即得。

供试品溶液的制备　取本品适量，研细，取约0.2 g，精密称定，置具塞锥形瓶中，精密加入甲醇25 ml，密塞，称定重量，超声处理（功率250 W，频率40 kHz）30分钟，放冷，再称定重量，用甲醇补足减失的重量，摇匀，滤过，取续滤液，即得。

测定法　分别精密吸取对照品溶液与供试品溶液各1 μl，注入液相色谱仪，测定，即得。

本品每1 g含高良姜素（$C_{15}H_{10}O_5$）应为1.0 mg～7.0 mg。

【规格】　每1 g配方颗粒相当于饮片5.5 g

【贮藏】　密封。

甘肃省药品监督管理局
中药配方颗粒标准

标准号：PFKLBZ-038-2021

拳参配方颗粒

Quanshen Peifangkeli

【来源】　本品为蓼科植物拳参 *Polygonum bistorta* L.的干燥根茎经炮制并按标准汤剂的主要质量指标加工制成的配方颗粒。

【制法】　取拳参饮片4000 g，加水煎煮，滤过，滤液浓缩成清膏（干浸膏出膏率为15%～25%），干燥（或干燥，粉碎），加入辅料适量，混匀，制粒，制成1000 g，即得。

【性状】　本品为浅黄棕色至棕褐色的颗粒；气微，味苦、涩。

【鉴别】　取本品适量，研细，取约0.5 g，加甲醇40 ml，超声处理20分钟，滤过，滤液蒸干，残渣加甲醇2 ml使溶解，作为供试品溶液。另取拳参对照药材0.5 g，加水40 ml，煎煮30分钟，离心，取上清液减压浓缩至干，残渣加甲醇40 ml，同法制成对照药材溶液。再取没食子酸对照品，加甲醇制成每1 ml含1 mg的溶液，作为对照品溶液。照薄层色谱法（中国药典2020年版　通则0502）试验，吸取上述供试品溶液和对照药材溶液各6 μl～12 μl，对照品溶液2 μl～4 μl，分别点于同一硅胶G板上，以二氯甲烷-乙酸乙酯-甲酸（5∶4∶1.5）为展开剂，展开，取出，晾干，置氨蒸气中熏至斑点显色清晰。供试品色谱中，在与对照药材色谱和对照品色谱相应的位置上，显相同颜色的斑点。

【特征图谱】　照高效液相色谱法（中国药典2020年版　通则0512）测定。

色谱条件与系统适用性试验　以十八烷基硅烷键合硅胶为填充剂（柱长为100 mm，柱内径为2.1 mm，粒径为1.8 μm），以乙腈为流动相A，以0.1%磷酸溶液为流动相B，按下表中的规定进行梯度洗脱。流速为每分钟0.35 ml；柱温为35 ℃；检测波长为290 nm。理论板数按没食子酸峰计算应不低于6000。

时间（分钟）	流动相A（%）	流动相B（%）
0～5	0→2	100→98
5～9	2→3	98→97
9～13	3→5	97→95
13～18	5→10	95→90
18～28	10	90

参照物溶液的制备 取拳参对照药材 1 g，置圆底烧瓶中，加 25 ml 水，煮沸，保持微沸 30 分钟，滤过，滤液蒸干，残渣加 70% 甲醇 20 ml，超声处理 30 分钟，放冷，摇匀，滤过，滤液作为对照药材参照物溶液。另取没食子酸对照品、绿原酸对照品适量，精密称定，加甲醇制成每 1 ml 含没食子酸 60 μg、含绿原酸 70 μg 的溶液，作为对照品参照物溶液。

供试品溶液的制备 取本品适量，研细，取约 0.2 g，称定，置具塞锥形瓶中，精密加入 70% 甲醇 20 ml，称定重量，超声处理（功率 250 W，频率 40 kHz）30 分钟，取出，放冷，再称定重量，用 70% 甲醇补足减失的重量，摇匀，滤过，取续滤液，即得。

测定法 分别精密吸取参照物溶液与供试品溶液各 1 μl，注入液相色谱仪，测定，即得。

供试品特征图谱中应呈现 7 个特征峰，并应与对照药材参照物色谱中的 7 个特征峰保留时间相对应，其中峰 1 和峰 6 应分别与相应对照品参照物峰的保留时间相对应。

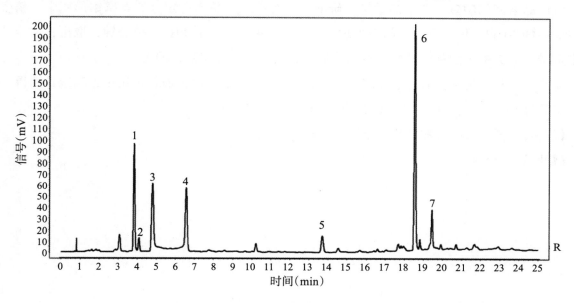

对照特征图谱

峰 1：没食子酸；峰 6：绿原酸

色谱柱：HSS T3 C18；2.1 mm×100 mm，1.8 μm

【检查】 应符合颗粒剂项下有关的各项规定（中国药典 2020 年版 通则 0104）。

【浸出物】 照醇溶性浸出物测定法（中国药典 2020 年版 通则 2201）项下的热浸法测定，用乙醇作溶剂，不得少于 22.0%。

【含量测定】 照高效液相色谱法（中国药典 2020 年版 通则 0512）测定。

色谱条件与系统适用性试验 以十八烷基硅烷键合硅胶为填充剂（柱长为 100 mm，柱内径为 2.1 mm，粒径为 1.8 μm），以乙腈为流动相 A，以 0.1% 磷酸溶液为流动相 B，按下表中的规定进行梯度洗脱。流速为每分钟 0.35 ml；柱温为 35 ℃；检测波长为 290 nm。理论板数按没食子酸峰计算应不低于 6000。

时间(分钟)	流动相A(%)	流动相B(%)
0～5	0→2	100→98
5～9	2→3	98→97
9～13	3→5	97→95
13～18	5→10	95→90
18～28	10	90

对照品溶液的制备　取没食子酸对照品适量，精密称定，加甲醇制成每1 ml含60 μg的溶液，即得。

供试品溶液的制备　取本品适量，研细，取约0.2 g，精密称定，置具塞锥形瓶中，精密加入70%甲醇20 ml，称定重量，超声处理（功率250 W，频率40 kHz）30分钟，取出，放冷，再称定重量，用70%甲醇补足减失的重量，摇匀，滤过，取续滤液，即得。

测定法　分别精密吸取对照品溶液与供试品溶液各1 μl，注入液相色谱仪，测定，即得。

本品每1 g含没食子酸（$C_7H_6O_5$）应为2.0 mg～12.0 mg。

【规格】　每1 g配方颗粒相当于饮片4 g

【贮藏】　密封。

甘肃省药品监督管理局
中药配方颗粒标准

标准号：PFKLBZ-061-2021

粉萆薢配方颗粒
Fenbixie Peifangkeli

【来源】　本品为薯蓣科植物粉背薯蓣 *Dioscorea hypoglauca* Palibin 的干燥根茎经炮制并按标准汤剂的主要质量指标加工制成的配方颗粒。

【制法】　取粉萆薢饮片6000 g，加水煎煮，滤过，滤液浓缩成清膏（干浸膏出膏率为9%～16%），加辅料适量，干燥（或干燥，粉碎），再加入辅料适量，混匀，制粒，制成1000 g，即得。

【性状】　本品为黄色至棕黄色的颗粒；气微，味微苦。

【鉴别】　取本品0.5 g，研细，加甲醇20 ml，超声处理30分钟，滤过，滤液蒸干，残渣加水10 ml使溶解，用水饱和正丁醇振摇提取2次，每次10 ml，合并正丁醇液，蒸干，残渣加甲醇1 ml使溶解，作为供试品溶液。另取粉萆薢对照药材0.5 g，加甲醇25 ml，超声处理30分钟，滤过，滤液蒸干，残渣加甲醇2 ml使溶解，作为对照药材溶液。照薄层色谱法（中国药典2020年版 通则0502）试验，吸取上述供试品溶液2 μl～5 μl、对照药材溶液2 μl，分别点于同一硅胶G薄层板上，以三氯甲烷-甲醇-水（13∶7∶2）10 ℃以下放置的下层溶液为展开剂，展开，取出，晾干，喷以10%硫酸乙醇溶液，在105 ℃加热至斑点显色清晰，分别置日光和紫外光灯（365 nm）下检视，供试品色谱中，在与对照药材色谱相应的位置上，显相同颜色的斑点和荧光斑点。

【特征图谱】　照高效液相色谱法（中国药典2020年版 通则0512）测定。

色谱条件与系统适用性试验　以十八烷基硅烷键合硅胶为填充剂；以乙腈-水（23∶77）为流动相；流速为每分钟0.35 ml；柱温为40 ℃；检测波长为203 nm。理论板数按原薯蓣皂苷峰计算应不低于6000。

参照物溶液的制备　取粉萆薢对照药材1 g，加70%乙醇25 ml，超声处理（功率250 W，频率40 kHz）30分钟，放冷，离心，滤过，取续滤液，作为对照药材参照物溶液。另取［含量测定］项下对照品溶液，作为对照品参照物溶液。

供试品溶液的制备　取本品适量，研细，取约0.6 g，精密称定，置具塞锥形瓶中，精密加入30%乙醇25 ml，密塞，称定重量，超声处理（功率250 W，频率40 kHz）30分钟，放冷，再称定重量，用30%乙醇补足减失的重量，摇匀，离心，滤过，取续滤液，即得。

测定法　分别精密吸取参照物溶液与供试品溶液各1 μl，注入液相色谱仪，测定，即得。

供试品色谱中应呈现4个特征峰，并与对照药材参照物色谱中的4个特征峰保留时间相对应；其中峰2和峰4应分别与相应对照品参照物峰的保留时间相对应。

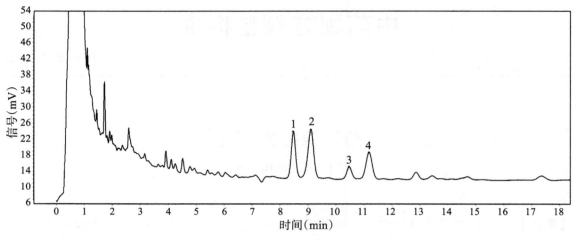

对照特征图谱

峰2：原薯蓣皂苷；峰4：原纤细薯蓣皂苷

色谱柱：SB-Aq RRHD；2.1 mm×100 mm，1.8 μm

【检查】 应符合颗粒剂项下有关的各项规定（中国药典2020年版 通则0104）。

【浸出物】 照醇溶性浸出物测定法（中国药典2020年版 通则2201）项下的热浸法测定，用乙醇作溶剂，不得少于25.0%。

【含量测定】 照高效液相色谱法（中国药典2020年版 通则0512）测定。

色谱条件与系统适用性试验 以十八烷基硅烷键合硅胶为填充剂；以乙腈-水（23：77）为流动相，检测波长为203 nm；流速为每分钟0.35 ml；柱温为40 ℃。理论板数按原薯蓣皂苷峰计算应不低于6000。

对照品溶液的制备 取原薯蓣皂苷对照品、原纤细薯蓣皂苷对照品适量，精密称定，加30%乙醇制成每1 ml含原薯蓣皂苷300 μg、原纤细薯蓣皂苷150 μg的溶液，摇匀，即得。

供试品溶液的制备 同［特征图谱］项下。

测定法 分别精密吸取对照品溶液与供试品溶液各1 μl，注入液相色谱仪，测定，即得。

本品每1 g含原薯蓣皂苷（$C_{51}H_{84}O_{22}$）和原纤细薯蓣皂苷（$C_{51}H_{84}O_3$）的总量应为6.0 mg～30.0 mg。

【规格】 每1 g配方颗粒相当于饮片6 g

【贮藏】 密封。

甘肃省药品监督管理局
中药配方颗粒标准

标准号：PFKLBZ-102-2021

娑罗子（天师栗）配方颗粒
Suoluozi（Tianshili）Peifangkeli

【来源】 本品为七叶树科植物天师栗*Aesculus wilsonii* Rehd.的干燥成熟种子经炮制并按标准汤剂的主要质量指标加工制成的配方颗粒。

【制法】 取娑罗子（天师栗）饮片3800 g，加水煎煮，滤过，滤液浓缩成清膏（干浸膏出膏率为13.2%～21.3%），加辅料适量，干燥（或干燥，粉碎），再加入辅料适量，混匀，制粒，制成1000 g，即得。

【性状】 本品为浅黄色至棕色的颗粒；气微，味苦而后甜。

【鉴别】 取本品，照［含量测定］项下的方法试验，对照品色谱图中4个主成分峰，以出峰前后的顺序分别为七叶皂苷A、七叶皂苷B、七叶皂苷C、七叶皂苷D。供试品色谱中应呈现与七叶皂苷钠对照品四个主峰保留时间相同的色谱峰。

【特征图谱】 照高效液相色谱法（中国药典2020年版 通则0512）测定。

色谱条件与系统适用性试验 同［含量测定］项。

参照物溶液的制备 取娑罗子（天师栗）对照药材1 g，置具塞锥形瓶中，加入石油醚（30～60 ℃）80 ml，密塞，超声处理（功率250 W，频率40 kHz）30分钟，滤过，弃去滤液，滤渣连同滤纸挥干溶剂后，置具塞锥形瓶中，加入70%甲醇50 ml，密塞，超声处理（功率250 W，频率40 kHz）60分钟，放冷，摇匀，滤过，取续滤液25 ml，置蒸发皿中，于80 ℃水浴上浓缩至适量，转移至10 ml量瓶中，加70%甲醇稀释至刻度，摇匀，滤过，取续滤液，作为对照药材参照物溶液。另取七叶皂苷钠对照品适量，精密称定，加甲醇制成每1 ml含0.3 mg的溶液，作为对照品参照物溶液。

供试品溶液的制备 同［含量测定］项。

测定法 分别精密吸取参照物溶液与供试品溶液各1 μl，注入液相色谱仪，测定，即得。

供试品色谱中应呈现5个特征峰，并应与对照药材参照物色谱中的5个特征峰保留时间相对应，其中峰1、峰2、峰3和峰5应与相应的对照品参照物峰的保留时间相对应。

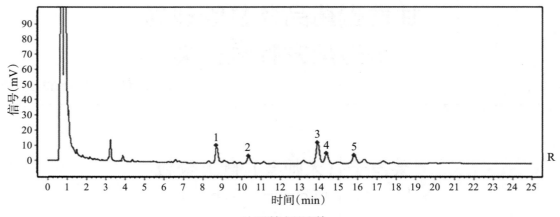

对照特征图谱

峰1：七叶皂苷A；峰2：七叶皂苷B；峰3：七叶皂苷C；峰5：七叶皂苷D

色谱柱：CORTECS T3；2.1 mm×100 mm，1.6 μm

【检查】 应符合颗粒剂项下有关的各项规定（中国药典2020年版 通则0104）。

【浸出物】 照醇溶性浸出物测定法（中国药典2020年版 通则2201）项下的热浸法测定，用乙醇作溶剂，不得少于25.0%。

【含量测定】 照高效液相色谱法（中国药典2020年版 通则0512）测定。

色谱条件与系统适用性试验 以十八烷基硅烷键合硅胶为填充剂（柱长为100 mm，内径为2.1 mm，粒径为1.6 μm）；以含10%异丙醇的乙腈-水（36∶64）为流动相A，以含10%异丙醇的乙腈-水-磷酸（36∶64∶0.1）为流动相B，按下表中的规定进行梯度洗脱；流速为每分钟0.30 ml，柱温为25 ℃，检测波长为220 nm。理论板数按七叶皂苷C峰计算应不低于5000。

时间（分钟）	流动相A(%)	流动相B(%)
0～5	0→95	100→5
5～24	95	5
24～25	95→0	5→100

对照品溶液的制备 取七叶皂苷钠（已标示七叶皂苷A、七叶皂苷B、七叶皂苷C、七叶皂苷D的含量）对照品适量，精密称定，加甲醇制成每1 ml含0.3 mg的溶液，即得。

供试品溶液的制备 取本品适量，研细，取约0.4 g，精密称定，置具塞锥形瓶中，精密加入70%甲醇25 ml，密塞，称定重量，超声处理（功率250 W，频率40 kHz）30分钟，放冷，再称定重量，用70%甲醇补足减失的重量，摇匀，滤过，取续滤液，即得。

测定法 分别精密吸取对照品溶液和供试品溶液各1 μl，注入液相色谱仪，测定，即得。

本品每1 g含七叶皂苷A（$C_{55}H_{86}O_{24}$）、七叶皂苷B（$C_{55}H_{86}O_{24}$）、七叶皂苷C（$C_{54}H_{84}O_{23}$）、七叶皂苷D（$C_{54}H_{84}O_{25}$）的总量应为10.0 mg～60.0 mg。

【规格】 每1 g配方颗粒相当于饮片3.8 g

【贮藏】 密封。

甘肃省药品监督管理局
中药配方颗粒标准

标准号：PFKLBZ-014-2021

海金沙配方颗粒
Haijinsha Peifangkeli

【来源】　本品为海金沙科植物海金沙 *Lygodium japonicum*（Thunb.）Sw. 的干燥成熟孢子经炮制并按标准汤剂的主要质量指标加工制成的配方颗粒。

【制法】　取海金沙饮片5000 g，加水煎煮，滤过，滤液浓缩成清膏（干浸膏出膏率为3%～6%），加入辅料适量，干燥（或干燥，粉碎），再加入辅料适量，混匀，制粒，制成1000 g，即得。

【性状】　本品为灰黄色至黄棕色的颗粒；气微，味淡。

【鉴别】　取本品0.3 g，研细，加甲醇25 ml，超声处理30分钟，滤过，滤液蒸干，残渣加甲醇0.5 ml使溶解，作为供试品溶液。另取海金沙对照药材2 g，加水50 ml，煮沸30分钟，滤过，滤液蒸干，残渣加甲醇25 ml，同法制成对照药材溶液。照薄层色谱法（中国药典2020年版 通则0502）试验，吸取上述两种溶液各1 µl～2 µl，分别点于同一聚酰胺薄膜上，以甲醇-冰醋酸-水（4∶1∶5）为展开剂，展开，取出，晾干，喷以三氯化铝试液，晾干，置紫外光灯（365 nm）下检视。供试品色谱中，在与对照药材色谱相应的位置上，显相同颜色的荧光斑点。

【特征图谱】　照高效液相色谱法（中国药典2020年版 通则0512）测定。

色谱条件与系统适用性试验　检测波长为220 nm；其余同［含量测定］项。

参照物溶液的制备　取海金沙对照药材约0.2 g，精密称定，置具塞锥形瓶中，精密加入10%甲醇50 ml，称定重量，加热回流3小时，取出，放冷，再称定重量，用10%甲醇补足减失的重量，摇匀，滤过，取续滤液，作为对照药材参照物溶液。另取咖啡酸对照品、对香豆酸对照品适量，精密称定，加甲醇制成每1 ml各含80 µg的溶液，作为对照品参照物溶液。

供试品溶液的制备　取本品适量，研细，取约0.2 g，精密称定，置具塞锥形瓶中，精密加入70%甲醇50 ml，称定重量，加热回流30分钟，放冷，再称定重量，用70%甲醇补足减失的重量，摇匀，滤过，取续滤液，即得。

测定法　分别精密吸取参照物溶液与供试品溶液各1 µl，注入液相色谱仪，测定，即得。

供试品色谱中应呈现4个特征峰，并应与对照药材参照物色谱中的4个特征峰保留时间相对应，其中峰3和峰4应分别与相应对照品参照物峰的保留时间相一致。

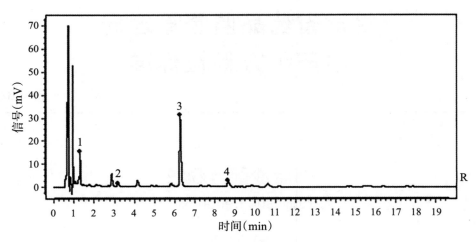

对照特征图谱

峰3：咖啡酸；峰4：对香豆酸

色谱柱：YMC-Triart C18；2.1 mm×100 mm，1.9 μm

【检查】　应符合颗粒剂项下有关的各项规定（中国药典2020年版　通则0104）。

【含量测定】　照高效液相色谱法（中国药典2020年版　通则0512）测定。

色谱条件与系统适用性试验　以十八烷基硅烷键合硅胶为填充剂（柱长为100 mm，内径为2.1 mm，粒径为1.7 μm～1.9 μm）；以乙腈为流动相A，以0.1%磷酸溶液为流动相B，按下表中的规定进行梯度洗脱；流速为每分钟0.40 ml；柱温为30 ℃；检测波长为323 nm。理论板数按咖啡酸峰计算应不低于5000。

时间（分钟）	流动相A(%)	流动相B(%)
0～5	7→15	93→85
5～20	15→30	85→70

对照品溶液的制备　取咖啡酸对照品适量，精密称定，加甲醇制成每1 ml含26 μg的溶液，即得。

供试品溶液的制备　取本品适量，研细，取约0.2 g，精密称定，置具塞锥形瓶中，精密加入70%甲醇50 ml，称定重量，加热回流30分钟，放冷，再称定重量，用70%甲醇补足减失的重量，摇匀，滤过，取续滤液，即得。

测定法　分别精密吸取对照品溶液与供试品溶液各1 μl，注入液相色谱仪，测定，即得。

本品每1 g含咖啡酸（$C_9H_8O_4$）应为0.6 mg～4.0 mg。

【规格】　每1 g配方颗粒相当于饮片5.0 g

【贮藏】　密封。

甘肃省药品监督管理局
中药配方颗粒标准

标准号：PFKLBZ-013-2021

浮萍配方颗粒
Fuping Peifangkeli

【来源】　本品为浮萍科植物紫萍 *Spirodela polyrrhiza*（L.）Schleid. 的干燥全草经炮制并按标准汤剂的主要质量标准加工制成的颗粒。

【制法】　取浮萍饮片 5500 g，加水煎煮，滤过，滤液浓缩成清膏（干浸膏出膏率为 10%～16%），加辅料适量，干燥（或干燥，粉碎），再加辅料适量，混匀，制粒，制成 1000 g，即得。

【性状】　本品为黄棕色至棕黄色的颗粒；气微，味淡。

【鉴别】　取本品 1 g，研细，加甲醇 10 ml，超声处理 30 分钟，放置，取上清液作为供试品溶液。另取浮萍对照药材 1 g，加水 50 ml，煎煮 30 分钟，滤过，滤液蒸干，残渣加甲醇 10 ml，同法制成对照药材溶液。照薄层色谱法（中国药典 2020 年版 通则 0502）试验，吸取供试品溶液 1 μl、对照药材溶液 2 μl，分别点于同一硅胶 G 薄层板上，以乙酸乙酯-丁酮-甲酸-水（6∶3∶1∶1）为展开剂，展开，取出，晾干，喷以 1% 三氯化铝无水乙醇溶液，置紫外光灯（365 nm）下检视。供试品色谱中，在与对照药材色谱相应的位置上，显相同颜色的荧光主斑点。

【特征图谱】　照高效液相色谱法（中国药典 2020 年版 通则 0512）测定。

色谱条件与系统适用性试验　以十八烷基硅烷键合硅胶为填充剂；以乙腈为流动相 A，以 0.1% 磷酸溶液为流动相 B，按下表中的规定进行梯度洗脱；柱温为 30 ℃；检测波长为 300 nm。理论板数按牡荆素峰计算应不低于 5000。

时间（分钟）	流动相 A（%）	流动相 B（%）
0～40	5→15	95→85
40～80	15→28	85→72
80～100	28	72

参照物溶液的制备　取浮萍对照药材约 1 g，置具塞锥形瓶中，加 50% 甲醇 25 ml，密塞，超声处理（功率 600 W，频率 40 kHz）20 分钟，放冷，摇匀，滤过，取续滤液，作为对照药材参照物溶液。另取牡荆素对照品适量，精密称定，加 50% 甲醇制成每 1 ml 含 50 μg 的溶液，作为对照品参照物溶液。

供试品溶液的制备　取本品适量，研细，取约 0.2 g，置具塞锥形瓶中，加 50% 甲醇 25 ml，超声处理（功率600 W，频率40 kHz）20分钟，放冷，摇匀，滤过，取续滤液，即得。

测定法 分别精密吸取参照物溶液与供试品溶液各10 μl，注入液相色谱仪，测定，即得。

供试品特征图谱中应呈现7个特征峰，并应与对照药材参照物色谱中的7个特征峰保留时间相对应，其中峰5应与对照品参照物峰的保留时间相一致。

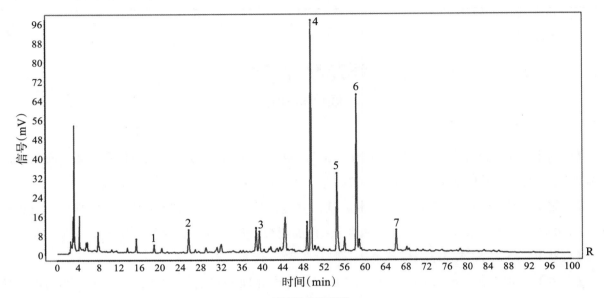

对照特征图谱

峰5：牡荆素

色谱柱：5 TC C18；4.6 mm×250 mm，5 μm

【检查】 应符合颗粒剂项下有关的各项规定（中国药典2020年版 通则0104）。

【浸出物】 照醇溶性浸出物测定法（中国药典2020年版 通则2201）项下的热浸法测定，用乙醇作溶剂，不得少于21.0%。

【含量测定】 照高效液相色谱法（中国药典2020年版 通则0512）测定。

色谱条件与系统适用性试验 以十八烷基硅烷键合硅胶为填充剂；以乙腈-0.1%磷酸溶液（17：83）为流动相；检测波长为338 nm。理论板数按牡荆素峰计算应不低于5000。

对照品溶液的制备 取牡荆素对照品适量，精密称定，加80%甲醇制成每1 ml含50 μg的溶液，即得。

供试品溶液的制备 取本品适量，研细，取约0.2 g，精密称定，置具塞锥形瓶中，精密加入80%甲醇25 ml，称定重量，超声处理（功率600 W，频率40 kHz）20分钟，放冷，再称定重量，用80%甲醇补足减失的重量，摇匀，滤过，取续滤液，即得。

测定法 分别精密吸取对照品溶液与供试品溶液各10 μl，注入液相色谱仪，测定，即得。

本品每1 g含牡荆素（$C_{21}H_{20}O_{10}$）应为2.5 mg～8.0 mg。

【规格】 每1 g配方颗粒相当于饮片5.5克

【贮藏】 密封。

甘肃省药品监督管理局
中药配方颗粒标准

标准号：PFKLBZ-051-2021

菝葜配方颗粒
Baqia Peifangkeli

【来源】 本品为百合科植物菝葜 Smilax china L.的干燥根茎经炮制并按标准汤剂的主要质量指标加工制成的配方颗粒。

【制法】 取菝葜饮片7500 g，加水煎煮，滤过，滤液浓缩成清膏（干浸膏出膏率为6.7%～11.3%），加辅料适量，干燥（或干燥，粉碎），再加辅料适量，混匀，制粒，制成1000 g，即得。

【性状】 本品为浅红棕色至深棕色的颗粒；气微，味微苦涩。

【鉴别】 （1）取本品1 g，研细，加乙醇50 ml，超声处理30分钟，滤过，滤液加盐酸5 ml，加热回流2小时，放冷，用40%氢氧化钠溶液调至中性，蒸至无醇味，残渣加水40 ml使溶解，用二氯甲烷振摇提取2次（40 ml，30 ml），合并提取液，蒸干，残渣加甲醇1 ml使溶解，作为供试品溶液。另取菝葜对照药材2 g，加乙醇50 ml，同法制成对照药材溶液。再取薯蓣皂苷元对照品，加甲醇制成每1 ml含0.5 mg的溶液，作为对照品溶液。照薄层色谱法（中国药典2020年版 通则0502）试验，吸取上述供试品与对照品溶液各10 μl、对照药材溶液10 μl～20 μl，分别点于同一硅胶G薄层板上，以环己烷-乙酸乙酯（4∶1）为展开剂，展开，取出，晾干，喷以10%硫酸乙醇试液，在105 ℃加热至斑点显色清晰。供试品色谱中，在与对照药材色谱和对照品色谱相应的位置上，显相同颜色的斑点。

（2）取本品1 g，研细，加盐酸5 ml、甲醇25 ml，加热回流1小时，放冷，滤过，取滤液2 ml，蒸干，残渣加甲醇1 ml使溶解，作为供试品溶液。另取菝葜对照药材1 g，同法制成对照药材溶液。照薄层色谱法（中国药典2020年版 通则0502）试验，吸取上述两种溶液各5 μl，分别点于同一硅胶G薄层板上，以甲苯-乙酸乙酯-甲酸（5∶5∶0.2）为展开剂，展开，取出，晾干，在105 ℃下加热约5分钟，再喷以1%三氯化铁-1%铁氰化钾（1∶1）混合溶液（新配制，临用前混合）。供试品色谱中，在与对照药材色谱相应的位置上，显相同颜色的斑点。

【特征图谱】 照高效液相色谱法（中国药典2020年版 通则0512）测定。

色谱条件与系统适用性试验 以亲水改性的烷基硅烷键合硅胶为填充剂（柱长为100 mm，内径为2.1 mm，粒径为1.8 μm）；以乙腈为流动相A，以0.1%磷酸溶液为流动相B，按下表中的规定进行梯度洗脱；流速为每分钟0.35 ml；柱温为40 ℃；检测波长为290 nm。理论板数按白藜芦醇峰计算应不低于5000。

时间（分钟）	流动相A（%）	流动相B（%）
0～5	6	94
5～12	6→8	94→92
12～16	8→15	92→85
16～20	15	85
20～30	15→21	85→79
30～32	21→40	79→60
32～34	40→60	60→40
34～36	60→6	40→94

参照物溶液的制备 取菝葜对照药材1g，置具塞锥形瓶中，加水25ml，加热煎煮1小时，放冷，摇匀，滤过，取续滤液，作为对照药材参照物溶液。另取新绿原酸对照品、绿原酸对照品、隐绿原酸对照品，分别加水制成每1ml含新绿原酸50μg、隐绿原酸50μg、绿原酸50μg的溶液；再取黄杞苷对照品、白藜芦醇对照品分别加甲醇制成每1ml含黄杞苷50μg、白藜芦醇50μg的溶液，摇匀，作为对照品参照物溶液。

供试品溶液的制备 取本品适量，研细，取约0.5g，精密称定，置具塞锥形瓶中，精密加入70%甲醇25ml，密塞，称定重量，超声处理（功率250W，频率40kHz）30分钟，放冷，再称定重量，用70%甲醇补足减失的重量，摇匀，滤过，取续滤液，即得。

测定法 分别精密吸取参照物溶液和供试品溶液各1μl，注入液相色谱仪，测定，即得。

供试品色谱中应呈现5个特征峰，并应与对照药材参照物色谱中的5个特征峰保留时间相对应；其中峰1、峰2、峰3、峰4、峰5应与对照品参照物峰的保留时间分别相对应。

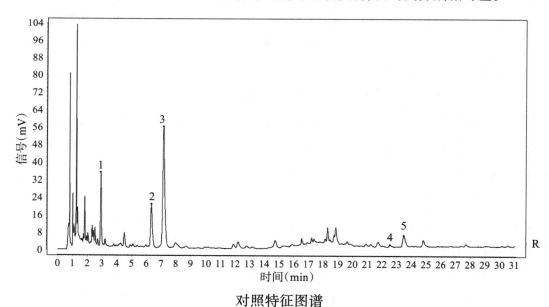

对照特征图谱

峰1：新绿原酸；峰2：隐绿原酸；峰3：绿原酸；峰4：黄杞苷；峰5：白藜芦醇

色谱柱：ZORBAX SB Aq；2.1mm×100mm，1.8μm

【检查】　应符合颗粒剂项下有关的各项规定（中国药典2020年版　通则0104）。

【浸出物】　照醇溶性浸出物测定法（中国药典2020年版　通则2201）项下的热浸法测定，以乙醇作溶剂，不得少于15.0%。

【含量测定】　照高效液相色谱法（中国药典2020年版　通则0512）测定。

色谱条件与系统适用性试验　以十八烷基硅烷键合硅胶为填充剂；以乙腈-水（90：10）为流动相；检测波长为203 nm。理论板数按薯蓣皂苷元峰计算应不低于5000。

对照品溶液的制备　取薯蓣皂苷元对照品适量，精密称定，加乙腈制成每1 ml含30 μg的溶液，即得。

供试品溶液的制备　取本品适量，研细，取约0.2 g，精密称定，置具塞锥形瓶中，精密加入甲醇25 ml、盐酸4 ml，密塞，称定重量，加热回流2小时，放冷，再称定重量，用甲醇补足减失的重量，摇匀，滤过，精密量取续滤液15 ml，用石油醚（60～90 ℃）振摇提取3次，每次15 ml，合并提取液，回收溶剂至干，残渣加乙腈溶解并转移至5 ml量瓶中，加乙腈至刻度，摇匀，滤过，取续滤液，即得。

测定法　分别精密吸取对照品溶液与供试品溶液各2 μl，注入液相色谱仪，测定，即得。

本品每1 g含薯蓣皂苷元（$C_{27}H_{42}O_3$）应为0.5 mg～5.0 mg。

【规格】　每1 g配方颗粒相当于饮片7.5 g

【贮藏】　密封。

甘肃省药品监督管理局
中药配方颗粒标准

标准号：PFKLBZ-118-2021

炙黄芪（蒙古黄芪）配方颗粒
Zhihuangqi（Mengguhuangqi）Peifangkeli

【来源】　本品为豆科植物蒙古黄芪 *Astragalus membranaceus*（Fisch.）Bge.var.*mongholicus*（Bge.）Hsiao 干燥根经炮制并按标准汤剂的主要质量指标加工制成的配方颗粒。

【制法】　取炙黄芪（蒙古黄芪）饮片1600 g，加水煎煮，滤过，滤液浓缩成清膏（干浸膏出膏率为32%～47%），加辅料适量，干燥（或干燥，粉碎），再加入辅料适量，混匀，制粒，制成1000 g，即得。

【性状】　本品为浅黄色至棕黄色的颗粒；气微，味甜。

【鉴别】　（1）取本品1 g，研细，加水30 ml使溶解，用水饱和的正丁醇振摇提取2次，每次20 ml，合并正丁醇液，用氨试液洗涤2次，每次20 ml，弃去氨试液，正丁醇液蒸干，残渣加甲醇0.5 ml使溶解，作为供试品溶液。另取黄芪甲苷对照品，加甲醇制成每1 ml含1 mg的溶液，作为对照品溶液。照薄层色谱法（中国药典2020年版 通则0502）试验，吸取上述供试品溶液5 μl，对照品溶液2 μl，分别点于同一硅胶G薄层板上，以三氯甲烷-甲醇-水（13：7：2）的下层溶液为展开剂，展开，取出，晾干，喷以10%硫酸乙醇溶液，在105 ℃加热至斑点显色清晰。供试品色谱中，在与对照品色谱相应的位置上，日光下显相同的棕褐色斑点；紫外光灯（365 nm）下显相同的橙黄色荧光斑点。

（2）取本品1 g，研细，加乙醇20 ml，超声处理30分钟，滤过，滤液蒸干，残渣加0.3%氢氧化钠溶液15 ml使溶解，滤过，滤液用稀盐酸调节pH值至5～6，用乙酸乙酯振摇提取，分取乙酸乙酯液，用铺有适量无水硫酸钠的滤纸滤过，滤液蒸干，残渣加乙酸乙酯1 ml使溶解，作为供试品溶液。另取黄芪（蒙古黄芪）对照药材2 g，同法制成对照药材溶液。照薄层色谱法（中国药典2020年版 通则0502）试验，吸取供试品溶液和对照药材溶液各10 μl，分别点于同一硅胶G薄层板上，以三氯甲烷-甲醇（10：1）为展开剂，展开，取出，晾干，置氨蒸气中熏后置紫外光灯（365 nm）下检视。供试品色谱中，在与对照药材色谱相应的位置上，显相同颜色的荧光主斑点。

【特征图谱】　照高效液相色谱法（中国药典2020年版 通则0512）测定。

色谱条件与系统适用性试验　以十八烷基硅烷键合硅胶为填充剂（柱长为250 mm，内径为4.6 mm，粒径为5 μm）；以乙腈为流动相A，以0.02%甲酸溶液为流动相B，按下表中的规定进行梯度洗脱；流速为每分钟1.0 ml；柱温为30 ℃；分别用紫外检测器和蒸发光散射检测器检测，紫外检测器检测波长为230 nm。理论板数按毛蕊异黄酮葡萄糖苷峰计算应不低于3000。

时间(分钟)	流动相A(%)	流动相B(%)
0～30	20→45	80→55
30～60	45→80	55→20

参照物溶液的制备 取黄芪（蒙古黄芪）对照药材1 g，置具塞锥形瓶中，加入30%甲醇10 ml，密塞，加热回流30分钟，放冷，摇匀，滤过，取续滤液，作为对照药材参照物溶液。另取毛蕊异黄酮对照品、毛蕊异黄酮葡萄糖苷对照品、黄芪皂苷Ⅱ对照品、黄芪皂苷Ⅰ对照品适量，精密称定，加甲醇制成每1 ml各含50 μg的溶液，作为对照品参照物溶液。

供试品溶液的制备 取本品适量，研细，取约1 g，精密称定，置具塞锥形瓶中，精密加入30%甲醇10 ml，密塞，称定重量，加热回流30分钟，放冷，再称定重量，用30%甲醇补足减失的重量，摇匀，滤过，取续滤液，即得。

测定法 分别精密吸取参照物溶液与供试品溶液各10 μl，注入液相色谱仪，测定，即得。

供试品色谱（紫外检测）中应呈现4个特征峰，并应与对照药材参照物色谱中的4个特征峰相对应，其中峰2、峰3应分别与对照品参照物峰的保留时间相对应。

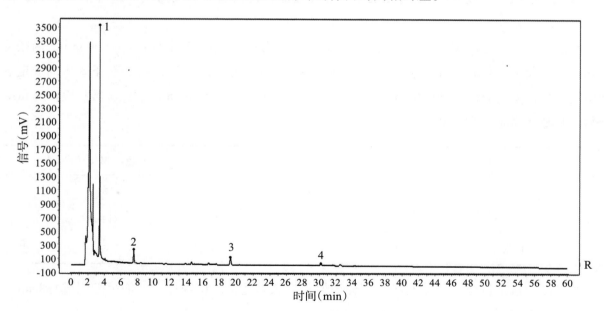

HPLC-DAD对照特征图谱

峰2：毛蕊异黄酮葡萄糖苷；峰3：毛蕊异黄酮

色谱柱：Hedera ODS-2；4.6 mm×250 mm，5 μm

供试品色谱（蒸发光散射检测）中应呈现5个特征峰，并应与对照药材参照物色谱中的5个特征峰保留时间相对应，其中峰1、峰2、峰3和峰4应分别与对照品参照物峰的保留时间相对应。

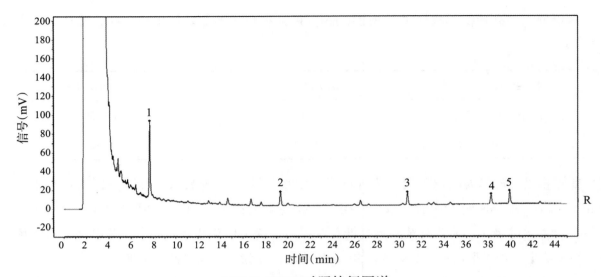

HPLC-ELSD对照特征图谱

峰1：毛蕊异黄酮葡萄糖苷；峰2：毛蕊异黄酮；峰3：黄芪皂苷Ⅱ；峰4：黄芪皂苷Ⅰ

色谱柱：Hedera ODS-2；4.6 mm×250 mm，5 μm

【检查】　应符合颗粒剂项下有关的各项规定（中国药典2020年版 通则0104）。

【浸出物】　照醇溶性浸出物测定法（中国药典2020年版 通则2201）项下的热浸法测定，用乙醇作溶剂，不得少于20.0%。

【含量测定】　毛蕊异黄酮葡萄糖苷　照高效液相色谱法（中国药典2020年版 通则0512）测定。

色谱条件与系统适用性试验　以十八烷基硅烷键合硅胶为填充剂（柱长为100 mm，内径为2.1 mm，粒径为1.8 μm）；以乙腈为流动相A，以0.2%甲酸溶液为流动相B，按下表中的规定进行梯度洗脱；流速为每分钟0.40 ml；柱温为30 ℃；检测波长为260 nm。理论板数按毛蕊异黄酮葡萄糖苷峰计算应不低于3000。

时间（分钟）	流动相A（%）	流动相B（%）
0～2.5	16	84
2.5～4	16→40	84→60
4～6.5	40	60

对照品溶液的制备　取毛蕊异黄酮葡萄糖苷对照品适量，精密称定，加甲醇制成每1 ml含25 μg的溶液，即得。

供试品溶液的制备　取本品适量，研细，取约1 g，精密称定，置具塞锥形瓶中，精密加入70%甲醇25 ml，密塞，称定重量，加热回流1小时，放冷，再称定重量，用70%甲醇补足减失的重量，摇匀，滤过，取续滤液，即得。

测定法　分别精密吸取对照品溶液与供试品溶液各1 μl，注入液相色谱仪，测定，即得。

本品每1 g含毛蕊异黄酮葡萄糖苷（$C_{22}H_{22}O_{10}$）应为0.20 mg～1.0 mg。

黄芪甲苷 照高效液相色谱法（中国药典2020年版 通则0512）测定。

色谱条件与系统适用性试验 以十八烷基硅烷键合硅胶为填充剂（柱长为250 mm，内径为4.6 mm，粒径为5 μm）；以乙腈-水（32：68）为流动相；蒸发光散射检测器检测。理论板数按黄芪甲苷峰计算应不低于4000。

对照品溶液的制备 取黄芪甲苷对照品适量，精密称定，加80%甲醇制成每1 ml含0.6 mg的溶液，即得。

供试品溶液的制备 取本品适量，研细，取约1.5 g，精密称定，置具塞锥形瓶中，精密加入含4%浓氨试液的80%甲醇溶液（取浓氨试液4 ml，加80%甲醇至100 ml，摇匀）50 ml，密塞，称定重量，超声处理（功率250 W，频率40 kHz）30分钟，放冷，再称定重量，用含4%浓氨试液的80%甲醇溶液补足减失的重量，摇匀，滤过，精密量取续滤液25 ml，蒸干，残渣用80%甲醇溶解，转移至5 ml量瓶中，加80%甲醇至刻度，摇匀，滤过，取续滤液，即得。

测定法 分别精密吸取对照品溶液2 μl（或5 μl）、10 μl，供试品溶液10 μl～20 μl，注入液相色谱仪，测定，用外标两点法对数方程计算，即得。

本品每1 g含黄芪甲苷（$C_{41}H_{68}O_{14}$）应为0.60 mg～2.10 mg。

【规格】 每1 g配方颗粒相当于饮片1.6 g

【贮藏】 密封。

甘肃省药品监督管理局
中药配方颗粒标准

标准号：PFKLBZ-072-2021

酒黄连（黄连）配方颗粒
Jiuhuanglian（Huanglian）Peifangkeli

【来源】　本品为毛茛科植物黄连 *Coptis chinensis* Franch. 的干燥根茎经炮制并按标准汤剂的主要质量指标加工制成的配方颗粒。

【制法】　取酒黄连（黄连）饮片 3600 g，加水煎煮，滤过，滤液浓缩成清膏（干浸膏出膏率为 13.9%～22.8%），加辅料适量，干燥（或干燥，粉碎），再加入辅料适量，混匀，制粒，制成 1000 g，即得。

【性状】　本品为黄棕色至暗棕色的颗粒；气微，味极苦。

【鉴别】　取本品 0.1 g，研细，加甲醇 25 ml，超声处理 30 分钟，滤过，取滤液作为供试品溶液。另取黄连（黄连）对照药材 0.25 g，同法制成对照药材溶液。再取盐酸小檗碱对照品，加甲醇制成每 1 ml 含 0.5 mg 的溶液，作为对照品溶液。照薄层色谱法（中国药典 2020 年版 通则 0502）试验，吸取上述供试品和对照药材溶液各 2 μl，对照品溶液 1 μl，分别点于同一高效硅胶 G 薄层板上，以环己烷-乙酸乙酯-异丙醇-甲醇-水-三乙胺（3：3.5：1：1.5：0.5：1）为展开剂，置用浓氨试液预饱和 20 分钟的展开缸内，展开，取出，晾干，置紫外光灯（365 nm）下检视。供试品色谱中，在与对照药材色谱相应的位置上，显 4 个以上相同颜色的荧光斑点；对照品色谱相应的位置上，显相同颜色的荧光斑点。

【特征图谱】　照高效液相色谱法（中国药典 2020 年版 通则 0512）测定。

色谱条件与系统适用性试验　以十八烷基硅烷键合硅胶为填充剂（柱长为 100 mm，内径为 2.1 mm，粒径为 1.8 μm）；以乙腈为流动相 A，以十二烷基硫酸钠溶液为流动相 B（每 100 ml 水中加十二烷基硫酸钠 0.1 g，再以磷酸调 pH 值至 3.8），按下表中的规定进行梯度洗脱；流速为每分钟 0.30 ml；柱温为 30 ℃；检测波长为 345 nm。理论板数按盐酸小檗碱峰计算应不低于 5000。

时间（分钟）	流动相A（%）	流动相B（%）
0～5	20→22	80→78
5～10	22→40	78→60
10～30	40→50	60→50

参照物溶液的制备　取黄连（黄连）对照药材 0.2 g，置具塞锥形瓶中，加入甲醇-盐酸

（100：1）的混合溶液50 ml，密塞，超声处理（功率250 W，频率40 kHz）30分钟，放冷，摇匀，滤过，取续滤液2 ml，置10 ml量瓶中，加甲醇至刻度，摇匀，滤过，取续滤液，作为对照药材参照物溶液。另取非洲防己碱对照品、盐酸药根碱对照品、表小檗碱对照品、盐酸黄连碱对照品、盐酸巴马汀对照品、盐酸小檗碱对照品，分别加甲醇制成每1 ml含非洲防己碱20 μg、盐酸药根碱30 μg、表小檗碱25 μg、盐酸黄连碱25 μg、盐酸巴马汀30 μg、盐酸小檗碱90 μg的溶液，作为对照品参照物溶液。

供试品溶液的制备　同［含量测定］项。

测定法　分别精密吸取参照物溶液与供试品溶液各1 μl，注入液相色谱仪，测定，即得。

供试品色谱中应呈现10个特征峰，并应与对照药材参照物色谱中的10个特征峰的保留时间相对应，其中6个峰应分别与相应的对照品参照物峰的保留时间相对应。

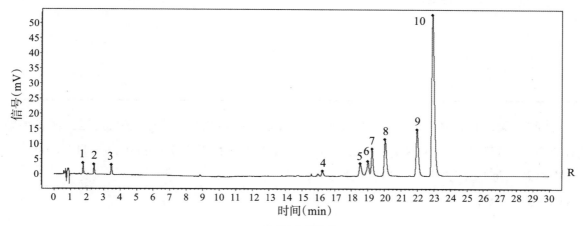

对照特征图谱

峰5：非洲防己碱；峰6：盐酸药根碱；峰7：表小檗碱；峰8：盐酸黄连碱；

峰9：盐酸巴马汀；峰10：盐酸小檗碱

色谱柱：Eclipse Plus C18 RRHD；2.1 mm×100 mm，1.8 μm

【检查】　应符合颗粒剂项下有关的各项规定（中国药典2020年版　通则0104）。

【浸出物】　照醇溶性浸出物测定法（中国药典2020年版　通则2201）项下的热浸法测定，用乙醇作溶剂，不得少于30.0%。

【含量测定】　照高效液相色谱法（中国药典2020年版　通则0512）测定。

色谱条件与系统适用性试验　以十八烷基硅烷键合硅胶为填充剂（柱长为100 mm，内径为2.1 mm，粒径为1.8 μm）；以乙腈-0.05 mol/L磷酸二氢钾溶液（每100 ml中加十二烷基硫酸钠0.4 g，再以磷酸调节pH值为4.0）（50：50）为流动相；检测波长为345 nm。理论板数按盐酸小檗碱峰计算应不低于5000。

对照品溶液的制备　取盐酸小檗碱对照品适量，精密称定，加甲醇制成每1 ml含80 μg的溶液，摇匀，即得。

供试品溶液的制备　取本品适量，研细，取约0.2 g，精密称定，置具塞锥形瓶中，精密加入甲醇-盐酸（100：1）的混合溶液50 ml，密塞，称定重量，超声处理（功率250 W，频率

40 kHz）30分钟，取出，放冷，再称定重量，用相应溶剂补足减失的重量，摇匀，滤过，精密量取续滤液1 ml，置10 ml容量瓶中，加甲醇至刻度，摇匀，即得。

测定法 分别精密吸取对照品溶液与供试品溶液各1 μl，注入液相色谱仪，测定，以盐酸小檗碱对照品的峰面积为对照，分别计算小檗碱、表小檗碱、黄连碱和巴马汀的含量，用待测成分色谱峰与盐酸小檗碱色谱峰的相对保留时间确定。

表小檗碱、黄连碱、巴马汀、小檗碱的相对保留时间，其相对保留时间应在规定值的±10%范围之内，若相对保留时间偏离超过10%，则应以相应的被替代对照品确证为准。相对保留时间见下表：

待测成分(峰)	相对保留时间
表小檗碱	0.71
黄连碱	0.78
巴马汀	0.91
小檗碱	1.00

以盐酸小檗碱计，本品每1 g含小檗碱（$C_{20}H_{17}NO_4$）应为80.0 mg～170.0 mg，含表小檗碱（$C_{20}H_{17}NO_4$）、黄连碱（$C_{19}H_{13}NO_4$）和巴马汀（$C_{21}H_{21}NO_4$）的总量应为60.0 mg～112.0 mg。

【规格】 每1 g配方颗粒相当于饮片3.6 g

【贮藏】 密封。

甘肃省药品监督管理局
中药配方颗粒标准

标准号：PFKLBZ-091-2021

黄精（多花黄精）配方颗粒
Huangjing（Duohuahuangjing）Peifangkeli

【来源】　本品为百合科植物多花黄精 *Polygonatum cyrtonema* Hua 的干燥根茎经炮制并按标准汤剂的主要质量指标加工制成的配方颗粒。

【制法】　取黄精（多花黄精）饮片 1300 g，加水煎煮，滤过，滤液浓缩成清膏（干浸膏出膏率为 38.5%～56.9%），加辅料适量，干燥（或干燥，粉碎），再加入辅料适量，混匀，制粒，制成 1000 g，即得。

【性状】　本品为浅黄白色至黄棕色的颗粒；气微，味甜。

【鉴别】　取本品 1 g，加乙醇 20 ml，超声处理 30 分钟，滤过，滤液蒸干，残渣加水 10 ml 使溶解，用水饱和正丁醇振摇提取 2 次，每次 20 ml，合并正丁醇液，蒸干，残渣加甲醇 1 ml 使溶解，作为供试品溶液。另取黄精对照药材 2 g，加水 50 ml，煮沸 30 分钟，滤过，滤液蒸干，残渣加乙醇 20 ml，同法制成对照药材溶液。照薄层色谱法（中国药典 2020 年版　通则 0502）试验，吸取上述两种溶液各 10 μl，分别点于同一硅胶 G 薄层板上，以三氯甲烷-甲醇-冰醋酸（8：4：1）为展开剂，展开，取出，晾干，喷以 5% 磷钼酸乙醇溶液，在 105 ℃加热至斑点显色清晰。供试品色谱中，在与对照药材色谱相应的位置上，显相同的蓝色斑点。

【特征图谱】　照高效液相色谱法（中国药典 2020 年版　通则 0512）测定。

色谱条件与系统适用性试验　以十八烷基硅烷键合硅胶为填充剂（柱长为 100 mm，内径为 2.1 mm，粒径为 1.8 μm）；以乙腈为流动相 A，以 0.1% 磷酸溶液为流动相 B，按下表中的规定进行梯度洗脱；流速为每分钟 0.20 ml；柱温为 15 ℃；检测波长为 208 nm。理论板数按色氨酸峰计算应不低于 5000。

时间（分钟）	流动相 A（%）	流动相 B（%）
0～1	0	100
1～8	0→5	100→95
8～16	5→12	95→88
16～25	12→25	88→75
25～30	25	75

参照物溶液的制备 取黄精对照药材1g，置具塞锥形瓶中，加入水20ml，加热回流30分钟，放冷，摇匀，滤过，蒸干，残渣加30%甲醇适量使溶解，转移至5ml量瓶中，加30%甲醇至刻度，摇匀，滤过，取续滤液，作为对照药材参照物溶液。另取色氨酸对照品，加甲醇制成每1ml含90μg的溶液，作为对照品参照物溶液。

供试品溶液的制备 取本品适量，研细，取约0.4g，精密称定，置具塞锥形瓶中，精密加入30%甲醇20ml，密塞，称定重量，超声处理（功率250W，频率40kHz）30分钟，放冷，再称定重量，用30%甲醇补足减失的重量，摇匀，滤过，滤液蒸干，残渣加30%甲醇适量使溶解，转移至5ml量瓶中，加30%甲醇至刻度，摇匀，滤过，取续滤液，即得。

测定法 分别精密吸取参照物溶液1μl、供试品溶液3μl，注入液相色谱仪，测定，即得。

供试品色谱中应呈现5个特征峰，并应与对照药材参照物色谱中的5个特征峰的保留时间相对应；其中峰4应与对照品参照物峰的保留时间相对应。

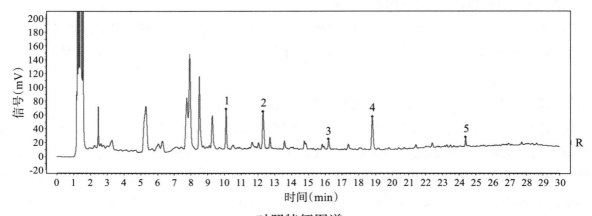

对照特征图谱

峰4：色氨酸

色谱柱：HSS T3；2.1mm×100mm，1.8μm

【**检查**】 应符合颗粒剂项下有关的各项规定（中国药典2020年版 通则0104）。

【**浸出物**】 照醇溶性浸出物测定法（中国药典2020年版 通则2201）项下的热浸法测定，用乙醇作溶剂，不得少于7.0%。

【**含量测定**】 照高效液相色谱法（中国药典2020年版 通则0512）测定。

色谱条件与系统适用性试验 以两性离子亲水作用固定相为填充剂（柱长为100mm，内径为2.1mm，粒径为2.7μm）；以乙腈为流动相A，以5mmol/L醋酸铵溶液为流动相B，按下表中的规定进行梯度洗脱；流速为每分钟0.30ml；柱温为35℃；蒸发光散射检测器检测；理论板数按果糖峰计算应不低于2500。

时间（分钟）	流动相A（%）	流动相B（%）
0～1	95	5
1～3	95→90	5→10
3～10	90→80	10→20

对照品溶液的制备　取果糖对照品适量，精密称定，加甲醇制成每1 ml含果糖1 mg的溶液，即得。

供试品溶液的制备　取本品适量，研细，取约0.2 g，精密称定，置具塞锥形瓶中，精密加入70%甲醇25 ml，密塞，称定重量，超声处理（功率250 W，频率40 kHz）45分钟，放冷，再称定重量，用70%甲醇补足减失重量，摇匀，滤过，取续滤液，即得。

测定法　分别精密吸取对照品溶液0.5 μl、2 μl，供试品溶液2 μl，注入液相色谱仪，测定，以外标两点法对数方程计算，即得。

本品每1 g含果糖（$C_6H_{12}O_6$）应为60.0 mg～150.0 mg。

【规格】　每1 g配方颗粒相当于饮片1.3 g

【贮藏】　密封。

甘肃省药品监督管理局
中药配方颗粒标准

酒黄精（多花黄精）配方颗粒
Jiuhuangjing（Duohuahuangjing）Peifangkeli

【来源】　本品为百合科植物多花黄精 *Polygonatum cyrtonema* Hua 的干燥根茎经炮制并按标准汤剂的主要质量指标加工制成的配方颗粒。

【制法】　取酒黄精（多花黄精）饮片1200 g，加水煎煮，滤过，滤液浓缩成清膏（干浸膏出膏率为42%～58%），加辅料适量，干燥（或干燥，粉碎），再加入辅料适量，混匀，制粒，制成1000 g，即得。

【性状】　本品为黄棕色至棕色的颗粒；气微，味甜。

【鉴别】　取本品1 g，研细，加乙醇20 ml，超声处理30分钟，滤过，滤液蒸干，残渣加水10 ml使溶解，用水饱和正丁醇振摇提取2次，每次20 ml，合并正丁醇液，蒸干，残渣加甲醇1 ml使溶解，作为供试品溶液。另取黄精对照药材2 g，加水50 ml，煮沸30分钟，滤过，滤液蒸干，同法制成对照药材溶液。照薄层色谱法（中国药典2020年版 通则0502）试验，吸取上述两种溶液各10 μl，分别点于同一硅胶G薄层板上，以三氯甲烷-甲醇-冰醋酸（8∶4∶1）为展开剂，展开，取出，晾干，喷以5%磷钼酸乙醇溶液，在105 ℃加热至斑点显色清晰。供试品色谱中，在与对照药材色谱相应的位置上，显相同颜色的斑点。

【特征图谱】　照高效液相色谱法（中国药典2020年版 通则0512）测定。

色谱条件与系统适用性试验　以十八烷基硅烷键合硅胶为填充剂（柱长为100 mm，内径为2.1 mm，粒径为1.8 μm）；以乙腈为流动相A，以0.1%磷酸溶液为流动相B，按下表中的规定进行梯度洗脱；流速为每分钟0.20 ml；柱温为15 ℃；检测波长为260 nm。理论板数按5-羟甲基糠醛峰计算应不低于5000。

时间（分钟）	流动相A(%)	流动相B(%)
0～1	0	100
1～8	0→5	100→95
8～16	5→12	95→88
16～25	12→25	88→75
25～30	25	75

参照物溶液的制备 取酒黄精对照饮片1 g，置具塞锥形瓶中，加入水20 ml，加热回流30分钟，放冷，摇匀，滤过，滤液蒸干，残渣加30%甲醇适量使溶解，转移至5 ml量瓶中，加30%甲醇至刻度，摇匀，滤过，取续滤液，作为对照饮片参照物溶液。另取尿苷对照品适量，精密称定，置棕色量瓶中，加水制成每1 ml含尿苷50 μg的溶液，作为对照品参照物溶液。再取5-羟甲基糠醛对照品适量，精密称定，加甲醇制成每1 ml含0.2 mg的溶液，作为对照品参照物溶液。

供试品溶液的制备 取本品适量，研细，取约0.4 g，精密称定，置具塞锥形瓶中，精密加入30%甲醇20 ml，密塞，称定重量，超声处理（功率250 W，频率40 kHz）30分钟，放冷，再称定重量，用30%甲醇补足减失的重量，摇匀，滤过，滤液蒸干，残渣加30%甲醇适量使溶解，转移至5 ml量瓶中，加30%甲醇至刻度，摇匀，滤过，取续滤液，即得。

测定法 分别精密吸取参照物溶液与供试品溶液各1 μl，注入液相色谱仪，测定，即得。

供试品特征图谱中应呈现4个特征峰，并应与对照药材参照物色谱中的4个特征峰的保留时间相对应，峰1和峰3应分别与相应的对照品参照物峰的保留时间相对应。

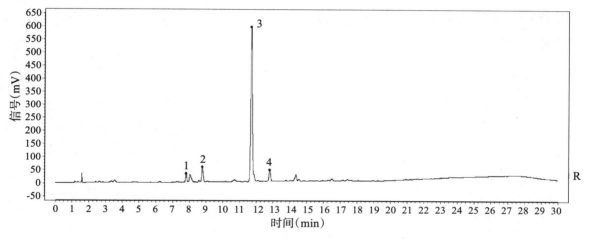

对照特征图谱

峰1：尿苷；峰3：5-羟甲基糠醛

色谱柱：HSS T3；2.1 mm×100 mm，1.8 μm

【检查】 应符合颗粒剂项下有关的各项规定（中国药典2020年版 通则0104）。

【浸出物】 照醇溶性浸出物测定法（中国药典2020年版 通则2201）项下的热浸法测定，用乙醇作溶剂，不得少于25.0%。

【含量测定】 照高效液相色谱法（中国药典2020年版 通则0512）测定。

色谱条件与系统适用性试验 以两性离子亲水作用固定相为填充剂（柱长为100 mm，内径为2.1 mm，粒径为2.7 μm）；以乙腈溶液为流动相A，以5 mmol/L的醋酸铵溶液为流动相B，按下表中的规定进行梯度洗脱；流速为每分钟0.30 ml；柱温为35 ℃；蒸发光散射检测器检测。理论板数按果糖峰计算应不低于2500。

时间（分钟）	流动相A(%)	流动相B(%)
0～1	95	5
1～3	95→90	5→10
3～10	90→80	10→20

对照品溶液的制备 取果糖对照品适量，精密称定，加甲醇制成每1 ml含果糖1 mg的溶液，摇匀，即得。

供试品溶液的制备 取本品适量，研细，取约0.2 g，精密称定，置具塞锥形瓶中，精密加入70%甲醇25 ml，密塞，称定重量，超声处理（功率250 W，频率40 kHz）45分钟，放冷，再称定重量，用70%甲醇补足减失的重量，摇匀，取续滤液，即得。

测定法 分别精密吸取对照品溶液1 μl、3 μl，供试品溶液2 μl，注入液相色谱仪，测定，用外标两点法对数方程计算，即得。

本品每1 g含果糖（$C_6H_{12}O_6$）应为200.0 mg～380.0 mg。

【规格】　每1 g配方颗粒相当于饮片1.2 g

【贮藏】　密封。

甘肃省药品监督管理局
中药配方颗粒标准

标准号：PFKLBZ-104-2021

银柴胡配方颗粒
Yinchaihu Peifangkeli

【来源】 本品为石竹科植物银柴胡 *Stellaria dichotoma* L.var.*lanceolata* Bge. 的干燥根经炮制并按标准汤剂的主要质量指标加工制成的配方颗粒。

【制法】 取银柴胡饮片1700 g，加水煎煮，滤过，滤液浓缩成清膏（干浸膏出膏率为29.5%～53.8%），加辅料适量，干燥（或干燥，粉碎），再加辅料适量，混匀，制粒，制成1000 g，即得。

【性状】 本品为黄白色至浅黄色的颗粒；气微，味微甜。

【鉴别】 取本品1 g，研细，加水20 ml使溶解，用乙酸乙酯振摇提取2次，每次20 ml，合并乙酸乙酯液，蒸干，残渣加甲醇1 ml使溶解，作为供试品溶液。另取银柴胡对照药材1 g，加水80 ml，煮沸30分钟，滤过，滤液浓缩至约20 ml，同法制成对照药材溶液。照薄层色谱法（中国药典2020年版 通则0502）试验，吸取上述两种溶液各10 μl，分别点于同一硅胶G薄层板上，以甲苯-乙酸乙酯-甲酸（10：5：1）为展开剂，展开，取出，晾干，喷以10%硫酸乙醇溶液，加热数分钟，置紫外光灯（365 nm）下检视。供试品色谱中，在与对照药材色谱相应的位置上，应显相同颜色的荧光斑点。

【指纹图谱】 照高效液相色谱法（中国药典2020年版 通则0512）测定。

色谱条件与系统适用性试验 以十八烷基硅烷键合硅胶为填充剂（柱长为100 mm，内径为2.1 mm，粒径为1.7 μm）；以乙腈为流动相A，以0.08%磷酸溶液为流动相B，按下表中的规定进行梯度洗脱；流速为每分钟0.30 ml；柱温为35 ℃；检测波长为230 nm。理论板数按色氨酸峰计算应不低于5000。

时间（分钟）	流动相A（%）	流动相B（%）
0～2	5→8	95→92
2～6	8→10	92→90
6～11	10→28	90→72
11～13	28→85	72→15
13～15	85	15

参照物溶液的制备　取银柴胡对照药材1g，置具塞锥形瓶中，加入水80ml，加热回流30分钟，放冷，摇匀，滤过，取续滤液，作为对照药材参照物溶液。另取色氨酸对照品，加30%甲醇制成每1ml含5μg的溶液，作为对照品参照物溶液。

供试品溶液的制备　同〔含量测定〕项。

测定法　分别精密吸取参照物溶液与供试品溶液各1μl，注入液相色谱仪，测定，即得。

供试品指纹图谱中应呈现与对照药材参照物色谱峰保留时间相同的色谱峰，其中峰3应与色氨酸对照品参照物峰保留时间相对应。按中药色谱指纹图谱相似度评价系统计算，采用Mark峰匹配，供试品指纹图谱与对照指纹图谱的相似度不得低于0.90。

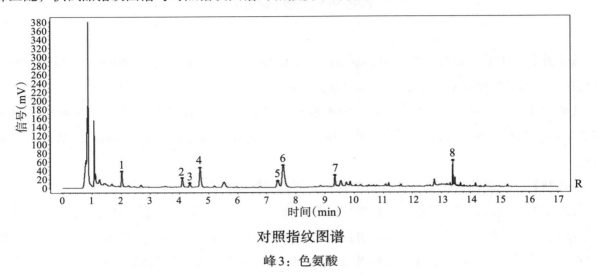

对照指纹图谱

峰3：色氨酸

色谱柱：BEH C18；2.1 mm×100 mm，1.7 μm

【检查】　应符合颗粒剂项下有关的各项规定（中国药典2020年版　通则0104）。

【浸出物】　照醇溶性浸出物测定法（中国药典2020年版　通则2201）项下的热浸法测定，用乙醇作溶剂，不得少于10.0%。

【含量测定】　照高效液相色谱法（中国药典2020年版　通则0512）测定。

色谱条件与系统适用性试验　以十八烷基硅烷键合硅胶为填充剂（柱长为100 mm，内径为2.1 mm，粒径为1.7 μm）；以乙腈-水（2：98）为流动相，检测波长为217 nm。理论板数按色氨酸峰计算应不低于5000。

对照品溶液的制备　取色氨酸对照品适量，精密称定，加30%甲醇制成每1ml含5μg的溶液，即得。

供试品溶液的制备　取本品适量，研细，取约0.5 g，精密称定，置具塞锥形瓶中，精密加入50%甲醇15 ml，密塞，称定重量，超声处理（功率250 W，频率40 kHz）30分钟，放冷，再称定重量，用50%甲醇补足减失的重量，摇匀，滤过，取续滤液，即得。

测定法　分别精密吸取对照品溶液与供试品溶液各1μl，注入液相色谱仪，测定，即得。

本品每1 g含色氨酸（$C_{11}H_{12}N_2O_2$）应为0.05 mg～0.6 mg。

【规格】　每1 g配方颗粒相当于饮片1.7 g

【贮藏】　密封。

甘肃省药品监督管理局
中药配方颗粒标准

标准号：PFKLBZ-117-2021

猪苓配方颗粒
Zhuling Peifangkeli

【来源】　本品为多孔菌科真菌猪苓 *Polyporus umbellatus*（Pers.）Fries 的干燥菌核经炮制并按标准汤剂的主要质量指标加工制成的配方颗粒。

【制法】　取猪苓饮片14000 g，加水煎煮，滤过，滤液浓缩成清膏（干浸膏出膏率为2.5%～6.0%），加辅料适量，干燥（或干燥，粉碎），再加入辅料适量，混匀，制粒，制成1000 g，即得。

【性状】　本品为灰黄色至灰棕色的颗粒；气微，味淡。

【鉴别】　取本品1 g，研细，加乙醇20 ml，超声处理20分钟，滤过，滤液蒸干，残渣加乙酸乙酯-乙醇（3∶1）的混合溶液1 ml使溶解，作为供试品溶液。另取猪苓对照药材2 g，加水60 ml，煮沸30分钟，滤过，滤液蒸干，残渣加乙醇20 ml，同法制成对照药材溶液。照薄层色谱法（中国药典2020年版 通则0502）试验，吸取上述两种溶液各10 μl～20 μl，分别点于同一硅胶 G 薄层板上，以石油醚（60～90 ℃）-乙酸乙酯（3∶1）为展开剂，展开，取出，晾干，置紫外光灯（365 nm）下检视。供试品色谱中，在与对照药材色谱相应的位置上，显相同颜色的荧光斑点。

【特征图谱】　照高效液相色谱法（中国药典2020年版 通则0512）测定。

色谱条件与系统适用性试验　以十八烷基硅烷键合硅胶为填充剂（柱长为100 mm，内径为2.1 mm，粒径为1.8 μm）；以乙腈为流动相A，以0.1%磷酸溶液为流动相B，按下表中的规定进行梯度洗脱；流速为每分钟0.30 ml；柱温为30 ℃；检测波长为242 nm。理论板数按猪苓酮B峰计算应不低于5000。

时间（分钟）	流动相A(%)	流动相B(%)
0～3	10→25	90→75
3～12	25→43	75→57
12～14	43→78	57→22
14～17	78→85	22→15
17～19	85	15

参照物溶液的制备　取猪苓对照药材 2 g，置具塞锥形瓶中，加入 50% 甲醇 50 ml，加热回流 1 小时，放冷，摇匀，滤过，取续滤液 20 ml，蒸干，残渣加 50% 甲醇使溶解，转移至 2 ml 量瓶中，加 50% 甲醇至刻度，摇匀，滤过，取续滤液，作为对照药材参照物溶液。另取〔含量测定〕项下的对照品溶液，作为对照品参照物溶液。

　　供试品溶液的制备　同〔含量测定〕项。

　　测定法　分别精密吸取参照物溶液 1 μl、供试品溶液 2 μl，注入液相色谱仪，测定，即得。

　　供试品色谱中应呈现 4 个特征峰，并应与对照药材参照物色谱中的 4 个特征峰的保留时间相对应。其中峰 3、峰 4 应分别与相应对照品参照物峰的保留时间相对应。

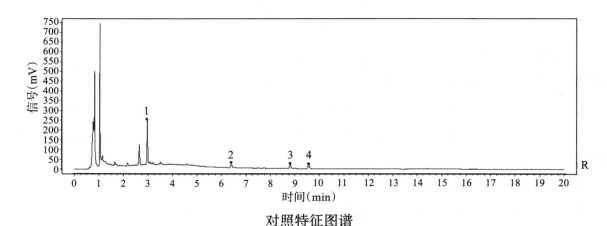

对照特征图谱

峰 3：猪苓酮 B；峰 4：猪苓酮 A

色谱柱：Eclipse Plus C18；2.1 mm×100 mm，1.8 μm

　　【检查】　应符合颗粒剂项下有关的各项规定（中国药典 2020 年版　通则 0104）。

　　【浸出物】　照醇溶性浸出物测定法（中国药典 2020 年版　通则 2201）项下的热浸法测定，用乙醇作溶剂，不得少于 10.0%。

　　【含量测定】　照高效液相色谱法（中国药典 2020 年版　通则 0512）测定。

　　色谱条件与系统适用性试验　以十八烷基硅烷键合硅胶为填充剂（柱长为 100 mm，内径为 2.1 mm，粒径为 1.8 μm）；以乙腈 -0.1% 磷酸溶液（28：72）为流动相；检测波长为 246 nm。理论板数按猪苓酮 B 峰计算应不低于 5000。

　　对照品溶液的制备　取猪苓酮 B 对照品适量，精密称定，加甲醇制成每 1 ml 含 60 μg 的溶液，摇匀，即得。

　　供试品溶液的制备　取本品适量，研细，取约 0.5 g，精密称定，置具塞锥形瓶中，精密加入 30% 甲醇 20 ml，密塞，称定重量，超声处理（功率 250 W，频率 40 kHz）30 分钟，取出，放冷，再称定重量，用 30% 甲醇补足减失的重量，摇匀，滤过，取续滤液，即得。

　　测定法　分别精密吸取对照品溶液 1 μl，供试品溶液 2 μl，注入液相色谱仪，测定。

　　以猪苓酮 B 对照品为参照，以其相应的峰为 S 峰，计算猪苓酮 A 的相对保留时间，其相对保留时间应在规定值的 ±10% 范围之内（若相对保留时间偏离超过 10%，则应以相应的被替代对照品确证为准）。相对保留时间及校正因子见下表：

待测成分(峰)	相对保留时间	相对校正因子
猪苓酮A	1.34	0.81

以猪苓酮B的峰面积为对照，分别乘以相对校正因子，计算猪苓酮A、猪苓酮B的总量。

本品每1g含猪苓酮A（$C_{28}H_{46}O_6$）和猪苓酮B（$C_{28}H_{44}O_6$）的总量应为0.3 mg～6.0 mg。

【规格】　每1g配方颗粒相当于饮片14 g

【贮藏】　密封。

甘肃省药品监督管理局
中药配方颗粒标准

标准号：PFKLBZ-077-2021

猫爪草配方颗粒
Maozhaocao Peifangkeli

【来源】　本品为毛茛科植物小毛茛 *Ranunculus ternatus* Thunb. 的干燥块根经炮制并按标准汤剂主要质量指标加工制成的配方颗粒。

【制法】　取猫爪草饮片2200 g，加水煎煮，滤过，滤液浓缩成清膏（干浸膏出膏率为22.5%～45.0%），加辅料适量，干燥（或干燥，粉碎），再加入辅料适量，混匀，制粒，制成1000 g，即得。

【性状】　本品为浅黄色至黄棕色的颗粒；气微，味微甘、微苦。

【鉴别】　取本品1 g，研细，加稀乙醇10 ml，超声处理30分钟，摇匀，滤过，取滤液作为供试品溶液。另取猫爪草对照药材1 g，同法制成对照药材溶液。照薄层色谱法（中国药典2020年版 通则0502）试验，吸取供试品溶液2 μl～5 μl，对照药材溶液5 μl～8 μl，分别点于同一硅胶G薄层板上，以正丁醇-无水乙醇-冰醋酸-水（8∶2∶2∶3）为展开剂，展开，取出，晾干，喷以茚三酮试液，热风吹至斑点显色清晰。供试品色谱中，在与对照药材色谱相应的位置上，显相同颜色的主斑点。

【特征图谱】　照高效液相色谱法（中国药典2020年版 通则0512）测定。

色谱条件与系统适用性试验　以十八烷基硅烷键合硅胶为填充剂（柱长为100 mm，内径为2.1 mm，粒径为1.8 μm）；以乙腈为流动相A，以0.1%磷酸溶液为流动相B，按下表中的规定进行梯度洗脱；流速为每分钟0.30 ml；柱温为40 ℃；检测波长为280 nm。理论板数按尿苷峰计算应不低于1000。

时间（分钟）	流动相A（%）	流动相B（%）
0～2	0	100
2～27	0→15	100→85

参照物溶液的制备　取猫爪草对照药材1 g，置具塞锥形瓶中，加入水25 ml，加热回流30分钟，放冷，摇匀，滤过，取续滤液，作为对照药材参照物溶液。另取尿苷对照品、5-羟甲基糠醛对照品适量，加30%甲醇制成每1 ml各含30 μg的溶液，作为对照品参照物溶液。

供试品溶液的制备　同［含量测定］项。

测定法　分别精密吸取参照物溶液与供试品溶液各1 μl，注入液相色谱仪，测定，即得。

供试品特征图谱中应呈现5个特征峰，并应与对照药材参照物色谱中的5个特征峰保留时间相对应，其中峰1、峰3应与相应的对照品参照物峰保留时间相对应。

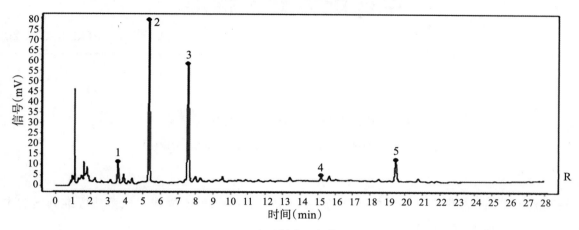

对照特征图谱

峰1：尿苷；峰3：5-羟甲基糠醛

色谱柱：HSS T3；2.1 mm×100 mm，1.8 μm

【检查】 应符合颗粒剂项下有关的各项规定（中国药典2020年版 通则0104）。

【浸出物】 照醇溶性浸出物测定法项下的热浸法（中国药典2020年版 通则2201）测定，用乙醇作溶剂，不得少于20.0%。

【含量测定】 照高效液相色谱法（中国药典2020年版 通则0512）测定。

色谱条件与系统适用性试验 以十八烷基硅烷键合硅胶为填充剂（柱长为100 mm，内径为2.1 mm，粒径为1.8 μm）；以乙腈为流动相A，以0.1%磷酸溶液为流动相B，按下表中的规定进行梯度洗脱；流速为每分钟0.30 ml；柱温为40 ℃；检测波长为260 nm。理论板数按尿苷峰计算应不低于1000。

时间（分钟）	流动相A(%)	流动相B(%)
0～8	0	100
8～8.1	0→20	100→80
8.1～11	20	80

对照品溶液的制备 取尿苷对照品适量，精密称定，加30%甲醇制成每1 ml含30 μg的溶液，即得。

供试品溶液的制备 取本品适量，研细，取约0.5 g，精密称定，置具塞锥形瓶中，精密加入30%甲醇15 ml，密塞，称定重量，超声处理（功率250 W，频率40 kHz）30分钟，放冷，再称定重量，用30%甲醇补足减失的重量，摇匀，滤过，取续滤液，即得。

测定法 分别精密吸取对照品溶液与供试品溶液1 μl，注入液相色谱仪，测定，即得。

本品每1 g含尿苷（$C_9H_{12}N_2O_6$）应为0.10 mg～1.20 mg。

【规格】 每1 g配方颗粒相当于饮片2.2 g

【贮藏】 密封。

甘肃省药品监督管理局
中药配方颗粒标准

标准号：PFKLBZ-079-2021

麻黄根（草麻黄）配方颗粒
Mahuanggen（Caomahuang）Peifangkeli

【来源】　本品为麻黄科植物草麻黄 *Ephedra sinica* Stapf. 的干燥根及根茎按标准汤剂的主要质量指标加工制成的配方颗粒。

【制法】　取麻黄根（草麻黄）饮片5700 g，加水煎煮，滤过，滤液浓缩成清膏（干浸膏出膏率为8.8%～14.5%），加辅料适量，干燥（或干燥，粉碎），再加入辅料适量，混匀，制粒，制成1000 g，即得。

【性状】　本品为棕红色至红棕色的颗粒；气微，味微苦。

【鉴别】　取本品0.2 g，研细，加甲醇20 ml，超声处理30分钟，滤过，滤液蒸干，残渣加甲醇1 ml使溶解，作为供试品溶液。另取麻黄根（草麻黄）对照药材0.5 g，同法制成对照药材溶液。照薄层色谱法（中国药典2020年版 通则0502）试验，吸取供试品溶液5 μl，对照药材溶液2 μl，分别点于同一硅胶G薄层板上，以三氯甲烷-甲醇-水（40：10：1）为展开剂，展开，取出，晾干，喷以1%香草醛硫酸溶液，在105 ℃加热至斑点显色清晰。供试品色谱中，在与对照药材色谱相应的位置上，显相同颜色的斑点。

【特征图谱】　照高效液相色谱法（中国药典2020年版 通则0512）测定。

色谱条件与系统适用性试验　以十八烷基硅烷键合硅胶为填充剂；以乙腈为流动相A，以0.1%磷酸溶液为流动相B，按下表中的规定进行梯度洗脱；流速为每分钟0.30 ml；柱温为25 ℃；检测波长为210 nm。理论板数按表儿茶素峰计算应不低于5000。

时间(分钟)	流动相A(%)	流动相B(%)
0～6	7→10	93→90
6～16	10→12	90→88
16～25	12	88
25～30	12→50	88→50
30～35	50	50

参照物溶液的制备　取麻黄根（草麻黄）对照药材1 g，置具塞锥形瓶中，加入水25 ml，加热回流30分钟，放冷，滤过，滤液用水饱和的正丁醇振摇提取3次，每次20 ml，合并正丁醇

液，蒸干，残渣加30%甲醇溶解，转移至10 ml容量瓶中，加30%甲醇至刻度，摇匀，滤过，取续滤液，作为对照药材参照物溶液。另取〔含量测定〕项下对照品溶液，作为对照品参照物溶液。再取4-羟基苯甲酸对照品、表儿茶素对照品适量，分别加甲醇制成每1 ml含4-羟基苯甲酸50 μg、表儿茶素25 μg的溶液，作为对照品参照物溶液。

供试品溶液的制备　取本品适量，研细，取约1 g，精密称定，置具塞锥形瓶中，精密加入水50 ml，密塞，称定重量，超声处理（功率250 W，频率40 kHz）30分钟，放冷，再称定重量，用水补足减失的重量，摇匀，滤过，取续滤液25 ml，用水饱和的正丁醇振摇提取3次，每次20 ml，合并正丁醇液，蒸干，残渣加30%甲醇溶解，转移至10 ml容量瓶中，加30%甲醇至刻度，摇匀，滤过，取续滤液，即得。

测定法　分别精密吸取参照物溶液与供试品溶液各1 μl，注入液相色谱仪，测定，即得。

供试品色谱中应呈现4个特征峰，并应与对照药材参照物色谱中4个特征峰保留时间相对应，其中峰1、峰3、峰4应与对照品参照物峰的保留时间分别相对应。

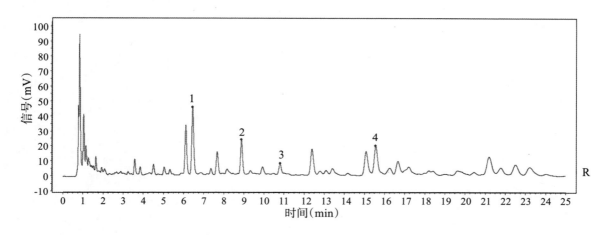

对照特征图谱

峰1：4-羟基苯甲酸；峰3：表儿茶素；峰4：表阿夫儿茶精

色谱柱：BEH shield RP18；2.1 mm×100 mm，1.7 μm

【检查】　应符合颗粒剂项下有关的各项规定（中国药典2020年版　通则0104）。

【浸出物】　照醇溶性浸出物测定法（中国药典2020年版　通则2201）项下的热浸法测定，用乙醇作溶剂，不得少于20.0%。

【含量测定】　照高效液相色谱法（中国药典2020年版　通则0512）测定。

色谱条件与系统适用性试验　以十八烷基硅烷键合硅胶为填充剂（柱长为100 mm，内径为2.1 mm，粒径为1.8 μm）；以乙腈-0.1%磷酸溶液（15：85）为流动相；流速为每分钟0.30 ml；柱温为25 ℃；检测波长为210 nm。理论板数按表阿夫儿茶精峰计算应不低于5000。

对照品溶液的制备　取表阿夫儿茶精对照品适量，精密称定，加30%甲醇制成每1 ml含10 μg的溶液，即得。

供试品溶液的制备　取本品适量，研细，取约1 g，精密称定，置具塞锥形瓶中，精密加入水50 ml，密塞，称定重量，超声处理（功率250 W，频率40 kHz）30分钟，放冷，再称定重量，用水补足减失的重量，摇匀，滤过，取续滤液25 ml，用水饱和的正丁醇振摇提取3次，每次20 ml，合并正丁醇液，蒸干，残渣加30%甲醇溶解，转移至10 ml容量瓶中，加30%甲醇至刻度，摇匀，滤过，取续滤液，即得。

测定法 分别精密吸取对照品溶液与供试品溶液各1 µl，注入液相色谱仪，测定，即得。

本品每1 g含表阿夫儿茶精（$C_{15}H_{14}O_5$）应为0.08 mg～0.70 mg。

【规格】 每1 g配方颗粒相当于饮片5.7 g

【贮藏】 密封。

密蒙花配方颗粒

Mimenghua Peifangkeli

【来源】　本品为马钱科植物密蒙花 Buddleja officinalis Maxim. 的干燥花蕾和花序经炮制并按标准汤剂的主要质量指标加工制成的配方颗粒。

【制法】　取密蒙花饮片4000 g，加水煎煮，滤过，滤液浓缩成清膏（干浸膏出膏率为16.0%～25.0%），加入辅料适量，干燥（或干燥，粉碎），加入辅料适量，混匀，制粒，制成1000 g，即得。

【性状】　本品为绿黄色至棕黄色的颗粒；气微香，味微苦。

【鉴别】　取本品适量，研细，取0.5 g，加4 mol/L盐酸3 ml，加乙酸乙酯20 ml，加热回流60分钟，滤过，滤液蒸干，残渣加甲醇1 ml使溶解，作为供试品溶液。另取密蒙花对照药材1 g，加水50 ml，煮沸30分钟，过滤，滤液蒸干，残渣加4 mol/L盐酸3 ml，同法制成对照药材溶液。照薄层色谱法（中国药典2020年版 通则0502）试验，吸取上述两种溶液各1 μl，分别点于同一硅胶G薄层板上，以甲苯-乙酸乙酯-甲醇-甲酸（8∶4∶1∶0.25）为展开剂，展开，取出，晾干，喷以10%三氯化铝乙醇溶液，置紫外光（365 nm）下检视。供试品色谱中，在与对照药材色谱相应的位置上，显相同颜色的荧光斑点。

【特征图谱】　照高效液相色谱法（中国药典2020年版 通则0512）测定。

色谱条件与系统适应性　以十八烷基硅烷键合硅胶为填充剂（柱长为250 mm，内径为4.6 mm，粒径为5 μm）；以乙腈（0.1%三氟乙酸）为流动相A，以水（0.1%三氟乙酸）溶液为流动相B，按下表中的规定进行梯度洗脱；流速为每分钟0.80 ml；柱温为25 ℃；检测波长为365 nm。理论板数按蒙花苷峰计算应不低于1000。

时间（分钟）	流动相A（%）	流动相B（%）
0～3	10→18	90→82
3～15	18→19	82→81
15～20	19→20	81→80
20～45	20→38	80→62
45～60	38	62
60～64	38→10	62→90
64～65	10	90

参照物溶液的制备　取密蒙花对照药材1.0 g，精密称定，置具塞锥形瓶中，加入80%甲醇25 ml，超声处理（功率250 W，频率53 kHz）30分钟，放冷，摇匀，滤过，取续滤液，作为对照药材参照物溶液。另取蒙花苷对照品适量，精密称定，加甲醇制成每1 ml含0.02 mg的溶液，作为对照品参照物溶液。

供试品溶液的制备　取本品适量，研细，取约0.2 g，精密称定，置具塞锥形瓶中，加入80%甲醇25 ml，超声处理（功率250 W，频率53 kHz）30分钟，放冷，摇匀，滤过，取续滤液，即得。

测定法　分别精密吸取参照物溶液与供试品溶液各10 µl，注入液相色谱仪，测定，即得。

供试品色谱中应呈现18个特征峰，并应与对照药材参照物色谱中的18个特征峰相对应，其中14号峰应与蒙花苷对照品参照物峰的保留时间相对应。

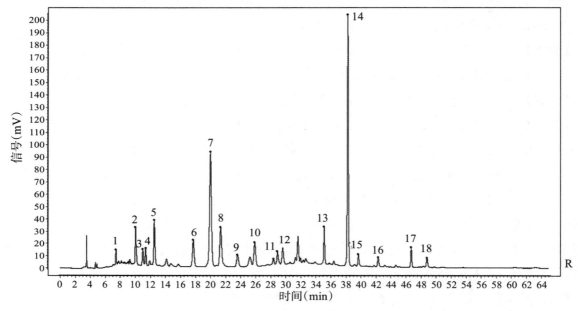

对照特征图谱

峰7：毛蕊花糖苷；峰8：木犀草苷；峰14：蒙花苷；

峰16：木犀草素；峰18：芹菜素

色谱柱：Luan（2）C18；4.6 mm×250 mm，5 µm

【检查】　应符合颗粒剂项下有关的各项规定（中国药典2020年版　通则0104）。

【浸出物】　取本品适量，研细，取约2 g，精密称定，精密加入乙醇100 ml，照醇溶性浸出物测定法（中国药典2020年版　通则2201）项下的热浸法测定，不得少于25.0%。

【含量测定】　照高效液相色谱法（中国药典2020年版　通则0512）测定。

色谱条件与系统适用性试验　以十八烷基硅烷键合硅胶为填充剂；以甲醇-水-醋酸（45：54.5：0.5）为流动相；检测波长为326 nm。理论板数按蒙花苷峰计算应不低于1000。

对照品溶液的制备　取蒙花苷对照品适量，精密称定，加甲醇制成每1 ml含蒙花苷对照品0.02 mg的溶液，即得。

供试品溶液的制备　取本品适量，研细，取约0.2 g，精密称定，置具50 ml量瓶中，精密加入水 10 ml，超声处理（功率 250 W，频率 53 kHz）使溶解，放冷，加甲醇至刻度，摇匀，滤过，取续滤液，即得。

测定法　分别精密吸取对照品溶液 10 μl 与供试品溶液 5 μl～10 μl，注入液相色谱仪，测定，即得。

本品每 1 g 含蒙花苷（$C_{28}H_{32}O_{14}$）应为 9.0 mg～27.5 mg。

【规格】　每 1 g 配方颗粒相当于饮片 4 g

【贮藏】　密封。

甘肃省药品监督管理局
中药配方颗粒标准

标准号：PFKLBZ-020-2021

酒续断配方颗粒
Jiuxuduan Peifangkeli

【来源】　本品为川续断科植物川续断 *Dipsacus asper* Wall. ex Henry 的干燥根经炮制并按标准汤剂的主要质量指标加工制成的配方颗粒。

【制法】　取酒续断饮片 2200 g，加水煎煮，滤过，滤液浓缩成清膏（干浸膏出膏率为 27.0%～40.0%），加入辅料适量，干燥（或干燥，粉碎），加入辅料适量，混匀，制粒，制成 1000 g，即得。

【性状】　本品为黄棕色至棕褐色的颗粒；气微，味微苦涩。

【鉴别】　（1）取本品 5 g，研细，加水 30 ml 使溶解，用浓氨试液调节 pH 值至 10，用三氯甲烷 50 ml 分三次提取（20 ml、20 ml、10 ml），合并提取液，蒸干，残渣加甲醇 1 ml 使溶解，作为供试品溶液。另取续断对照药材 1 g，加水 30 ml，加热回流 1 小时，滤过，滤液自"用浓氨试液调节 pH 值至 10"起同法制成对照药材溶液。照薄层色谱法（中国药典 2020 年版 通则 0502）试验，吸取上述供试品溶液 2 μl，对照药材溶液 2 μl，分别点于同一硅胶 G 薄层板上，以甲苯-乙酸乙酯-甲酸（11：4：1）为展开剂，展开，取出，晾干，喷以 10% 硫酸乙醇溶液，在 105 ℃下加热至斑点显色清晰，置紫外光（365 nm）下检视。供试品色谱中，在与对照药材色谱相应的位置上，显相同颜色的荧光斑点。

（2）取本品 0.3 g，研细，加甲醇 15 ml，超声处理 30 分钟，滤过，滤液蒸干，残渣加甲醇 2 ml 使溶解，作为供试品溶液。另取川续断皂苷 VI 对照品，加甲醇制成每 1 ml 含 1 mg 的溶液，作为对照品溶液。照薄层色谱法（中国药典 2020 年版 通则 0502）试验，吸取上述两种溶液各 1.5 μl，分别点于同一硅胶 G 薄层板上，以正丁醇-醋酸-水（4：1：5）的上层溶液为展开剂，展开，取出，晾干，喷以 10% 硫酸乙醇溶液，在 105 ℃下加热至斑点清晰。供试品色谱中，在与对照品色谱相应的位置上，显相同颜色的斑点。

【特征图谱】　照高效液相色谱法（中国药典 2020 年版 通则 0512）测定。

色谱条件与系统适用性试验　以十八烷基硅烷键合硅胶为填充剂；以 0.05% 磷酸水溶液为流动相 A，以乙腈为流动相 B，按下表中的规定进行梯度洗脱；流速为每分钟 1.0 ml；柱温为 25 ℃；检测波长为 212 nm。理论板数按川续断皂苷 VI 峰计算应不低于 5000。

时间（分钟）	流动相A（%）	流动相B（%）
0～10	95→89	5→11
10～30	89→87	11→13
30～40	87→82	13→18
40～70	82→76	18→24
70～80	76→65	24→35
80～90	65→50	35→50
90～95	50→95	50→5

参照物溶液的制备　取续断对照药材0.4 g，置具塞锥形瓶中，加水50 ml，加热回流60分钟，放冷，滤过，滤液蒸干，加入50%甲醇25 ml，超声处理（功率250 W，频率40 kHz）30分钟，摇匀，滤过，取续滤液，作为对照药材参照物溶液。另取川续断皂苷Ⅵ对照品、马钱苷酸、马钱苷对照品适量，精密称定，分别加甲醇制成每1 ml各含0.5 mg的混合溶液，作为对照品参照物溶液。

供试品溶液的制备　取本品适量，研细，取约0.2 g，精密称定，置具塞锥形瓶中，精密加入50%甲醇25 ml，超声处理（功率250 W，频率40 kHz）30分钟，摇匀，滤过，取续滤液，即得。

测定法　分别精密吸取参照物溶液与供试品溶液各10 μl，注入液相色谱仪，测定，即得。

供试品色谱中应呈现12个特征峰，并应与对照药材参照物色谱中的12个特征峰相对应，其中峰3、峰6、峰12应分别与对照品参照物峰的保留时间相一致。

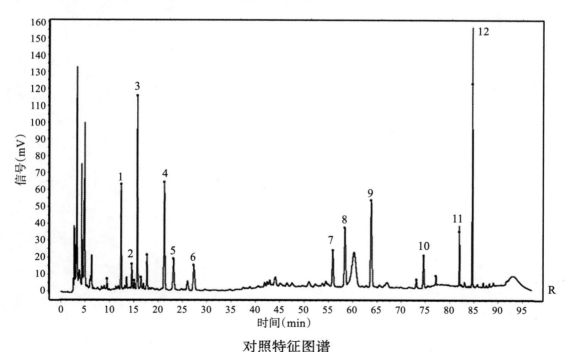

对照特征图谱

峰2：新绿原酸；峰3：马钱苷酸；峰4：绿原酸；峰5：隐绿原酸；峰6：马钱苷；

峰7：异绿原酸B；峰8：异绿原酸A；峰9：异绿原酸C；峰12：川续断皂苷Ⅵ

色谱柱：5 TC-C18（2）；4.6 mm×250 mm，5 μm

【检查】　应符合颗粒剂项下有关的各项规定（中国药典2020年版 通则0104）。

重金属及有害元素　照铅、镉、砷、汞、铜测定法（中国药典2020年版 通则2321原子吸收分光光度法或电感耦合等离子体质谱法）测定，铅不得过6 mg/kg，镉不得过0.3 mg/kg，砷不得过2 mg/kg，汞不得过0.2 mg/kg，铜不得过22 mg/kg。

【浸出物】　取本品适量，研细，取约2 g，精密称定，精密加入乙醇100 ml，照醇溶性浸出物测定法（中国药典2020年版 通则2201）项下的热浸法测定，不得少于35.0%。

【含量测定】　照高效液相色谱法（中国药典2020年版 通则0512）测定。

色谱条件与系统适用性试验　以十八烷基硅烷键合硅胶为填充剂（柱长为250 mm，内径为4.6 mm，粒径为5 μm）；以乙腈-水（30：70）为流动相；流速为每分钟1.0 ml；检测波长为212 nm。理论板数按川续断皂苷Ⅵ峰计算应不低于3000。

对照品溶液的制备　取川续断皂苷Ⅵ对照品适量，精密称定，加甲醇制成每1 ml含0.25 mg的溶液，即得。

供试品溶液的制备　取本品适量，研细，取约0.1 g，精密称定，置具塞锥形瓶中，精密加入50%甲醇25 ml，密塞，称定重量，超声处理（功率250 W，频率40 kHz）30分钟，取出，放冷，再称定重量，用50%甲醇补足减失的重量，摇匀，滤过，取续滤液，即得。

测定法　分别精密吸取对照品溶液与供试品溶液各10 μl，注入液相色谱仪，测定，即得。

本品每1 g含川续断皂苷Ⅵ（$C_{47}H_{76}O_{18}$）为29.0 mg～102.0 mg。

【规格】　每1 g配方颗粒相当于饮片2.2 g

【贮藏】　密封。

甘肃省药品监督管理局
中药配方颗粒标准

标准号：PFKLBZ-043-2021

葫芦巴配方颗粒
Huluba Peifangkeli

【来源】 本品为豆科植物胡芦巴 *Trigonella foenum-graecum* L. 的干燥成熟种子经炮制并按标准汤剂的主要质量指标加工制成的配方颗粒。

【制法】 取胡芦巴饮片5000 g，加水煎煮，滤过，滤液浓缩成清膏（干浸膏出膏率为13%～20%），干燥（或干燥，粉碎），加辅料适量，混匀，制粒，制成1000 g，即得。

【性状】 本品为浅黄色至棕黄色的颗粒；气香，味苦。

【鉴别】 取本品0.1 g，研细，加甲醇30 ml，超声处理30分钟，滤过，滤液蒸干，残渣加甲醇5 ml使溶解，作为供试品溶液。另取胡芦巴对照药材0.5 g，加甲醇30 ml，同法制成对照药材溶液，照薄层色谱法（中国药典2020年版 通则0502）试验，吸取上述两种溶液各1 μl，分别点于同一聚酰胺薄膜上，以乙醇-丁酮-乙酰丙酮-水（3∶3∶1∶13）为展开剂，展开，取出，晾干，喷以三氯化铝试液，热风加热5分钟，置紫外光灯（365 nm）下检视。供试品色谱中，在与对照药材色谱相应的位置上，显相同颜色的荧光斑点。

【特征图谱】 照高效液相色谱法（中国药典2020年版 通则0512）测定。

色谱条件与系统适用性试验 以十八烷基硅烷键合硅胶为填充剂（柱长为50 mm，内径为2.1 mm，粒径为1.8 μm）；以甲醇-乙腈（1∶3）为流动相A，以0.2%冰乙酸溶液为流动相B，按下表中的规定进行梯度洗脱；流速为每分钟0.30 ml；柱温为25 ℃；检测波长为339 nm。理论板数按牡荆素峰计算应不低于10000。

时间(分钟)	流动相A(%)	流动相B(%)
0～34	9.5→13	90.5→87
34～55	13→30	87→70
55～65	30	70

参照物溶液的制备 取胡芦巴对照药材0.5 g，置具塞锥形瓶中，加50%甲醇50 ml，超声处理（功率600 W，频率40 kHz）30分钟，放冷，摇匀，滤过，取续滤液，作为对照药材参照物溶液。另取牡荆素、异荭草苷对照品适量，加50%甲醇分别制成每1 ml含牡荆素30 μg、异荭草苷15 μg的溶液，作为对照品参照物溶液。

供试品溶液的制备　同［含量测定］项。

测定法　分别精密吸取参照物溶液与供试品溶液各1μl，注入液相色谱仪，测定，即得。

供试品色谱中应呈现10个特征峰，并应与对照药材参照物色谱中的10个特征峰保留时间相对应，其中峰5、峰7应分别与异荭草苷、牡荆素对照品参照物峰保留时间相对应。

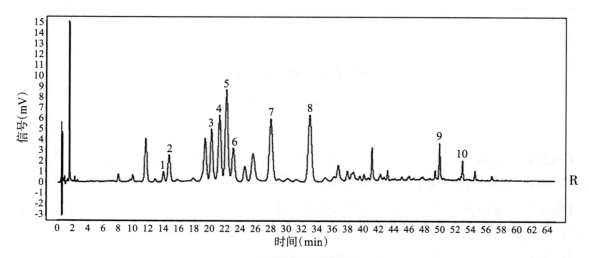

对照特征图谱

峰5：异荭草苷；峰7：牡荆素

色谱柱：HSS T3 C18；2.1 mm×50 mm，1.8 μm

【检查】　应符合颗粒剂项下有关的各项规定（中国药典2020年版 通则0104）。

【浸出物】　取本品适量，研细，取约2 g，精密称定，精密加入乙醇100 ml，照醇溶性浸出物测定法（中国药典2020年版 通则2201）项下的热浸法测定，不得少于30.0%。

【含量测定】　照高效液相色谱法（中国药典2020年版 通则0512）测定。

色谱条件与系统适用性试验　以十八烷基硅烷键合硅胶为填充剂；以甲醇-0.05%十二烷基磺酸钠溶液-冰醋酸（20：80：0.1）为流动相；检测波长为265 nm。理论板数按胡芦巴碱峰计算应不低于4000。

对照品溶液的制备　取胡芦巴碱对照品适量，精密称定，加50%甲醇制成每1 ml含60 μg的溶液，即得。

供试品溶液的制备　取本品适量，研细，取约0.2 g，精密称定，置具塞锥形瓶中，精密加入50%甲醇50 ml，称定重量，超声处理（功率600 W，频率40 kHz）30分钟，放冷，再称定重量，用50%甲醇补足减失的重量，摇匀，滤过，取续滤液，即得。

测定法　分别精密吸取对照品溶液与供试品溶液各10 μl，注入液相色谱仪，测定，即得。

本品每1 g含胡芦巴碱（C$_7$H$_7$NO$_2$）应为9.0 mg～23.0 mg。

【规格】　每1 g配方颗粒相当于饮片5 g

【贮藏】　密封。

甘肃省药品监督管理局
中药配方颗粒标准

标准号：PFKLBZ-040-2021

盐葫芦巴配方颗粒

Yanhuluba Peifangkeli

【来源】　本品为豆科植物胡芦巴 *Trigonella foenum-graecum* L. 的干燥成熟种子经炮制并按标准汤剂的主要质量指标加工制成的配方颗粒。

【制法】　取盐胡芦巴饮片5000 g，加水煎煮，滤过，滤液浓缩成清膏（干浸膏出膏率为14%～20%），干燥（或干燥，粉碎），加辅料适量，混匀，制粒，制成1000 g，即得。

【性状】　本品为浅黄色至深棕黄色的颗粒；气香，味苦。

【鉴别】　取本品0.5 g，研细，加甲醇30 ml，超声处理30分钟，滤过，滤液蒸干，残渣加甲醇5 ml使溶解，作为供试品溶液。另取胡芦巴对照药材0.5 g，加甲醇30 ml，同法制成对照药材溶液，照薄层色谱法（中国药典2020年版 通则0502）试验，吸取上述两种溶液各1 μl，分别点于同一聚酰胺薄膜上，以乙醇-丁酮-乙酰丙酮-水（3∶3∶1∶13）为展开剂，展开，取出，晾干，喷以三氯化铝试液，热风加热5分钟，置紫外光灯（365 nm）下检视。供试品色谱中，在与对照药材色谱相应的位置上，显相同颜色的荧光斑点。

【特征图谱】　照高效液相色谱法（中国药典2020年版 通则0512）测定。

色谱条件与系统适用性试验　以十八烷基硅烷键合硅胶为填充剂（柱长为50 mm，内径为2.1 mm，粒径为1.8 μm）；以甲醇-乙腈（1∶3）为流动相A，以0.2%冰乙酸溶液为流动相B，按下表中的规定进行梯度洗脱；流速为每分钟0.30 ml；柱温为25 ℃；检测波长为339 nm。理论板数按牡荆素峰计算应不低于10000。

时间（分钟）	流动相A（%）	流动相B（%）
0～34	9.5→13	90.5→87
34～55	13→30	87→70
55～65	30	70

参照物溶液的制备　取胡芦巴对照药材0.5 g，置具塞锥形瓶中，加50%甲醇50 ml，超声处理（功率600 W，频率40 kHz）30分钟，放冷，摇匀，滤过，取续滤液，作为对照药材参照物溶液。另取牡荆素、异荭草苷对照品适量，加50%甲醇分别制成每1 ml含牡荆素30 μg、异荭草苷15 μg的溶液，作为对照品参照物溶液。

供试品溶液的制备 同［含量测定］项。

测定法 分别精密吸取参照物溶液与供试品溶液各 1 μl，注入液相色谱仪，测定，即得。

供试品色谱中应呈现 10 个特征峰，并应与对照药材参照物色谱中的 10 个特征峰保留时间相对应，其中峰 5、峰 7 应分别与异荭草苷、牡荆素对照品参照物峰保留时间相对应。

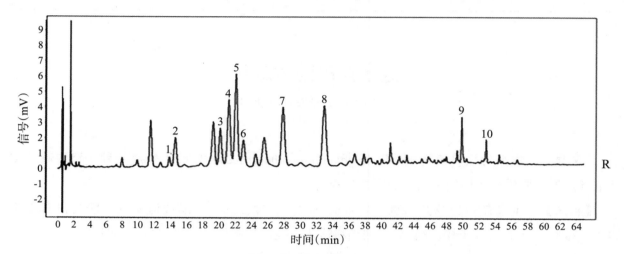

对照特征图谱

峰 5：异荭草苷；峰 7：牡荆素

色谱柱：HSS T3 C18；2.1 mm×50 mm，1.8 μm

【检查】 应符合颗粒剂项下有关的各项规定（中国药典 2020 年版 通则 0104）。

【浸出物】 取本品适量，研细，取约 2 g，精密称定，精密加入乙醇 100 ml，照醇溶性浸出物测定法（中国药典 2020 年版 通则 2201）项下的热浸法测定，不得少于 24.0%。

【含量测定】 照高效液相色谱法（中国药典 2020 年版 通则 0512）测定。

色谱条件与系统适用性试验 以十八烷基硅烷键合硅胶为填充剂；以甲醇-0.05% 十二烷基磺酸钠溶液-冰醋酸（20∶80∶0.1）为流动相；检测波长为 265 nm。理论板数按胡芦巴碱峰计算应不低于 4000。

对照品溶液的制备 取胡芦巴碱对照品适量，精密称定，加 50% 甲醇制成每 1 ml 含 60 μg 的溶液，即得。

供试品溶液的制备 取本品适量，研细，取约 0.2 g，精密称定，置具塞锥形瓶中，精密加入 50% 甲醇 50 ml，称定重量，超声处理（功率 600 W，频率 40 kHz）30 分钟，放冷，再称定重量，用 50% 甲醇补足减失的重量，摇匀，滤过，取续滤液，即得。

测定法 分别精密吸取对照品溶液与供试品溶液各 10 μl，注入液相色谱仪，测定，即得。

本品每 1 g 含胡芦巴碱（$C_7H_7NO_2$）应为 8.0 mg～23.0 mg。

【规格】 每 1 g 配方颗粒相当于饮片 5 g

【贮藏】 密封。

甘肃省药品监督管理局
中药配方颗粒标准

标准号：PFKLBZ-125-2021

葶苈子（播娘蒿）配方颗粒
Tinglizi（Bonianghao）Peifangkeli

【来源】　本品为十字花科植物播娘蒿 Descurainia sophia（L.）Webb. ex Prantl. 的干燥成熟种子经炮制并按标准汤剂的主要质量指标加工制成的配方颗粒。

【制法】　取葶苈子（播娘蒿）饮片6000 g，加水煎煮，滤过，滤液浓缩成清膏（干浸膏出膏率为8.4%～11.7%），加辅料适量，干燥（或干燥，粉碎），再加入辅料适量，混匀，制粒，制成1000 g，即得。

【性状】　本品为浅黄色至棕黄色的颗粒；气微，味苦、微辛辣。

【鉴别】　取本品0.2 g，研细，加甲醇20 ml，超声处理20分钟，滤过，滤液蒸干，残渣加甲醇1 ml使溶解，作为供试品溶液。另取葶苈子（播娘蒿）对照药材2 g，加甲醇20 ml，同法制成对照药材溶液。再取槲皮素-3-O-β-D-葡萄糖-7-O-β-D-龙胆双糖苷对照品，加30%甲醇制成每1 ml含0.1 mg的溶液，作为对照品溶液。照薄层色谱法（中国药典2020年版 通则0502）试验，吸取供试品溶液、对照品溶液各1 μl，对照药材溶液1 μl～2 μl，分别点于同一聚酰胺薄膜上，以乙酸乙酯-甲醇-水（7：2：1）为展开剂，展开，取出，晾干，喷以2%三氯化铝溶液，热风吹干，置紫外光（365 nm）下检视。供试品色谱中，在与对照药材色谱和对照品色谱相应的位置上，显相同颜色的荧光斑点。

【特征图谱】　照高效液相色谱法（中国药典2020年版 通则0512）测定。

色谱条件与系统适用性试验　以十八烷基硅烷键合硅胶为填充剂（柱长为100 mm，内径为2.1 mm，粒径为1.7 μm）；以乙腈为流动相A，以0.1%醋酸溶液为流动相B，按下表中的规定进行梯度洗脱；流速为每分钟0.30 ml；柱温为35 ℃；检测波长为265 nm。理论板数按槲皮素-3-O-β-D-葡萄糖-7-O-β-D-龙胆双糖苷峰计算应不低于5000。

时间（分钟）	流动相A（%）	流动相B（%）
0～5	1→12	99→88
5～15	12→13	88→87
15～17	13→17	87→83
17～19	17→21	83→79

时间（分钟）	流动相A（%）	流动相B（%）
19～24	21→24	79→76
24～26	24→45	76→55
26～28	45→95	55→5
28～32	95	5
32～32.1	95→1	5→99

参照物溶液的制备　取葶苈子（播娘蒿）对照药材1 g，置具塞锥形瓶中，加水25 ml，加热回流60分钟，放冷，摇匀，滤过，取续滤液，作为对照药材参照物溶液。另取色氨酸对照品、芥子碱对照品、槲皮素-3-*O*-*β*-D-葡萄糖-7-*O*-*β*-D-龙胆双糖苷对照品、异槲皮苷对照品、异鼠李素-3-*O*-*β*-D-葡萄糖苷对照品适量，精密称定，分别加甲醇制成每1 ml含色氨酸100 μg、芥子碱100 μg、槲皮素-3-*O*-*β*-D-葡萄糖-7-*O*-*β*-D-龙胆双糖苷100 μg、异槲皮苷100 μg、异鼠李素-3-*O*-*β*-D-葡萄糖苷120 μg的溶液，作为对照品参照物溶液。

供试品溶液的制备　取本品适量，研细，取约0.2 g，精密称定，置具塞锥形瓶中，精密加入50%甲醇25 ml，密塞，称定重量，超声处理（功率250 W，频率40 kHz）60分钟，放冷，再称定重量，用50%甲醇补足减失的重量，摇匀，滤过，取续滤液，即得。

测定法　精密吸取供试品溶液和参照物溶液各1 μl，注入液相色谱仪，测定，即得。

供试品特征图谱中应呈现6个特征峰，并应与对照药材参照物色谱峰的6个特征峰的保留时间相对应；其中峰1、峰2、峰3、峰5和峰6应分别与对照品参照物峰的保留时间相对应。

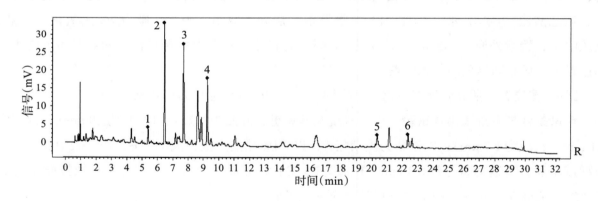

对照特征图谱

峰1：色氨酸；峰2：芥子碱；峰3：槲皮素-3-*O*-*β*-D-葡萄糖-7-*O*-*β*-D-龙胆双糖苷；

峰5：异槲皮苷；峰6：异鼠李素-3-*O*-*β*-D-葡萄糖苷

色谱柱：ACQUITY CSHTM C18；2.1 mm×100 mm，1.7 μm

【检查】　应符合颗粒剂项下有关的各项规定（中国药典2020年版 通则0104）。

【浸出物】　照醇溶性浸出物测定法（中国药典2020年版 通则2201）项下的热浸法测定，用乙醇作溶剂，不得少于20.0%。

【含量测定】　照高效液相色谱法（中国药典2020年版 通则0512）测定。

色谱条件与系统适用性试验　以十八烷基硅烷键合硅胶为填充剂（柱长为100 mm，内径为2.1 mm，粒径为1.8 μm）；以乙腈为流动相A，以0.1%醋酸溶液为流动相B，按下表中的规定进行梯度洗脱，流速为每分钟0.30 ml；柱温为35 ℃；检测波长为254 nm。理论板数按槲皮素-3-*O*-*β*-D-葡萄糖-7-*O*-*β*-D-龙胆双糖苷峰计算应不低于5800。

时间（分钟）	流动相A(%)	流动相B(%)
0～5	8	92
5～5.5	8→20	92→80
5.5～8	20	80

对照品溶液的制备　取槲皮素-3-*O*-*β*-D-葡萄糖-7-*O*-*β*-D-龙胆双糖苷对照品适量，精密称定，加70%甲醇制成每1 ml含50 μg的溶液，摇匀，即得。

供试品溶液的制备　取本品适量，研细，取约0.3 g，精密称定，置具塞锥形瓶中，精密加入70%甲醇25 ml，密塞，称定重量，超声处理（功率250 W，频率40 kHz）30分钟，放冷，再称定重量，用70%甲醇补足减失的重量，摇匀，滤过，取续滤液，即得。

测定法　分别精密吸取对照品溶液与供试品溶液各1 μl，注入液相色谱仪，测定，即得。

本品每1 g含槲皮素-3-*O*-*β*-D-葡萄糖-7-*O*-*β*-D-龙胆双糖苷（$C_{33}H_{40}O_{22}$）应为1.5 mg～6.0 mg。

【规格】　每1 g配方颗粒相当于饮片6 g

【贮藏】　密封。

炒葶苈子（播娘蒿）配方颗粒

Chaotinglizi（bonianghao） Peifangkeli

【来源】　本品为十字花科植物播娘蒿 *Descurainia sophia*（L.）Webb. ex Prantl. 的干燥成熟种子经炮制并按标准汤剂的主要质量指标加工制成的配方颗粒。

【制法】　取炒葶苈子（播娘蒿）饮片6000 g，加水煎煮，滤过，滤液浓缩成清膏（干浸膏出膏率为8.5%～14%），加辅料适量，干燥（或干燥，粉碎），再加辅料适量，混匀，制粒，制成1000 g，即得。

【性状】　本品为浅黄色至棕黄色的颗粒；气微，味苦、微辛辣。

【鉴别】　取本品0.2 g，研细，加甲醇20 ml，超声处理20分钟，滤过，滤液蒸干，残渣加甲醇1 ml使溶解，作为供试品溶液。另取葶苈子（播娘蒿）对照药材2 g，加甲醇20 ml，同法制成对照药材溶液。再取槲皮素-3-*O*-β-D-葡萄糖-7-*O*-β-D-龙胆双糖苷对照品，加30%甲醇制成每1 ml含0.1 mg的溶液，作为对照品溶液。照薄层色谱法（中国药典2020年版 通则0502）试验，吸取供试品溶液、对照品溶液各1 µl，对照药材溶液1 µl～2 µl，分别点于同一聚酰胺薄膜上，以乙酸乙酯-甲醇-水（7：2：1）为展开剂，展开，取出，晾干，喷以2%三氯化铝溶液，热风吹干，置紫外光（365 nm）下检视。供试品色谱中，在与对照药材色谱和对照品色谱相应的位置上，显相同颜色的荧光斑点。

【特征图谱】　照高效液相色谱法（中国药典2020年版 通则0512）测定。

色谱条件与系统适用性试验　以十八烷基硅烷键合硅胶为填充剂（柱长为100 mm，内径为2.1 mm，粒径为1.7 µm）；以乙腈为流动相A，以0.1%醋酸溶液为流动相B，按下表中的规定进行梯度洗脱；流速为每分钟0.30 ml；柱温为35 ℃；检测波长为265 nm。理论板数按槲皮素-3-*O*-β-D-葡萄糖-7-*O*-β-D-龙胆双糖苷峰计算应不低于5000。

时间(分钟)	流动相A(%)	流动相B(%)
0～5	1→12	99→88
5～15	12→13	88→87
15～17	13→17	87→83
17～19	17→21	83→79

时间(分钟)	流动相A(%)	流动相B(%)
19～24	21→24	79→76
24～26	24→45	76→55
26～28	45→95	55→5
28～32	95	5
32～32.1	95→1	5→99

参照物溶液的制备 取葶苈子（播娘蒿）对照药材1 g，精密称定，置具塞锥形瓶中，加水25 ml，加热煎煮60分钟，放冷，摇匀，滤过，取续滤液，作为对照药材参照物溶液。另取槲皮素-3-O-β-D-葡萄糖-7-O-β-D-龙胆双糖苷对照品适量，精密称定，加甲醇制成每1 ml含100 μg的溶液，作为对照品参照物溶液。

供试品溶液的制备 取本品适量，研细，取约0.2 g，精密称定，置具塞锥形瓶中，精密加入50%甲醇25 ml，密塞，称定重量，超声处理（功率250 W，频率40 kHz）60分钟，放冷，再称定重量，用50%甲醇补足减失的重量，摇匀，滤过，取续滤液，即得。

测定法 精密吸取供试品溶液和参照物溶液各1 μl，注入液相色谱仪，测定，即得。

供试品特征图谱中应呈现6个特征峰，并应与对照药材参照物色谱峰的6个特征峰的保留时间相对应，其中峰3应与对照品参照物峰的保留时间相对应。

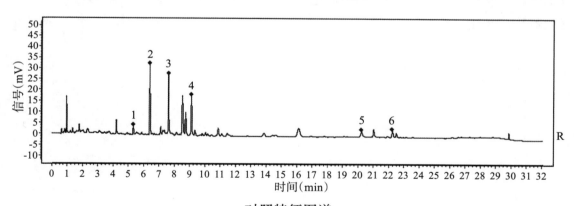

对照特征图谱

峰3：槲皮素-3-O-β-D-葡萄糖-7-O-β-D-龙胆双糖苷

色谱柱：ACQUITY UPLC CSH C18；2.1 mm×100 mm，1.7 μm

【检查】 照黄曲霉毒素测定法（中国药典2020年版 通则2351）。

本品每1000 g葶苈子配方颗粒中黄曲霉毒素 B_1 不得过5 μg，黄曲霉毒素 G_2、黄曲霉毒素 G_1、黄曲霉毒素 B_2 和黄曲霉毒素 B_1 的总量不得过10 μg。

其他 应符合颗粒剂项下有关的各项规定（中国药典2020年版 通则0104）。

【浸出物】 照醇溶性浸出物测定法（中国药典2020年版 通则2201）项下的热浸法测定，以乙醇作溶剂，不得少于20.0%。

【含量测定】 照高效液相色谱法（中国药典2020年版 通则0512）测定。

色谱条件与系统适用性试验 以十八烷基硅烷键合硅胶为填充剂（柱长为100 mm，内径为2.1 mm，粒径为1.8 μm）；以乙腈为流动相A，以0.1%醋酸溶液为流动相B，按下表中的规定进行梯度洗脱；流速为每分钟0.30 ml；柱温为35 ℃；检测波长为254 nm。理论板数按槲皮素-3-O-β-D-葡萄糖-7-O-β-D-龙胆双糖苷峰计算应不低于5000。

时间（分钟）	流动相A（%）	流动相B（%）
0～5	8	92
5～5.5	8→20	92→80
5.5～8	20	80

对照品溶液的制备 取槲皮素-3-O-β-D-葡萄糖-7-O-β-D-龙胆双糖苷对照品适量，精密称定，加70%甲醇制成每1 ml含50 μg的溶液，摇匀，即得。

供试品溶液的制备 取本品适量，研细，取约0.3 g，精密称定，置具塞锥形瓶中，精密加入70%甲醇25 ml，密塞，称定重量，超声处理（功率250 W，频率40 kHz）30分钟，放冷，再称定重量，用甲醇补足减失的重量，摇匀，取续滤液，即得。

测定法 分别精密吸取对照品溶液与供试品溶液各1 μl，注入液相色谱仪，测定，即得。

本品每1 g含槲皮素-3-O-β-D-葡萄糖-7-O-β-D-龙胆双糖苷（$C_{33}H_{40}O_{22}$）应为1.8 mg～6.0 mg。

【规格】 每1 g配方颗粒相当于饮片6 g

【贮藏】 密封。

甘肃省药品监督管理局
中药配方颗粒标准

标准号：PFKLBZ-030-2021

萹蓄配方颗粒
Bianxu Peifangkeli

【来源】　本品为蓼科植物萹蓄 *Polygonum aviculare* L.的干燥地上部分经炮制并按标准汤剂的主要质量指标加工制成的颗粒。

【制法】　取萹蓄饮片5000 g，加水煎煮，滤过，滤液浓缩成清膏（干浸膏出膏率为10%～17%），加辅料适量，干燥（或干燥，粉碎），再加辅料适量，混匀，制粒，制成1000 g，即得。

【性状】　本品为黄棕色至棕褐色的颗粒；气微，味微苦。

【鉴别】　取本品约0.5 g，研细，加60%乙醇25 ml，超声处理30分钟，滤过，滤液作为供试品溶液。另取萹蓄对照药材1 g，加水50 ml，煎煮30分钟，滤过，蒸干，残渣加60%乙醇25 ml，超声处理30分钟，滤过，滤液作为对照药材溶液。再取杨梅苷对照品，加60%乙醇制成每1 ml含0.2 mg的溶液，作为对照品溶液。照薄层色谱法（中国药典2020年版 通则0502）试验，吸取上述对照药材溶液10 μl，对照品溶液、样品溶液各4 μl，分别点于同一硅胶G薄层板上，以三氯甲烷-甲醇-甲酸（20：5：2）为展开剂，展开，取出，晾干，喷以三氯化铝试液，热风吹干，置紫外光灯（365 nm）下检视。供试品色谱中，在与对照药材色谱和对照品色谱相应的位置上，显相同颜色的荧光斑点。

【特征图谱】　照高效液相色谱法（中国药典2020年版 通则0512）测定。

色谱条件与系统适用性试验　以十八烷基硅烷键合硅胶为填充剂（柱长为250 mm，内径为4.6 mm，粒径为5 μm）；以乙腈为流动相A，以0.1%磷酸溶液为流动相B，按下表中的规定进行梯度洗脱；柱温为25 ℃；检测波长为352 nm。理论板数按杨梅苷峰计算应不低于10000。

时间（分钟）	流动相A（%）	流动相B（%）
0～5	12	88
5～20	12→17.5	88→82.5
20～35	17.5	82.5
35～90	17.5→30	82.5→70

参照物溶液的制备　取萹蓄对照药材1 g，置具塞锥形瓶中，加60%乙醇25 ml，超声处理（功率600 W，频率40 kHz）30分钟，摇匀，滤过，取续滤液，作为对照药材参照物溶液。另取

杨梅苷对照品适量，精密称定，加60%乙醇制成每1 ml含40 μg的溶液，作为杨梅苷对照品参照物溶液。

供试品溶液的制备　同〔含量测定〕项。

测定法　分别精密吸取参照物溶液与供试品溶液各10 μl，注入液相色谱仪，测定，即得。

供试品色谱中应呈现10个特征峰，并应与对照药材参照物色谱中的10个特征峰保留时间相对应，其中峰5应与对照品参照物峰保留时间相一致。

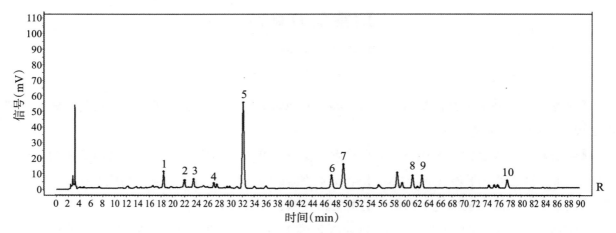

对照特征图谱

峰4：异牡荆素；峰5：杨梅苷；峰6：萹蓄苷；峰7：槲皮苷；峰10：槲皮素

色谱柱：5 TC C18；4.6 mm×250 mm，5 μm

【检查】　应符合颗粒剂项下有关的各项规定（中国药典2020年版　通则0104）。

【浸出物】　照醇溶性浸出物测定法（中国药典2020年版　通则2201）项下的热浸法测定，用乙醇作溶剂，不得少于20.0%。

【含量测定】　照高效液相色谱法（中国药典2020年版　通则0512）测定。

色谱条件与系统适用性试验　以十八烷基硅烷键合硅胶为填充剂（柱长为250 mm，内径为4.6 mm，粒径为5 μm）；以乙腈-0.5%磷酸溶液（14：86）为流动相；检测波长为352 nm。理论板数按杨梅苷峰计算应不低于5000。

对照品溶液的制备　取杨梅苷对照品适量，精密称定，加60%乙醇制成每1 ml含40 μg的溶液，即得。

供试品溶液的制备　取本品适量，研细，取约0.5 g，精密称定，置具塞锥形瓶中，精密加入60%乙醇25 ml，密塞，称定重量，超声处理（功率600 W，频率40 kHz）30分钟，放冷，再称定重量，用60%乙醇补足减失的重量，摇匀，滤过，取续滤液，即得。

测定法　分别精密吸取对照品溶液与供试品溶液各10 μl，注入液相色谱仪，测定，即得。

本品每1 g含杨梅苷（$C_{21}H_{20}O_{12}$）应为1.50 mg～4.50 mg。

【规格】　每1 g配方颗粒相当于饮片5 g

【贮藏】　密封。

蒲黄（水烛香蒲）配方颗粒
Puhuang（Shuizhuxiangpu）Peifangkeli

【来源】　本品为香蒲科植物水烛香蒲 *Typha angustifolia* L. 的干燥花粉经炮制并按标准汤剂的主要质量指标加工制成的配方颗粒。

【制法】　取蒲黄饮片 3800 g，加水煎煮，滤过，滤液浓缩成清膏（干浸膏出膏率为 13.2%～26.3%），加辅料适量，干燥（或干燥，粉碎），再加入辅料适量，混匀，制粒，制成 1000 g，即得。

【性状】　本品为棕黄色至棕色的颗粒；气微，味微苦。

【鉴别】　取本品 1 g，研细，加水 10 ml 使溶解，滤过，滤液用水饱和的正丁醇振摇提取 2 次，每次 10 ml，合并正丁醇液，蒸干，残渣加乙醇 1 ml 使溶解，作为供试品溶液。另取蒲黄（水烛香蒲）对照药材 2 g，加 80% 乙醇 50 ml，冷浸 24 小时，滤过，滤液蒸干，残渣加水 10 ml 使溶解，同法制成对照药材溶液。再取异鼠李素-3-*O*-新橙皮苷对照品、香蒲新苷对照品，加乙醇分别制成每 1 ml 各含 1 mg 的溶液，作为对照品溶液。照薄层色谱法（中国药典 2020 年版通则 0502）试验，吸取上述四种溶液各 2 μl，分别点于同一聚酰胺薄膜，以丙酮-水（1∶2）为展开剂，展开，取出，晾干，喷以三氯化铝试液，置紫外光灯（365 nm）下检视。供试品色谱中，在与对照药材色谱和对照品色谱相应的位置上，显相同颜色的荧光斑点。

【特征图谱】　照高效液相色谱法（中国药典 2020 年版　通则 0512）测定。

色谱条件与系统适用性试验　同［含量测定］项下。

参照物溶液的制备　取蒲黄（水烛香蒲）对照药材 0.5 g，置具塞锥形瓶中，加入水 25 ml，加热回流 60 分钟，放冷，摇匀，滤过，取续滤液，作为对照药材参照物溶液。另取异鼠李素-3-*O*-新橙皮苷对照品、香蒲新苷对照品、槲皮素-3-*O*-新橙皮苷对照品、山柰酚-3-*O*-新橙皮苷对照品适量，精密称定，分别加甲醇制成每 1 ml 含异鼠李素-3-*O*-新橙皮苷 50 μg、香蒲新苷 50 μg、槲皮素-3-*O*-新橙皮苷 40 μg、柰-3-*O*-新橙皮苷 20 μg 的溶液，作为对照品参照物溶液。

供试品溶液的制备　同［含量测定］项下。

测定法　分别精密吸取参照物溶液与供试品溶液各 1 μl，注入液相色谱仪，测定，即得。

供试品色谱中应呈现 8 个特征峰，并应与对照药材参照物色谱中的 8 个特征峰的保留时间相对应。其中峰 4、峰 6、峰 7、峰 8 应与相应对照品参照物峰的保留时间分别相一致。

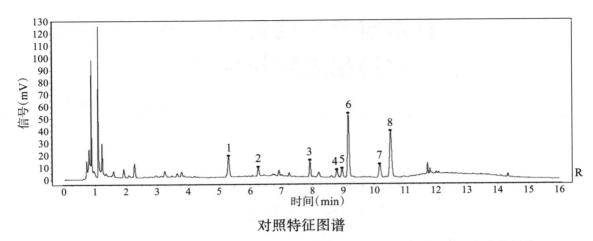

对照特征图谱

峰1：4-羟基苯甲酸；峰2：香草酸；峰4：槲皮素-3-O-新橙皮苷；峰6：香蒲新苷；

峰7：山奈酚-3-O-新橙皮苷；峰8：异鼠李素-3-O-新橙皮苷

色谱柱：ZORBAX Eclipse Plus C18；2.1 mm×100 mm，1.8 μm

【检查】 应符合颗粒剂项下有关的各项规定（中国药典2020年版 通则0104）。

【浸出物】 照醇溶性浸出物测定法（中国药典2020年版 通则2201）项下的热浸法测定，用乙醇作溶剂，不得少于15.0%。

【含量测定】 照高效液相色谱法（中国药典2020年版 通则0512）测定。

色谱条件与系统适用性试验 以十八烷基硅烷键合硅胶为填充剂（柱长为100 mm，内径为2.1 mm，粒径为1.8 μm）；以乙腈为流动相A，以0.1%醋酸溶液为流动相B，按下表中的规定进行梯度洗脱；流速为每分钟0.30 ml；柱温为30 ℃；检测波长为254 nm。理论板数按异鼠李素-3-O-新橙皮苷峰计算应不低于5000。

时间（分钟）	流动相A（%）	流动相B（%）
0～3	5→10	95→90
3～5	10→16	90→84
5～9	16→18	84→82
9～14	18→51	82→49
14～16	51→5	49→95

对照品溶液的制备 取异鼠李素-3-O-新橙皮苷对照品、香蒲新苷对照品适量，精密称定，加甲醇制成每1 ml各含40 μg的混合溶液，即得。

供试品溶液的制备 取本品适量，研细，取约0.2 g，精密称定，置具塞锥形瓶中，精密加入30%甲醇25 ml，密塞，称定重量，超声处理（功率250 W，频率40 kHz）30分钟，放冷，再称定重量，用30%甲醇补足减失的重量，摇匀，滤过，取续滤液，即得。

测定法 分别精密吸取对照品溶液与供试品溶液各1 μl，注入液相色谱仪，测定，即得。

本品每1 g含异鼠李素-3-O-新橙皮苷（$C_{28}H_{38}O_{16}$）和香蒲新苷（$C_{34}H_{42}O_{20}$）的总量应为4.0 mg～11.0 mg。

【规格】 每1 g配方颗粒相当于饮片3.8 g

【贮藏】 密封。

甘肃省药品监督管理局
中药配方颗粒标准

标准号：PFKLBZ-084-2021

蒲黄炭（水烛香蒲）配方颗粒
Puhuangtan（Shuizhuxiangpu）Peifangkeli

【来源】　本品为香蒲科植物水烛香蒲 *Typha angustifolia* L.的干燥花粉经炮制并按标准汤剂的主要质量指标加工制成的配方颗粒。

【制法】　取蒲黄炭（水烛香蒲）饮片7300 g，加水煎煮，滤过，滤液浓缩成清膏（干浸膏出膏率为6.9%～10.7%），加辅料适量，干燥（或干燥，粉碎），再加入辅料适量，混匀，制粒，制成1000 g，即得。

【性状】　本品为灰棕色至棕褐色的颗粒；气微，味微苦。

【鉴别】　取本品1 g，研细，加水10 ml使溶解，滤过，滤液用水饱和的正丁醇振摇提取2次，每次10 ml，合并正丁醇液，蒸干，残渣加乙醇1 ml使溶解，作为供试品溶液。另取蒲黄（水烛香蒲）对照药材2 g，加80%乙醇50 ml，冷浸24小时，滤过，滤液蒸干，残渣加水10 ml使溶解，同法制成对照药材溶液。再取异鼠李素-3-O-新橙皮苷对照品、香蒲新苷对照品，加乙醇分别制成每1 ml各含1 mg的溶液，作为对照品溶液。照薄层色谱法（中国药典2020年版通则0502）试验，吸取上述四种溶液各2 μl，分别点于同一聚酰胺薄膜，以丙酮-水（1：2）为展开剂，展开，取出，晾干，喷以三氯化铝试液，置紫外光灯（365 nm）下检视。供试品色谱中，在与对照药材色谱和对照品色谱相应的位置上，显相同颜色的荧光斑点。

【特征图谱】　照高效液相色谱法（中国药典2020年版 通则0512）测定。

色谱条件与系统适用性试验　同［含量测定］项。

参照物溶液的制备　取蒲黄（水烛香蒲）对照药材0.5 g，置具塞锥形瓶中，加入水25 ml，加热回流60分钟，放冷，摇匀，滤过，取续滤液，作为对照药材参照物溶液。另取［含量测定］项下对照品溶液作为对照品参照物溶液。再取4-羟基苯甲酸对照品、槲皮素-3-O-新橙皮苷对照品、山柰酚-3-O-新橙皮苷对照品，分别加甲醇制成每1 ml各含4-羟基苯甲酸10 μg、槲皮素-3-O-新橙皮苷25 μg、山柰酚-3-O-新橙皮苷25 μg的溶液，作为对照品参照物溶液。

供试品溶液的制备　同［含量测定］项。

测定法　分别精密吸取参照物溶液与供试品溶液各2 μl，注入液相色谱仪，测定，即得。

供试品色谱中应呈现8个特征峰，并应与对照药材参照物色谱中的8个特征峰的保留时间相对应。其中峰1、峰4、峰6、峰7和峰8分别与相应对照品参照物峰的保留时间相对应。

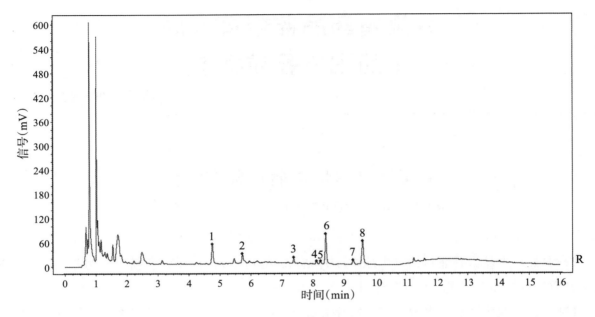

对照特征图谱

峰1：4-羟基苯甲酸；峰4：槲皮素-3-O-新橙皮苷；峰6：香蒲新苷；

峰7：山奈酚-3-O-新橙皮苷；峰8：异鼠李素-3-O-新橙皮苷

色谱柱：ZORBAX Eclipse Plus C18；100 mm×2.1 mm，1.8 μm

【检查】 应符合颗粒剂项下有关的各项规定（中国药典2020年版 通则0104）。

【浸出物】 照醇溶性浸出物测定法（中国药典2020年版 通则2201）项下的热浸法测定，用乙醇作溶剂，不得少于10.0%。

【含量测定】 照高效液相色谱法（中国药典2020年版 通则0512）测定。

色谱条件与系统适用性试验 以十八烷基硅烷键合硅胶为填充剂（柱长为100 mm，内径为2.1 mm，粒径为1.8 μm）；以乙腈为流动相A，以0.1%冰醋酸溶液为流动相B，按下表中的规定进行梯度洗脱；流速为每分钟0.30 ml；柱温为30 ℃；检测波长为254 nm。理论板数按异鼠李素-3-O-新橙皮苷峰计算应不低于5000。

时间（分钟）	流动相A（%）	流动相B（%）
0～3	5→10	95→90
3～5	10→16	90→84
5～9	16→18	84→82
9～14	18→51	82→49
14～16	51→5	49→95

对照品溶液的制备 取异鼠李素-3-O-新橙皮苷对照品、香蒲新苷对照品适量，精密称定，加甲醇制成每1 ml含异鼠李素-3-O-新橙皮苷25 μg、香蒲新苷25 μg的混合溶液，即得。

供试品溶液的制备 取本品适量，研细，取约0.2 g，精密称定，置具塞锥形瓶中，精密加

入30%甲醇25 ml，密塞，称定重量，超声处理（功率250 W，频率40 kHz）30分钟，放冷，再称定重量，用30%甲醇补足减失的重量，摇匀，滤过，取续滤液，即得。

测定法　分别精密吸取对照品溶液与供试品溶液各2 µl，注入液相色谱仪，测定，即得。

本品每1 g含香蒲新苷（$C_{34}H_{42}O_{20}$）和异鼠李素-3-O-新橙皮苷（$C_{28}H_{38}O_{16}$）的总量应为1.0 mg～13.0 mg。

【规格】　每1 g配方颗粒相当于饮片7.3 g

【贮藏】　密封。

甘肃省药品监督管理局
中药配方颗粒标准

标准号：PFKLBZ-056-2021

椿皮配方颗粒
Chunpi Peifangkeli

【来源】 本品为苦木科植物臭椿 *Ailanthus altissima*（Mill.）Swingle 的干燥根皮或干皮经炮制并按标准汤剂的主要质量指标加工制成的配方颗粒。

【制法】 取椿皮饮片 7500 g，加水煎煮，滤过，滤液浓缩成清膏（干浸膏出膏率为6.7%～10.3%），加辅料适量，干燥（或干燥，粉碎），再加入辅料适量，混匀，制粒，制成1000 g，即得。

【性状】 本品为浅黄色至浅棕色的颗粒；气微，味苦。

【鉴别】 取本品0.5 g，研细，加乙醇20 ml，超声处理30分钟，滤过，滤液蒸干，残渣加乙醇1 ml使溶解，作为供试品溶液。另取椿皮对照药材2 g，加水50 ml，加热回流30分钟，滤过，滤液蒸干，残渣加乙醇20 ml，同法制成对照药材溶液。照薄层色谱法（中国药典2020年版 通则0502）试验，吸取上述两种溶液各5 μl，分别点于同一硅胶G薄层板上，以三氯甲烷-乙酸乙酯-丙酮-甲酸（5∶2∶0.5∶0.1）为展开剂，展开，取出，晾干，置紫外光灯（365 nm）下检视。供试品色谱中，在与对照药材色谱相应的位置上，显相同颜色的荧光斑点。

【特征图谱】 照高效液相色谱法（中国药典2020年版 通则0512）测定。

色谱条件与系统适用性试验 以十八烷基硅烷键合硅胶为填充剂（柱长为100 mm，内径为2.1 mm，粒径为1.6 μm）；以乙腈为流动相A，以0.1%甲酸溶液为流动相B，按下表中的规定进行梯度洗脱；流速为每分钟0.30 ml；柱温为30 ℃；检测波长为254 nm。理论板数按臭椿酮峰计算应不低于5000。

时间（分钟）	流动相A(%)	流动相B(%)
0～3	1	99
3～15	1→7	99→93
15～21	7→8	93→92
21～34	8→14	92→86
34～48	14→28	86→72
48～52	28→45	72→55

时间(分钟)	流动相A(%)	流动相B(%)
52～55	45→70	55→30
55～57	70→80	30→20
57～60	80→1	20→99

参照物溶液的制备　取椿皮对照药材 1 g，置具塞锥形瓶中，加水 25 ml，加热回流 1 小时，放冷，摇匀，滤过，取续滤液，作为对照药材参照物溶液；另取［含量测定］项下对照品溶液，作为对照品的参照物溶液。

供试品溶液的制备　同［含量测定］项。

测定法　分别精密吸取参照物溶液和供试品溶液各 1 µl，注入液相色谱仪，测定，即得。

供试品色谱中应呈现 4 个特征峰，并应与对照药材参照物色谱中的 4 个特征峰保留时间相对应；其中峰 4 应与对照品参照物峰的保留时间相对应。

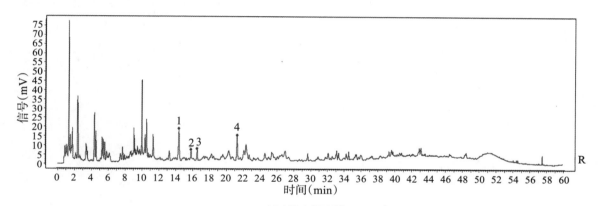

对照特征图谱

峰4：臭椿酮

色谱柱：CORTECS T3；2.1 mm×100 mm，1.6 µm

【检查】　应符合颗粒剂项下有关的各项规定（中国药典 2020 年版　通则 0104）。

【浸出物】　照醇溶性浸出物测定法（中国药典 2020 年版　通则 2201）项下的热浸法测定，用乙醇作溶剂，不得少于 20.0%。

【含量测定】　照高效液相色谱法（中国药典 2020 年版　通则 0512）测定。

色谱条件与系统适用性试验　以十八烷基硅烷键合硅胶为填充剂（柱长为 100 mm，内径为 2.1 mm，粒径为 1.6 µm）；以乙腈-0.1%磷酸溶液（7∶93）为流动相；检测波长为 245 nm。理论板数按臭椿酮峰计算应不低于 5000。

对照品溶液的制备　取臭椿酮对照品适量，精密称定，加水制成每 1 ml 含 30 µg 的溶液，即得。

供试品溶液的制备　取本品适量，研细，取约 1 g，精密称定，置具塞锥形瓶中，精密加入水 25 ml，密塞，称定重量，超声处理（功率 250 W，频率 40 kHz）30 分钟，放冷，再称定重量，用水补足减失的重量，摇匀，滤过，取续滤液，即得。

测定法　分别精密吸取对照品溶液与供试品溶液各1μl，注入液相色谱仪，测定，即得。

本品每1g含臭椿酮（$C_{20}H_{24}O_7$）应为0.2 mg～2.5 mg。

【规格】　每1g配方颗粒相当于饮片7.5 g

【贮藏】　密封。

甘肃省药品监督管理局
中药配方颗粒标准

标准号：PFKLBZ-062-2021

麸炒椿皮配方颗粒
Fuchaochunpi Peifangkeli

【来源】　本品为苦木科植物臭椿 *Ailanthus altissima*（Mill.）Swingle 的干燥根皮或干皮经炮制后并按标准汤剂的主要质量指标加工制成的配方颗粒。

【制法】　取麸炒椿皮饮片8000 g，加水煎煮，滤过，滤液浓缩成清膏（干浸膏出膏率为6.3%～9.5%），加辅料适量，干燥（或干燥，粉碎），再加入辅料适量，混匀，制粒，制成1000 g，即得。

【性状】　本品为浅黄色至浅棕色的颗粒；气微，味苦。

【鉴别】　取本品0.5 g，研细，加乙醇20 ml，超声处理30分钟，滤过，滤液蒸干，残渣加乙醇1 ml使溶解，作为供试品溶液。另取椿皮对照药材2 g，加水50 ml，加热回流30分钟，滤过，滤液蒸干，残渣加乙醇20 ml，同法制成对照药材溶液。照薄层色谱法（中国药典2020年版 通则0502）试验，吸取上述两种溶液各5 μl，分别点于同一硅胶G薄层板上，以三氯甲烷-乙酸乙酯-丙酮-甲酸（5：2：0.5：0.1）为展开剂，展开，取出，晾干，置紫外光灯（365 nm）下检视。供试品色谱中，在与对照药材色谱相应的位置上，显相同颜色的荧光斑点。

【特征图谱】　照高效液相色谱法（中国药典2020年版 通则0512）测定。

色谱条件与系统适用性试验　以十八烷基硅烷键合硅胶为填充剂（柱长为100 mm，内径为2.1 mm，粒径为1.6 μm）；以乙腈为流动相A，以0.1%甲酸溶液为流动相B，按下表中的规定进行梯度洗脱；流速为每分钟0.30 ml；柱温为30 ℃；检测波长为254 nm。理论板数按臭椿酮峰计算应不低于5000。

时间（分钟）	流动相A（%）	流动相B（%）
0～3	1	99
3～15	1→7	99→93
15～21	7→8	93→92
21～34	8→14	92→86
34～48	14→28	86→72
48～52	28→45	72→55

续表

时间（分钟）	流动相A（%）	流动相B（%）
52～55	45→70	55→30
55～57	70→80	30→20
57～60	80→1	20→99

参照物溶液的制备 取椿皮对照药材1 g，置具塞锥形瓶中，加水25 ml，加热回流1小时，放冷，摇匀，滤过，取续滤液，作为对照药材参照物溶液；另取［含量测定］项下对照品溶液，作为对照品的参照物溶液。

供试品溶液的制备 同［含量测定］项。

测定法 分别精密吸取参照物溶液和供试品溶液各1 μl，注入液相色谱仪，测定，即得。

供试品色谱中应呈现4个特征峰，并应与对照药材参照物色谱中的4个特征峰保留时间相对应；其中峰4应与对照品参照物峰的保留时间相对应。

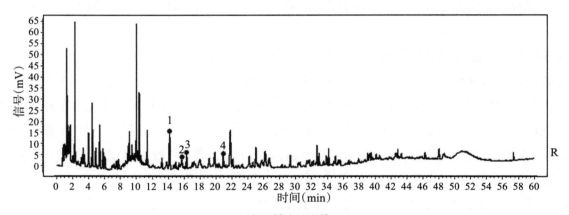

对照特征图谱

峰4：臭椿酮

色谱柱：CORTECS T3；2.1 mm×100 mm，1.6 μm

【检查】 应符合颗粒剂项下有关的各项规定（中国药典2020年版 通则0104）。

【浸出物】 照醇溶性浸出物测定法（中国药典2020年版 通则2201）项下的热浸法测定，用乙醇作溶剂，不得少于15.0%。

【含量测定】 照高效液相色谱法（中国药典2020年版 通则0512）测定。

色谱条件与系统适用性试验 以十八烷基硅烷键合硅胶为填充剂（柱长为100 mm，内径为2.1 mm，粒径为1.6 μm）；以乙腈-0.1%磷酸溶液（7：93）为流动相；检测波长为245 nm。理论板数按臭椿酮峰计算应不低于5000。

对照品溶液的制备 取臭椿酮对照品适量，精密称定，加水制成每1 ml含30 μg的溶液，即得。

供试品溶液的制备 取本品适量，研细，取约1 g，精密称定，置具塞锥形瓶中，精密加入水25 ml，密塞，称定重量，超声处理（功率250 W，频率40 kHz）30分钟，放冷，再称定重量，用水补足减失的重量，摇匀，滤过，取续滤液，即得。

测定法　分别精密吸取对照品溶液与供试品溶液各 1 μl，注入液相色谱仪，测定，即得。

本品每 1 g 含臭椿酮（$C_{20}H_{24}O_7$）应为 0.06 mg～2.50 mg。

【规格】　每 1 g 配方颗粒相当于饮片 8 g

【贮藏】　密封。

甘肃省药品监督管理局
中药配方颗粒标准

标准号：PFKLBZ-075-2021

槐花（槐米）配方颗粒
Huaihua（huaimi）Peifangkeli

【来源】　本品为豆科植物槐 *Sophora japonica* L. 的干燥花蕾经炮制并按标准汤剂主要质量指标加工制成的配方颗粒。

【制法】　取槐花（槐米）饮片2700 g，加水煎煮，滤过，滤液浓缩成清膏（干浸膏出膏率为22%～37%），加辅料适量，干燥（或干燥，粉碎），再加入辅料适量，混匀，制粒，制成1000 g，即得。

【性状】　本品为棕黄色至黄棕色的颗粒；气微，味苦。

【鉴别】　取本品0.2 g，研细，加甲醇5 ml，密塞，振摇10分钟，滤过，取滤液作为供试品溶液。另取槐米对照药材0.2 g，同法制成对照药材溶液。再取芦丁对照品，加甲醇制成每1 ml含4 mg的溶液，作为对照品溶液。照薄层色谱法（中国药典2020年版 通则0502）试验，吸取上述三种溶液各1 μl～2 μl，分别点于同一硅胶 G 薄层板上，以乙酸乙酯-甲酸-水（8：1：1）为展开剂，展开，取出，晾干，喷以三氯化铝试液，待乙醇挥干后，置紫外光灯（365 nm）下检视。供试品色谱中，在与对照药材色谱和对照品色谱相应的位置上，显相同颜色的荧光斑点。

【特征图谱】　照高效液相色谱法（中国药典2020年版 通则0512）测定。

色谱条件与系统适用性试验　同［含量测定］项下。

参照物溶液的制备　取槐米对照药材0.1 g，置具塞锥形瓶中，加入70% 甲醇50 ml，密塞，超声处理（功率250 W，频率40 kHz）30分钟，放冷，摇匀，滤过，取续滤液，作为对照药材参照物溶液。另取［含量测定］项下的对照品溶液，作为对照品参照物溶液。

供试品溶液的制备　同［含量测定］项下。

测定法　分别精密吸取参照物溶液与供试品溶液各1 μl～2 μl，注入液相色谱仪，测定，即得。

供试品色谱中应呈现5个特征峰，并应与对照药材参照物色谱中的5个特征峰保留时间相对应，其中峰1、峰2、峰3、峰4应分别与相应对照品参照物峰的保留时间相对应。

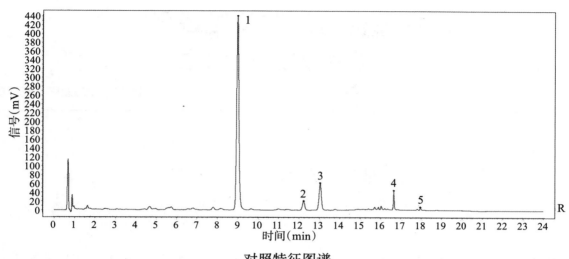

对照特征图谱

峰1：芦丁；峰2：山柰酚-3-*O*-芸香糖苷；峰3：水仙苷；峰4：槲皮素；峰5：异鼠李素

色谱柱：BEH C18；2.1 mm×100 mm，1.7 μm

【检查】　应符合颗粒剂项下有关的各项规定（中国药典2020年版　通则0104）。

【浸出物】　照醇溶性浸出物测定法（中国药典2020年版　通则2201）项下的热浸法测定，用乙醇作溶剂，不得少于25.0%。

【含量测定】　照高效液相色谱法（中国药典2020年版　通则0512）测定。

色谱条件与系统适用性试验　以十八烷基硅烷键合硅胶为填充剂（柱长为100 mm，内径为2.1 mm，粒径为1.7 μm）；以乙腈为流动相A，以0.1%磷酸溶液为流动相B，按下表中的规定进行梯度洗脱；柱温为25 ℃；流速为每分钟0.35 ml；检测波长为257 nm。理论板数按水仙苷峰计算应不低于2000。

时间(分钟)	流动相A(%)	流动相B(%)
0～12	11→17	89→83
12～18	17→49	83→51
18～19	49→11	51→89
19～24	11	89

对照品溶液的制备　取芦丁对照品、山柰酚-3-*O*-芸香糖苷对照品、水仙苷对照品、槲皮素对照品适量，精密称定，分别加甲醇制成每1 ml含芦丁300 μg、山柰酚-3-*O*-芸香糖苷20 μg、水仙苷40 μg、槲皮素10 μg的溶液，摇匀，即得。

供试品溶液的制备　取本品适量，研细，取约0.1 g，精密称定，置具塞锥形瓶中，精密加入甲醇50 ml，密塞，称定重量，超声处理（功率250 W，频率40 kHz）30分钟，放冷，再称定重量，用甲醇补足减失的重量，摇匀，滤过，取续滤液，即得。

测定法　分别精密吸取对照品溶液与供试品溶液1 μl～2 μl，注入液相色谱仪，测定，即得。

本品每1 g含芦丁、山柰酚-3-*O*-芸香糖苷、水仙苷和槲皮素的总量应为160.0 mg～310.0 mg。

【规格】　每1 g配方颗粒相当于饮片2.7 g

【贮藏】　密封。

甘肃省药品监督管理局
中药配方颗粒标准

标准号：PFKLBZ-086-2021

炒槐花（槐米）配方颗粒
Chaohuaihua（Huaimi）Peifangkeli

【来源】 本品为豆科植物槐 *Sophora japonica* L.的干燥花及花蕾经炮制并按标准汤剂主要质量指标加工制成的配方颗粒。

【制法】 取炒槐花（槐米）饮片2500 g，加水煎煮，滤过，滤液浓缩成清膏（干浸膏出膏率为25.9%～40.0%），加辅料适量，干燥（或干燥，粉碎），再加入辅料适量，混匀，制粒，制成1000 g，即得。

【性状】 本品为棕黄色至黄棕色的颗粒；气微，味苦。

【鉴别】 取本品0.2 g，研细，加甲醇5 ml，密塞，振摇10分钟，滤过，取滤液作为供试品溶液。另取槐米对照药材0.2 g，同法制成对照药材溶液。再取芦丁对照品，加甲醇制成每1 ml含4 mg的溶液，作为对照品溶液。照薄层色谱法（中国药典2020年版 通则0502）试验，吸取上述三种溶液各1 µl～2 µl，分别点于同一硅胶G薄层板上，以乙酸乙酯-甲酸-水（8∶1∶1）为展开剂，展开，取出，晾干，喷以三氯化铝试液，待乙醇挥干后，置紫外光灯（365 nm）下检视。供试品色谱中，在与对照药材色谱和对照品色谱相应的位置上，显相同颜色的荧光斑点。

【特征图谱】 照高效液相色谱法（中国药典2020年版 通则0512）测定。

色谱条件与系统适用性试验 同［含量测定］项下。

参照物溶液的制备 取槐米对照药材0.1 g，置具塞锥形瓶中，加入水50 ml，加热回流30分钟，放冷，摇匀，滤过，取续滤液，作为对照药材参照物溶液。另取［含量测定］项下对照品溶液，作为对照品参照物溶液。

供试品溶液的制备 同［含量测定］项下。

测定法 分别精密吸取参照物溶液与供试品溶液各1 µl～2 µl，注入液相色谱仪，测定，即得。

供试品色谱中应呈现4个特征峰，并应与对照药材参照物色谱中的4个特征峰相对应，其中峰1、峰2、峰3和峰4应与对照品参照物峰的保留时间分别相对应。

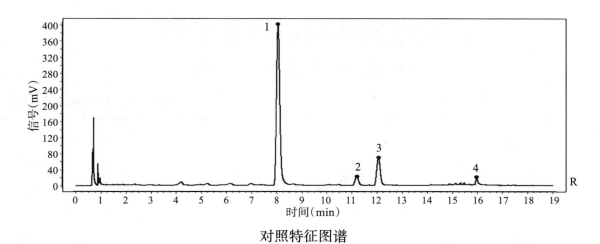

对照特征图谱

峰1：芦丁；峰2：山奈酚-3-O-芸香糖苷；峰3：水仙苷；峰4：槲皮素

色谱柱：BEH C18；100 mm×2.1 mm，1.7 μm

【检查】 应符合颗粒剂项下有关的各项规定（中国药典2020年版 通则0104）。

【浸出物】 照醇溶性浸出物测定法（中国药典2020年版 通则2201）项下的热浸法测定，用乙醇作溶剂，不得少于25.0%。

【含量测定】 照高效液相色谱法（中国药典2020年版 通则0512）测定。

色谱条件与系统适用性试验 以十八烷基硅烷键合硅胶为填充剂（柱长为100 mm，内径为2.1 mm，粒径为1.7 μm）；以乙腈为流动相A，以0.1%磷酸溶液为流动相B，按下表中的规定进行梯度洗脱；流速为每分钟0.35 ml；柱温为25 ℃；检测波长为257 nm。理论板数按水仙苷峰计算应不低于5000。

时间（分钟）	流动相A（%）	流动相B（%）
0～12	11→17	89→83
12～18	17→49	83→51
18～19	49→11	51→89
19～24	11	89

对照品溶液的制备 取芦丁对照品、山奈酚-3-O-芸香糖苷对照品、水仙苷对照品、槲皮素对照品适量，精密称定，分别加甲醇制成每1 ml含芦丁300 μg、山奈酚-3-O-芸香糖苷20 μg、水仙苷60 μg、槲皮素5 μg的溶液，摇匀，即得。

供试品溶液的制备 取本品适量，研细，取约0.1 g，精密称定，置具塞锥形瓶中，精密加入甲醇50 ml，密塞，称定重量，超声处理（功率250 W，频率40 kHz）30分钟，放冷，再称定重量，用甲醇补足减失的重量，摇匀，滤过，取续滤液，即得。

测定法 分别精密吸取对照品溶液与供试品溶液各1 μl～2 μl，注入液相色谱仪，测定，即得。

本品每1 g含芦丁（$C_{27}H_{30}O_{16}$）、山奈酚-3-O-芸香糖苷（$C_{27}H_{30}O_{15}$）、水仙苷（$C_{28}H_{32}O_{16}$）和槲皮素（$C_{15}H_{10}O_7$）的总量应为170.0 mg～350.0 mg。

【规格】 每1 g配方颗粒相当于饮片2.5 g

【贮藏】 密封。

甘肃省药品监督管理局
中药配方颗粒标准

标准号：PFKLBZ-097-2021

路路通配方颗粒

Lulutong Peifangkeli

【来源】 本品为金缕梅科植物枫香树 *Liquidambar formosana* Hance 的干燥成熟果序经炮制并按标准汤剂的主要质量指标加工制成的配方颗粒。

【制法】 取路路通饮片10000 g，加水煎煮，滤过，滤液浓缩成清膏（干浸膏出膏率为2%～8%），加辅料适量，干燥（或干燥，粉碎），再加入辅料适量，混匀，制粒，制成1000 g，即得。

【性状】 本品为棕色至棕褐色的颗粒；气微，味微苦。

【鉴别】 取本品2 g，研细，加水20 ml，微热使溶解，放冷，用乙酸乙酯振摇提取2次，每次20 ml，合并乙酸乙酯液，蒸干，残渣加甲醇1 ml使溶解，作为供试品溶液。另取路路通对照药材2 g，加水50 ml，煮沸30分钟，滤过，滤液浓缩至约20 ml，同法制成对照药材溶液。照薄层色谱法（中国药典2020年版 通则0502）试验，吸取上述两种溶液各10 μl，分别点于同一硅胶G薄层板上，以甲苯-乙酸乙酯-甲酸（20：2：1）5～10 ℃放置12小时的上层溶液为展开剂，展开，取出，晾干，喷以1%香草醛的10%硫酸乙醇溶液，80 ℃加热至斑点显色清晰。供试品色谱中，在与对照药材色谱相应的位置上，显相同颜色的斑点。

【特征图谱】 照高效液相色谱法（中国药典2020年版 通则0512）测定。

色谱条件与系统适用性试验 以十八烷基硅烷键合硅胶为填充剂（柱长为250 mm，内径为4.6 mm，粒径为5 μm）；以乙腈为流动相A，以0.1%甲酸溶液为流动相B，按下表中的规定进行梯度洗脱；检测波长为265 nm。理论板数按没食子酸峰计算应不低于5000。

时间（分钟）	流动相A（%）	流动相B（%）
0～5	0	100
5～10	0→2	100→98
10～25	2→3	98→97
25～65	3→30	97→70
65～75	30→35	70→65
75～90	35→64	65→36
90～91	64→95	36→5

参照物溶液的制备　取路路通对照药材 1 g，置具塞锥形瓶中，加水 100 ml，煎煮 30 分钟，摇匀，滤过，滤液浓缩至 20 ml，作为对照药材参照物溶液。另取没食子酸对照品、鞣花酸对照品、肉桂酸对照品，加甲醇分别制成每 1 ml 含没食子酸 40 μg、鞣花酸 100 μg、肉桂酸 100 μg 的溶液，作为对照品参照物溶液。

供试品溶液的制备　取本品适量，研细，取约 0.25 g，精密称定，置具塞锥形瓶中，精密加入 50% 甲醇 10 ml，密塞，称定重量，超声处理（功率 250 W，频率 40 kHz）30 分钟，放冷，再称定重量，用 50% 甲醇补足减失的重量，摇匀，滤过，取续滤液，即得。

测定法　分别精密吸取参照物溶液与供试品溶液各 10 μl，注入液相色谱仪，测定，即得。

供试品色谱中应呈现 4 个特征峰，并应与对照药材参照物色谱中的 4 个特征峰的保留时间相对应，其中峰 1、峰 2 和峰 3 应分别与相应对照品参照物峰的保留时间相对应。

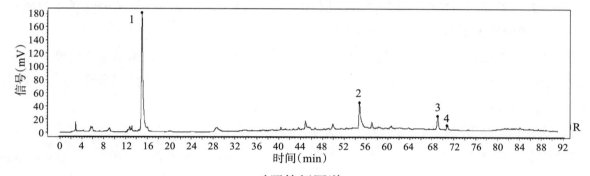

对照特征图谱

峰 1：没食子酸；峰 2：鞣花酸；峰 3：肉桂酸

色谱柱：HSS T3；4.6 mm×250 mm，5 μm

【检查】　应符合颗粒剂项下有关的各项规定（中国药典 2020 年版　通则 0104）。

【浸出物】　照醇溶性浸出物测定法（中国药典 2020 年版　通则 2201）项下的热浸法测定，用乙醇作溶剂，不得少于 6.0%。

【含量测定】　照高效液相色谱法（中国药典 2020 年版　通则 0512）测定。

色谱条件与系统适用性试验　以十八烷基硅烷键合硅胶为填充剂（柱长为 100 mm，内径为 2.1 mm，粒径为 1.8 μm）；以甲醇-0.1% 磷酸溶液（15∶85）为流动相，检测波长为 270 nm。理论板数按没食子酸峰计算应不低于 5000。

对照品溶液的制备　取没食子酸对照品适量，精密称定，加 50% 甲醇制成每 1 ml 含 30 μg 的溶液，摇匀，即得。

供试品溶液的制备　取本品适量，研细，取约 0.1 g，精密称定，置具塞锥形瓶中，精密加入 50% 甲醇 50 ml，密塞，称定重量，加热回流 30 分钟，放冷，再称定重量，用 50% 甲醇补足减失的重量，摇匀，滤过，取续滤液，即得。

测定法　分别精密吸取对照品溶液和供试品溶液各 1 μl，注入液相色谱仪，测定，即得。

本品每 1 g 含没食子酸（$C_7H_6O_5$）应为 2.0 mg～15.0 mg。

【规格】　每 1 g 配方颗粒相当于饮片 10 g

【贮藏】　密封。

甘肃省药品监督管理局
中药配方颗粒标准

标准号：PFKLBZ-119-2021

蔓荆子（单叶蔓荆）配方颗粒
ManJingzi（danyemanjing）Peifangkeli

【来源】 本品为马鞭草科植物单叶蔓荆 *Vitex trifolia* L. var. *simplicifolia* Cham. 的干燥成熟果实经炮制并按标准汤剂的主要质量指标加工制成的颗粒。

【制法】 取蔓荆子（单叶蔓荆）饮片5500 g，加水煎煮，滤过，滤液浓缩成清膏（干浸膏出膏率为9%～13%），加入辅料适量，干燥（或干燥，粉碎），再加入辅料适量，混匀，制粒，制成1000 g，即得。

【性状】 本品为浅棕褐色至黑褐色颗粒；气微，味苦。

【鉴别】 取本品粉末1.0 g，研细，加70%乙醇15 ml，超声处理30分钟。滤过，滤液蒸干，残渣加70%乙醇2 ml使溶解，作为供试品溶液；另取蔓荆子对照药材2 g，同法制成对照药材溶液。再取蔓荆子黄素对照品，加甲醇制成每1 ml含0.4 mg的对照品溶液。照薄层色谱法（中国药典2020年版 通则0502）试验，吸取上述供试品溶液1 μl～2 μl、对照品溶液、对照药材溶液各4 μl分别点于同一硅胶GF$_{254}$上，以环己烷-乙酸乙酯-甲醇-甲酸（8：5：0.3：0.1）为展开剂，预饱和30分钟，展开，取出，晾干，在紫外光254 nm下检视，供试品色谱中，在与对照药材色谱和对照品色谱相应的位置上，显相同颜色的斑点。

【特征图谱】 照高效液相色谱法（中国药典2020年版 通则0512）测定。

色谱条件与系统适用性试验 同［含量测定］项。

参照溶液的制备 取蔓荆子对照药材2.0 g，置具塞锥形瓶中，精密加入甲醇20 ml，密塞，超声处理（功率250 W，频率40 kHz）40分钟，取出，放冷，摇匀，滤过，取续滤液，作为对照药材参照物溶液。另取［含量测定］项下对照品溶液，作为对照品参照物溶液。

供试品溶液的制备 同［含量测定］项。

测定法 分别精密吸取对照品参照物溶液、对照药材参照物溶液及供试品溶液各1 μl，注入超高效液相色谱仪，测定，即得。

供试品色谱中应呈现6个特征峰，并应与对照药材参照物色谱峰中的6个特征峰保留时间相对应；其中峰6应与相应对照品参照物峰的保留时间相对应。

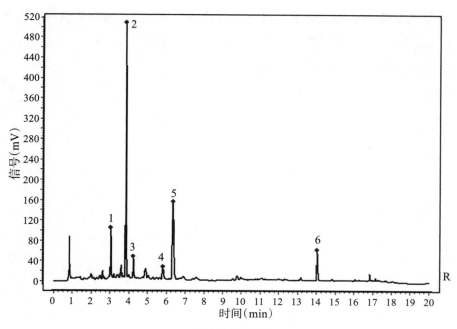

对照特征图谱

峰1：原儿茶酸；峰2：对羟基苯甲酸；峰3：香草酸；

峰4：异荭草素；峰6：蔓荆子黄素

色谱柱：BEH C18；2.1 mm×100 mm，1.7 μm

【检查】 应符合颗粒剂项下有关的各项规定（中国药典2020年版 通则0104）。

【浸出物】 照醇溶性浸出物测定法（中国药典2020年版 通则2201）项下的热浸法测定，用乙醇作溶剂，不得少于12.0%。

【含量测定】 照高效液相色谱法（中国药典2020年版 通则0512）测定。

色谱条件与系统适用性试验 以十八烷基硅烷键合硅胶为填充剂（柱长为100 mm，内径为2.1 mm，粒径为1.7 μm）；以甲醇为流动相A，以0.2%磷酸为流动相B，按下表中的规定进行梯度洗脱；流速为每分钟0.30 ml；柱温为30 ℃；检测波长为258 nm。理论板数按蔓荆子黄素峰计算应均不低于10000。

时间（分钟）	流动相A（%）	流动相B（%）
0～2	5～30	95～70
2～7	30～34	70～66
7～15	34～80	66～20

对照品溶液的制备 取蔓荆子黄素对照品适量，精密称定，加甲醇制成每1 ml含30 μg的溶液，即得。

供试品溶液的制备 取本品适量，研细，取约0.2 g，精密称定，置具塞锥形瓶中，精密加入甲醇20 ml，称定重量，超声处理（功率250 W，频率40 kHz）40分钟，放冷，再称定重量，用甲醇补足减失的重量，摇匀，滤过，取续滤液，即得。

测定法 分别精密吸取对照品溶液与供试品溶液各1 μl，注入液相色谱仪，测定，即得。

本品每1 g含蔓荆子黄素（$C_{19}H_{18}O_8$）应为0.8 mg～2.5 mg。

【规格】 每1 g配方颗粒相当于饮片5.5 g

【贮藏】 密封。

甘肃省药品监督管理局
中药配方颗粒标准

标准号：PFKLBZ-178-2022

炒蔓荆子（单叶蔓荆）配方颗粒
ChaoManJingzi（danyemanjing）Peifangkeli

【来源】　本品为马鞭草科植物单叶蔓荆 *Vitex trifolia* L. var. *simplicifolia* Cham. 干燥成熟果实经炮制并按标准汤剂的主要质量指标加工制成的颗粒。

【制法】　取炒蔓荆子（单叶蔓荆）饮片6200 g，加水煎煮，滤过，滤液浓缩成清膏（干浸膏出膏率为9%～13%），加入辅料适量，干燥（或干燥，粉碎），再加入辅料适量，混匀，制粒，制成1000 g，即得。

【性状】　本品为浅棕褐色至黑褐色颗粒；气微，味苦。

【鉴别】　取本品粉末1.0 g，研细，加70%乙醇15 ml，超声处理30分钟。滤过，滤液蒸干，残渣加70%乙醇2 ml使溶解，作为供试品溶液；另取蔓荆子对照药材2 g，同法制成对照药材溶液。再取蔓荆子黄素对照品，加甲醇制成每1 ml含0.4 mg的对照品溶液。照薄层色谱法（中国药典2020年版 通则0502）试验，吸取上述供试品溶液1 μl～2 μl、对照品溶液、对照药材溶液各4 μl分别点于同一硅胶GF₂₅₄上，以环己烷-乙酸乙酯-甲醇-甲酸（8：5：0.3：0.1）为展开剂，预饱和30分钟，展开，取出，晾干，置紫外光254 nm下检视，供试品色谱中，在与对照药材色谱和对照品色谱相应的位置上，显相同颜色的斑点。

【特征图谱】　照高效液相色谱法（中国药典2020年版 通则0512）测定。

色谱条件与系统适用性试验　同［含量测定］项。

参照物溶液的制备　蔓荆子对照药材约2.0 g，置具塞锥形瓶中，精密加入甲醇20 ml，密塞，超声处理（功率250 W，频率40 kHz）40分钟，取出，放冷，摇匀，滤过，取续滤液，作为对照药材参照物溶液。另取［含量测定］项下对照品溶液，作为对照品参照物溶液。

供试品溶液的制备　同［含量测定］项

测定法　分别精密吸取对照品参照物溶液、对照药材参照物溶液及供试品溶液各1 μl，注入液相色谱仪，测定，即得。

供试品色谱中应呈现6个特征峰，并应与对照药材参照物色谱峰中的6个特征峰保留时间相对应；其中峰6应与相应对照品参照物峰的保留时间相对应。

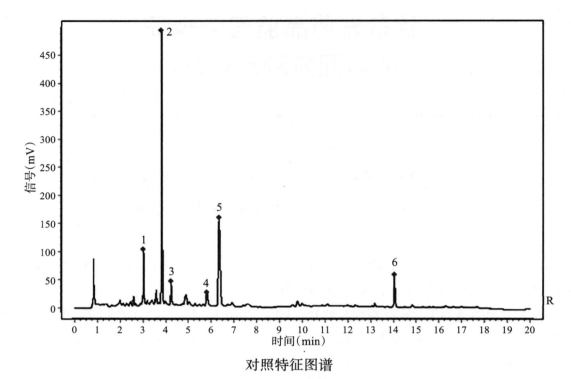

对照特征图谱

峰1：原儿茶酸；峰2：对羟基苯甲酸；峰3：香草酸；

峰4：异荭草素；峰5：穗花牡荆苷；峰6：蔓荆子黄素

色谱柱：BEH C18；2.1 mm×100 mm，1.7 μm

【检查】 应符合颗粒剂项下有关的各项规定（中国药典2020年版 通则0104）。

【浸出物】 照醇溶性浸出物测定法（中国药典2020年版 通则2201）项下的热浸法测定，用乙醇作溶剂，不得少于13.0%。

【含量测定】 照高效液相色谱法（中国药典2020年版 通则0512）测定。

色谱条件与系统适用性试验 以十八烷基硅烷键合硅胶为填充剂（柱长为100 mm，内径为2.1 mm，粒径为1.7 μm）；以甲醇为流动相A，以0.2%磷酸为流动相B，按下表中的规定进行梯度洗脱；流速为每分钟0.30 ml；柱温为30 ℃；检测波长为258 nm。理论板数按蔓荆子黄素峰计算应均不低于10000。

时间（分钟）	流动相A（%）	流动相B（%）
0～2	5～30	95～70
2～7	30～34	70～66
7～15	34～80	66～20

对照品溶液的制备 取蔓荆子黄素对照品适量，精密称定，加甲醇制成每1 ml含30 μg的溶液，即得。

供试品溶液的制备 取本品适量，研细，取约0.2 g，精密称定，置具塞锥形瓶中，精密加入甲醇20 ml，称定重量，超声处理（功率250 W，频率40 kHz）40分钟，放冷，再称定重量，用甲醇补足减失的重量，摇匀，滤过，取续滤液，即得。

测定法 分别精密吸取对照品溶液与供试品溶液各 1 μl，注入液相色谱仪，测定，即得。

本品每 1 g 含蔓荆子黄素（$C_{19}H_{18}O_8$）应为 0.8 mg～2.8 mg。

【规格】 每 1 g 配方颗粒相当于饮片 6.2 g

【贮藏】 密封。

甘肃省药品监督管理局
中药配方颗粒标准

标准号：PFKLBZ-094-2021

槟榔配方颗粒

Binglang Peifangkeli

【来源】　本品为棕榈科植物槟榔 *Areca catechu* L.的干燥成熟种子经炮制并按标准汤剂主要质量指标加工制成的配方颗粒。

【制法】　取槟榔饮片 10000 g，加水煎煮，滤过，滤液浓缩成清膏（干浸膏出膏率为5.5%～10.0%），加辅料适量，干燥（或干燥，粉碎），再加辅料适量，混匀，制粒，制成 1000 g，即得。

【性状】　本品为浅棕红色至红棕色的颗粒；气微，味涩、微苦。

【鉴别】　取本品 1 g，研细，加无水乙醇 20 ml，超声处理 20 分钟，滤过，滤液蒸干，残渣加无水乙醇 1 ml 使溶解，作为供试品溶液。另取槟榔对照药材 1 g，加乙醚 50 ml，再加碳酸盐缓冲液（取碳酸钠 1.91 g 和碳酸氢钠 0.56 g，加水使溶解成 100 ml，即得）5 ml，放置 30 分钟，时时振摇，加热回流 30 分钟，分取乙醚液，挥干，残渣加甲醇 1 ml 使溶解，置具塞离心管中，静置 1 小时，离心，取上清液作为对照药材溶液。再取氢溴酸槟榔碱对照品，加甲醇制成每 1 ml 含1.5 mg 的溶液，作为对照品溶液。照薄层色谱法（中国药典 2020 年版　通则 0502）试验，吸取上述三种溶液各 5 μl，分别点于同一硅胶 G 薄层板上，以环己烷-乙酸乙酯-浓氨试液（7.5：7.5：0.2）为展开剂，置氨蒸气预饱和的展开缸内，展开，取出，晾干，置碘蒸气中熏至斑点清晰。供试品色谱中，在与对照药材色谱和对照品色谱相应的位置上，显相同颜色的斑点。

【特征图谱】　照高效液相色谱法（中国药典 2020 年版　通则 0512）测定。

色谱条件与系统适用性试验　以十八烷基硅烷键合硅胶为填充剂（柱长为 150 mm，内径为2.1 mm，粒径为 1.6 μm）；以乙腈为流动相 A，以 0.01 mol/L 磷酸二氢铵溶液（用磷酸调 pH 值至2.3）为流动相 B，按下表中的规定进行梯度洗脱；流速为每分钟 0.25 ml；柱温为 15 ℃；检测波长为 215 nm。理论板数按槟榔碱峰计算应不低于 3000。

时间（分钟）	流动相A(%)	流动相B(%)
0～6	0	100
6～7	0→9	100→91
7～25	9→24	91→76
25～27	24	76

参照物溶液的制备　取槟榔对照药材0.5 g，置具塞锥形瓶中，加入水25 ml，超声处理（功率250 W，频率40 kHz）30分钟，摇匀，滤过，取续滤液，作为对照药材参照物溶液。另取〔含量测定〕项下对照品溶液，作为对照品参照物溶液。再取儿茶素对照品适量，加70%甲醇制成每1 ml含0.4 mg的溶液，作为对照品参照物溶液。

供试品溶液的制备　取本品适量，研细，取约0.1 g，精密称定，置具塞锥形瓶中，精密加入水25 ml，密塞，称定重量，超声处理（功率250 W，频率40 kHz）30分钟，放冷，再称定重量，用水补足减失的重量，摇匀，滤过，取续滤液，即得。

测定法　分别精密吸取对照品溶液与供试品溶液各1 μl，注入液相色谱仪，测定，即得。

供试品色谱中应呈现5个特征峰，并与对照药材参照物色谱中5个特征峰保留时间相对应；其中峰2、峰4应分别与相应对照品参照物峰的保留时间相对应。

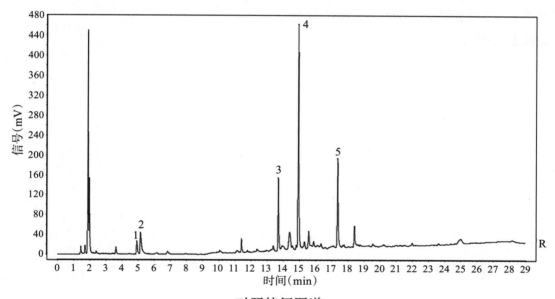

对照特征图谱

峰2：槟榔碱；峰4：儿茶素

色谱柱：CORTECS T3；2.1 mm×150 mm，1.6 μm

【检查】　黄曲霉毒素　照真菌毒素测定法（中国药典2020年版　通则2351）测定。

本品每1000 g含黄曲霉毒素B_1不得过5 μg，黄曲霉毒素G_2、黄曲霉毒素G_1、黄曲霉毒素B_2和黄曲霉毒素B_1的总量不得过10 μg。

其他　应符合颗粒剂项下有关的各项规定（中国药典2020年版　通则0104）。

【浸出物】　照醇溶性浸出物测定法项下的热浸法（中国药典2020年版　通则2201）测定，用乙醇作溶剂，不得少于25.0%。

【含量测定】　照高效液相色谱法（中国药典2020年版　通则0512）测定。

色谱条件与系统适用性试验　以十八烷基硅烷键合硅胶为填充剂（柱长为100 mm，内径为2.1 mm，粒径为1.8 μm）；以乙腈为流动相A，以0.01 mol/L磷酸氢二钾溶液（用磷酸调节pH值至8.5）为流动相B，按下表中的规定进行梯度洗脱；流速为每分钟0.30 ml；检测波长为215 nm。理论板数按槟榔碱峰计算应不低于3000。

时间(分钟)	流动相A(%)	流动相B(%)
0～6	13→17	87→83

对照品溶液的制备　取氢溴酸槟榔碱对照品适量，精密称定，加70%甲醇制成每1 ml含50 μg的溶液，摇匀，即得（槟榔碱重量=氢溴酸槟榔碱/1.5214）。

供试品溶液的制备　取本品适量，研细，取约0.2 g，精密称定，置具塞锥形瓶中，精密加入70%甲醇25 ml，密塞，称定重量，超声处理（功率250 W，频率40 kHz）30分钟，放冷，再称定重量，用70%甲醇补足减失的重量，摇匀，滤过，取续滤液，即得。

测定法　分别精密吸取对照品溶液与供试品溶液各1 μl，注入液相色谱仪，测定，即得。

本品每1 g含槟榔碱（$C_8H_{13}NO_2$）应为3.5 mg～10.0 mg。

【规格】　每1 g配方颗粒相当于饮片10 g

【贮藏】　密封。

甘肃省药品监督管理局
中药配方颗粒标准

标准号：PFKLBZ-078-2021

炒槟榔配方颗粒
Chaobinglang Peifangkeli

【来源】　本品为棕榈科植物槟榔 *Areca catechu* L. 的干燥成熟种子经炮制并按标准汤剂主要质量指标加工制成的配方颗粒。

【制法】　取炒槟榔饮片 10000 g，加水煎煮，滤过，滤液浓缩成清膏（干浸膏出膏率为 5%～9.5%），加辅料适量，干燥（或干燥，粉碎），再加入辅料适量，混匀，制粒，制成 1000 g，即得。

【性状】　本品为棕黄色至棕色的颗粒；气微，味涩，微苦。

【鉴别】　取本品 1 g，研细，加无水乙醇 20 ml，超声处理 20 分钟，滤过，滤液蒸干，残渣加无水乙醇 1 ml 使溶解，作为供试品溶液。另取槟榔对照药材 1 g，加乙醚 50 ml，再加碳酸盐缓冲液（取碳酸钠 1.91 g 和碳酸氢钠 0.56 g，加水使溶解成 100 ml，即得）5 ml，放置 30 分钟，时时振摇，加热回流 30 分钟，分取乙醚液，挥干，残渣加甲醇 1 ml 使溶解，置具塞离心管中，静置 1 小时，离心，取上清液作为对照药材溶液。再取氢溴酸槟榔碱对照品，加甲醇制成每 1 ml 含 1.5 mg 的溶液，作为对照品溶液。照薄层色谱法（中国药典 2020 年版　通则 0502）试验，吸取上述三种溶液各 5 µl，分别点于同一硅胶 G 薄层板上，以环己烷-乙酸乙酯-浓氨试液（7.5∶7.5∶0.2）为展开剂，置氨蒸气预饱和的展开缸内，展开，取出，晾干，置碘蒸气中熏至斑点清晰。供试品色谱中，在与对照药材色谱和对照品色谱相应的位置上，显相同颜色的斑点。

【特征图谱】　照高效液相色谱法（中国药典 2020 年版　通则 0512）测定。

色谱条件与系统适用性试验　以十八烷基硅烷键合硅胶为填充剂（柱长为 150 mm，内径为 2.1 mm，粒径为 1.6 µm）；以乙腈为流动相 A，以 0.01 mol/L 磷酸二氢铵溶液（用磷酸调 pH 值至 2.3）为流动相 B，按下表中的规定进行梯度洗脱；柱温为 15 ℃；流速为每分钟 0.25 ml；检测波长为 215 nm。理论板数按槟榔碱峰计算应不低于 3000。

时间（分钟）	流动相 A（%）	流动相 B（%）
0～6	0	100
6～7	0→9	100→91
7～25	9→24	91→76
25～27	24	76

参照物溶液的制备　取槟榔对照药材0.5 g，置具塞锥形瓶中，加入水25 ml，超声处理（功率250 W，频率40 kHz）30分钟，摇匀，滤过，取续滤液，作为对照药材参照物溶液。另取［含量测定］项下对照品溶液，作为对照品参照物溶液。再取儿茶素对照品适量，加70%甲醇制成每1 mg含0.4 mg的溶液，作为对照品参照物溶液。

　　供试品溶液的制备　取本品适量，研细，取约0.1 g，精密称定，置具塞锥形瓶中，精密加入水25 ml，密塞，称定重量，超声处理（功率250 W，频率40 kHz）30分钟，放冷，再称定重量，用水补足减失的重量，摇匀，滤过，取续滤液，即得。

　　测定法　分别精密吸取参照物溶液与供试品溶液各1 μl，注入液相色谱仪，测定，即得。

　　供试品色谱中应呈现5个特征峰，并与对照药材参照物色谱中5个特征峰保留时间相对应；其中峰2、峰4的保留时间应与相应对照品参照物峰的保留时间相对应。

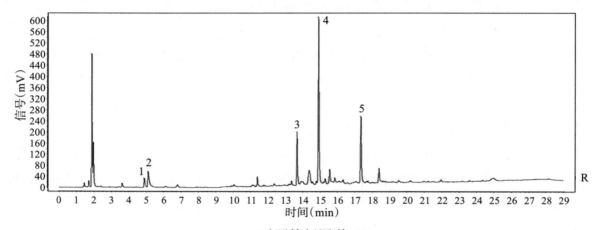

对照特征图谱

峰2：槟榔碱；峰4：儿茶素

色谱柱：CORTECS T3；2.1 mm×150 mm，1.6 μm

　　【检查】　黄曲霉毒素　照真菌毒素测定法（中国药典2020年版　通则2351）测定。

　　本品每1000 g含黄曲霉毒素B_1不得过5 μg，黄曲霉毒素G_2、黄曲霉毒素G_1、黄曲霉毒素B_2和黄曲霉毒素B_1的总量不得过10 μg。

　　其他　应符合颗粒剂项下有关的各项规定（中国药典2020年版　通则0104）。

　　【浸出物】　照醇溶性浸出物测定法项下的热浸法（中国药典2020年版　通则2201）测定，用乙醇作溶剂，不得少于25.0%。

　　【含量测定】　照高效液相色谱法（中国药典2020年版　通则0512）测定。

　　色谱条件与系统适用性试验　以十八烷基硅烷键合硅胶为填充剂（柱长为100 mm，内径为2.1 mm，粒径为1.8 μm）；以乙腈为流动相A，以0.01mol/L磷酸氢二钾溶液（用磷酸调节pH值至8.5）为流动相B，按下表中的规定进行梯度洗脱；流速为每分钟0.30 ml；检测波长为215 nm。理论板数按槟榔碱峰计算应不低于3000。

时间（分钟）	流动相A(%)	流动相B(%)
0~6	13→17	87→83

对照品溶液的制备 取氢溴酸槟榔碱对照品适量，精密称定，加70%甲醇制成每1ml含槟榔碱50 μg的溶液，摇匀，即得（槟榔碱重量=氢溴酸槟榔碱/1.5214）。

供试品溶液的制备 取本品适量，研细，取约0.2 g，精密称定，置具塞锥形瓶中，精密加入70%甲醇25 ml，密塞，称定重量，超声处理（功率250 W，频率40 kHz）30分钟，放冷，再称定重量，用70%甲醇补足减失的重量，摇匀，滤过，取续滤液，即得。

测定法 分别精密吸取对照品溶液与供试品溶液各1 μl，注入液相色谱仪，测定，即得。

本品每1 g含槟榔碱（$C_8H_{13}NO_2$）应为3.0 mg～10.0 mg。

【规格】 每1 g配方颗粒相当于饮片10 g

【贮藏】 密封。

甘肃省药品监督管理局
中药配方颗粒标准

标准号：PFKLBZ-081-2021

焦槟榔配方颗粒
Jiaobinglang Peifangkeli

【来源】　本品为棕榈科植物槟榔 *Areca catechu* L. 的干燥成熟种子经炮制并按标准汤剂主要质量指标加工制成的配方颗粒。

【制法】　取焦槟榔饮片10000 g，加水煎煮，滤过，滤液浓缩成清膏（干浸膏出膏率为5.6%～9.5%），加入辅料适量，干燥（或干燥，粉碎），再加入辅料适量，混匀，制粒，制成1000 g，即得。

【性状】　本品为浅棕红色至红棕色的颗粒；气微，味涩、微苦。

【鉴别】　取本品1 g，研细，加无水乙醇20 ml，超声处理20分钟，滤过，滤液蒸干，残渣加无水乙醇1 ml使溶解，作为供试品溶液。另取槟榔对照药材1 g，加乙醚50 ml，再加碳酸盐缓冲液（取碳酸钠1.91 g和碳酸氢钠0.56 g，加水使溶解成100 ml，即得）5 ml，放置30分钟，时时振摇，加热回流30分钟，分取乙醚液，挥干，残渣加甲醇1 ml使溶解，置具塞离心管中，静置1小时，离心，取上清液作为对照药材溶液。再取氢溴酸槟榔碱对照品，加甲醇制成每1 ml含1.5 mg的溶液，作为对照品溶液。照薄层色谱法（中国药典2020年版 通则0502）试验，吸取上述三种溶液各5 μl，分别点于同一硅胶G薄层板上，以环己烷-乙酸乙酯-浓氨试液（7.5：7.5：0.2）为展开剂，置氨蒸气预饱和的展开缸内，展开，取出，晾干，置碘蒸气中熏至斑点清晰。供试品色谱中，在与对照药材色谱和对照品色谱相应的位置上，显相同颜色的斑点。

【特征图谱】　照高效液相色谱法（中国药典2020年版 通则0512）测定。

色谱条件与系统适用性试验　以十八烷基硅烷键合硅胶为填充剂（柱长为150 mm，内径为2.1 mm，粒径为1.6 μm）；以乙腈为流动相A，以0.01 mol/L磷酸二氢铵溶液（用磷酸调pH值至2.3）为流动相B，按下表中的规定进行梯度洗脱；柱温为15 ℃；流速为每分钟0.25 ml；检测波长为215 nm。理论板数按槟榔碱峰计算应不低于3000。

时间（分钟）	流动相A（%）	流动相B（%）
0～6	0	100
6～7	0→9	100→91
7～25	9→24	91→76
25～27	24	76

参照物溶液的制备 取槟榔对照药材0.5 g，置具塞锥形瓶中，加入水25 ml，超声处理（功率250 W，频率40 kHz）30分钟，摇匀，滤过，取续滤液，作为对照药材参照物溶液。另取［含量测定］项下对照品溶液，作为对照品参照物溶液。再取儿茶素对照品适量，加70%甲醇制成每1 mg含儿茶素100 μg的溶液，作为对照品参照物溶液。

供试品溶液的制备 取本品适量，研细，取约0.1 g，精密称定，置具塞锥形瓶中，精密加入水25 ml，密塞，称定重量，超声处理（功率250 W，频率40 kHz）30分钟，放冷，再称定重量，用水补足减失的重量，摇匀，滤过，取续滤液，即得。

测定法 分别精密吸取对照品溶液与供试品溶液各1 μl，注入液相色谱仪，测定，即得。

供试品色谱中应呈现5个特征峰，并应与对照药材参照物色谱中5个特征峰保留时间相对应；其中峰2、峰4应分别与相应对照品参照物峰的保留时间相对应。

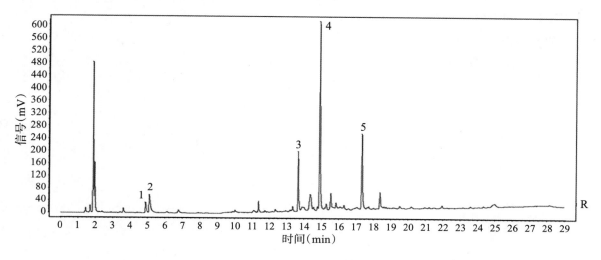

对照特征图谱

峰1：去甲槟榔碱；峰2：槟榔碱；峰3：原花青素B₁；

峰4：儿茶素；峰5：表儿茶素

色谱柱：CORTECS T3；2.1 mm×150 mm，1.6 μm

【检查】 黄曲霉毒素 照真菌毒素测定法（中国药典2020年版 通则2351）测定。

本品每1000 g含黄曲霉毒素B_1不得过5 μg，黄曲霉毒素G_2、黄曲霉毒素G_1、黄曲霉毒素B_2和黄曲霉毒素B_1的总量不得过10 μg。

其他 应符合颗粒剂项下有关的各项规定（中国药典2020年版 通则0104）。

【浸出物】 照醇溶性浸出物测定法项下的热浸法（中国药典2020年版 通则2201）测定，用乙醇作溶剂，不得少于25.0%。

【含量测定】 照高效液相色谱法（中国药典2020年版 通则0512）测定。

色谱条件与系统适用性试验 以十八烷基硅烷键合硅胶为填充剂；以乙腈为流动相A，以0.01 mol/L磷酸氢二钾溶液（用磷酸调节pH值至8.5）为流动相B，按下表中的规定进行梯度洗脱；流速为每分钟0.30 ml；检测波长为215 nm。理论板数按槟榔碱峰计算应不低于3000。

时间(分钟)	流动相A(%)	流动相B(%)
0~6	13→17	87→83

对照品溶液的制备　取氢溴酸槟榔碱对照品适量，精密称定，加70%甲醇制成每1 ml含槟榔碱50 μg的溶液，摇匀，即得（槟榔碱重量=氢溴酸槟榔碱/1.5214）。

供试品溶液的制备　取本品适量，研细，取约0.2 g，精密称定，置具塞锥形瓶中，精密加入70%甲醇25 ml，密塞，称定重量，超声处理（功率250 W，频率40 kHz）30分钟，放冷，再称定重量，用70%甲醇补足减失的重量，摇匀，滤过，取续滤液，即得。

测定法　分别精密吸取对照品溶液与供试品溶液各1 μl，注入液相色谱仪，测定，即得。

本品每1 g含槟榔碱（$C_8H_{13}NO_2$）应为3.0 mg～10.0 mg。

【规格】　每1 g配方颗粒相当于饮片10 g

【贮藏】　密封。

覆盆子配方颗粒

Fupenzi Peifangkeli

【来源】 本品为蔷薇科植物华东覆盆子 *Rubus chingii* Hu 的干燥果实经炮制并按标准汤剂的主要质量指标加工制成的配方颗粒。

【制法】 取覆盆子饮片 5000 g，加水煎煮，滤过，滤液浓缩成清膏（干浸膏出膏率为 10%～20%），加辅料适量，干燥（或干燥，粉碎），再加入辅料适量，混匀，制粒，制成 1000 g，分装，即得。

【性状】 本品为黄棕色至深棕色的颗粒；气微，味微酸涩、微苦。

【鉴别】 取本品 1 g，研细，加 70% 甲醇 20 ml，超声处理 30 分钟，滤过，滤液蒸干，残渣加甲醇 1 ml 使溶解，作为供试品溶液。另取覆盆子对照药材 3 g，加水 50 ml，煮沸 30 分钟，滤过，滤液蒸干，残渣加 70% 甲醇 20 ml，同法制成对照药材。再取椴树苷对照品，加甲醇制成每 1 ml 含 0.1 mg 的溶液，作为对照品溶液。照薄层色谱法（中国药典 2020 年版 通则 0502）试验，吸取供试品溶液与对照药材溶液各 5 μl，对照品溶液 2 μl，分别点于同一硅胶 G 薄层板上，以乙酸乙酯-甲醇-水-甲酸（90：4：4：0.5）为展开剂，展开，取出，晾干，喷以三氯化铝试液，在 105 ℃加热 3 分钟，置紫外光（365 nm）下检视。供试品色谱中，在与对照药材色谱和对照品色谱相应的位置上，显相同颜色的荧光斑点。

【特征图谱】 照高效液相色谱法（中国药典 2020 年版 通则 0512）测定。

色谱条件与系统适用性试验 以十八烷基硅烷键合硅胶为填充剂（柱长为 250 mm，内径为 4.6 mm，粒径为 5.0 μm）；以乙腈为流动相 A，以 0.2% 磷酸溶液为流动相 B，按下表中的规定进行梯度洗脱；流速为每分钟 1.0 ml；柱温为 25 ℃；检测波长为 254 nm。理论板数按鞣花酸峰计算应不低于 5000。

时间（分钟）	流动相 A（%）	流动相 B（%）
0～20	5→15	95→85
20～35	15→20	85→80
35～59	20→95	80→5
59～60	95→5	5→95

参照物溶液的制备 取覆盆子对照药材 3 g，置具塞锥形瓶中，加入水 50 ml，加热回流 30

分钟，滤过，滤液蒸干，残渣加70%甲醇20 ml溶解，作为参照物溶液。另取［含量测定］项下对照品溶液，作为对照品参照物溶液。再取没食子酸对照品，加甲醇制成每1 ml含2 μg的溶液，作为对照品参照物溶液。

供试品溶液的制备　取本品适量，研细，取约0.1 g，精密称定，置具塞锥形瓶中，精密加入70%甲醇50 ml，密塞，称定重量，超声处理（功率250 W，频率40 kHz）30分钟，放冷，再称定重量，用70%甲醇补足减失的重量，摇匀，滤过，取续滤液，即得。

测定法　分别精密吸取供试品溶液和参照物溶液各1 μl，注入液相色谱仪，测定，即得。

供试品色谱中应呈现5个特征峰，并应与对照药材参照物色谱中的5个特征峰的保留时间相对应；其中峰1、峰4应分别与相应对照品参照物峰的保留时间相对应。

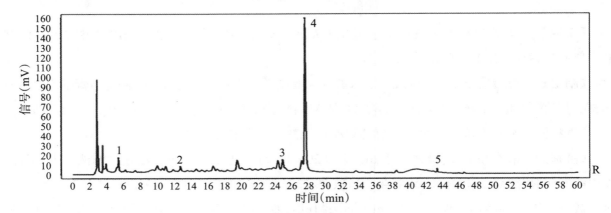

对照特征图谱

峰1：没食子酸；峰4：鞣花酸

色谱柱：XBridge C18；4.6 mm×250 mm，5 μm

【检查】　应符合颗粒剂项下有关的各项规定（中国药典2020年版　通则0104）。

【浸出物】　照醇溶性浸出物测定法（中国药典2020年版　通则2201）项下的热浸法测定，用乙醇作溶剂，不得少于10.0%。

【含量测定】　照高效液相色谱法（中国药典2020年版　通则0512）测定。

色谱条件与系统适用性试验　以十八烷基硅烷键合硅胶为填充剂（柱长为100 mm，内径为2.1 mm，粒径为1.8 μm）；以乙腈-0.2%磷酸溶液（15:85）为流动相，检测波长为254 nm。理论板数按鞣花酸峰计算应不低于3000。

对照品溶液的制备　取鞣花酸对照品适量，精密称定，加甲醇制成每1 ml含5 μg的溶液，摇匀，即得。

供试品溶液的制备　取本品适量，研细，取约0.02 g，精密称定，置具塞锥形瓶中，精密加入70%甲醇50 ml，密塞，称定重量，超声处理（功率250 W，频率40 kHz）30分钟，放冷，再称定重量，用70%甲醇补足减失的重量，摇匀，滤过，取续滤液，即得。

测定法　分别精密吸取对照品溶液与供试品溶液各1 μl，注入液相色谱仪，测定，即得。

本品每1 g鞣花酸（$C_{14}H_6O_8$）应为6.0 mg～22.0 mg。

【规格】　每1 g配方颗粒相当于饮片5 g

【贮藏】　密封。

对照物质

对照品

1,2,3,4,6-O-五没食子酰葡萄糖

3,5-O-二咖啡酰基奎宁酸

4-羟基苯甲酸

4-香豆酸

5-羟甲基糠醛

6-姜辣素

8-O-乙酰山栀苷甲酯

D-葡萄糖

D-无水葡萄糖

α-玉柏碱

β-蜕皮甾酮

阿夫儿茶精

阿魏酸

安石榴苷

安石榴林

白藜芦醇

杯苋甾酮

苯甲酰次乌头原碱

苯甲酰芍药苷

苯甲酰乌头原碱

苯甲酰新乌头原碱

表儿茶素

表小檗碱

槟榔次碱

丙氨酸

车叶草酸

橙黄决明素

橙皮苷

臭椿酮

川楝素

川续断皂苷VI

次乌头碱

大黄酚

大黄素

大黄素甲醚

大黄酸

单咖啡酰酒石酸

东莨菪内酯

椴树苷

对香豆酸

莪术烯醇

厄弗酚

儿茶素

非洲防己碱

佛手柑内酯 　　　　　　　　　　　甘氨酸

甘草次酸 　　　　　　　　　　　　甘草素

甘草酸 　　　　　　　　　　　　　杠柳次苷

杠柳毒苷 　　　　　　　　　　　　杠柳苷元

高良姜素 　　　　　　　　　　　　格列风内酯

果糖 　　　　　　　　　　　　　　红景天苷

胡黄连苷 I 　　　　　　　　　　　胡黄连苷 II

葫芦巴碱 　　　　　　　　　　　　槲皮苷

槲皮素 　　　　　　　　　　　　　槲皮素-3-O-β-D-吡喃葡萄糖醛酸苷

槲皮素-3-O-β-D-葡萄糖-7-O-β-D-龙胆双糖苷 　　槲皮素-3-O-新橙皮苷

花椒毒素 　　　　　　　　　　　　花旗松素

黄芪甲苷 　　　　　　　　　　　　黄芪皂苷 I

黄芪皂苷 II 　　　　　　　　　　　黄杞苷

黄曲霉毒素 B_1 　　　　　　　　　黄曲霉毒素 B_2

黄曲霉毒素 G_1 　　　　　　　　　黄曲霉毒素 G_2

甲槟榔次碱 　　　　　　　　　　　甲槟榔碱

甲基莲心碱 　　　　　　　　　　　芥子碱

精氨酸 　　　　　　　　　　　　　菊苣酸

咖啡酸 　　　　　　　　　　　　　苦杏仁苷

连翘苷 　　　　　　　　　　　　　连翘酯苷 A

连翘酯素 　　　　　　　　　　　　莲心季铵碱

莲心碱高氯酸盐 　　　　　　　　　亮氨酸

灵仙新苷 　　　　　　　　　　　　龙胆苦苷

芦丁 　　　　　　　　　　　　　　芦荟大黄素

鲁斯可皂苷元 　　　　　　　　　　罗汉果皂苷 V

绿原酸 　　　　　　　　　　　　　氯化两面针碱

马钱苷 　　　　　　　　　　　　　马钱苷酸

麦冬皂苷 C 　　　　　　　　　　　麦冬皂苷 D

蔓荆子黄素 　　　　　　　　　　　毛两面针素

毛蕊花糖苷 　　　　　　　　　　　毛蕊异黄酮

毛蕊异黄酮葡萄糖苷 　　　　　　　没食子酸

没食子酸甲酯 　　　　　　　　　　蒙花苷

棉子糖　　　　　　　　　　　　　　牡荆素

木兰花碱　　　　　　　　　　　　　木通苯乙醇苷B

拟人参皂苷 F_{11}　　　　　　　　　　鸟苷

尿苷　　　　　　　　　　　　　　　尿囊素

脯氨酸　　　　　　　　　　　　　　七叶皂苷A

七叶皂苷B　　　　　　　　　　　　七叶皂苷C

七叶皂苷D　　　　　　　　　　　　七叶皂苷钠

齐墩果酸　　　　　　　　　　　　　羌活醇

羟基红花黄色素A　　　　　　　　　芹菜素

芹菜素-7-O-β-D-葡萄糖醛酸苷　　　青藤碱

氢化原阿片碱　　　　　　　　　　　氢溴酸槟榔碱

去氢厄弗酚　　　　　　　　　　　　去乙酰车叶草酸

去乙酰车叶草酸甲酯　　　　　　　　人参皂苷 Rb_1

人参皂苷Re　　　　　　　　　　　　人参皂苷Rf

人参皂苷 Rg_1　　　　　　　　　　　人参皂苷Ro

鞣花酸　　　　　　　　　　　　　　肉苁蓉苷F

肉桂酸　　　　　　　　　　　　　　色氨酸

沙苑子苷　　　　　　　　　　　　　山奈酚-3-O-新橙皮苷

山奈酚-3-O-龙胆二糖苷　　　　　　山奈酚-3-O-芸香糖苷

山奈素　　　　　　　　　　　　　　山栀苷甲酯

芍药苷　　　　　　　　　　　　　　薯蓣皂苷

薯蓣皂苷　　　　　　　　　　　　　薯蓣皂苷元

水麦冬酸　　　　　　　　　　　　　水苏糖

水仙苷　　　　　　　　　　　　　　四氢黄连碱

松柏醇　　　　　　　　　　　　　　甜菜碱

土大黄苷　　　　　　　　　　　　　乌头碱

五味子醇甲　　　　　　　　　　　　五味子甲素

五味子酯甲　　　　　　　　　　　　仙茅苷

腺苷　　　　　　　　　　　　　　　香草醛

香草酸　　　　　　　　　　　　　　香蒲新苷

缬氨酸　　　　　　　　　　　　　　辛弗林

新绿原酸　　　　　　　　　　　　　新乌头碱

亚油酸	盐酸巴马汀
盐酸黄连碱	盐酸小檗碱
盐酸药根碱	杨梅苷
乙酸龙脑酯	乙氧基白屈菜红碱
异茳草苷	异槲皮苷
异莲心碱	异绿原酸A
异毛蕊花糖苷	异欧前胡素
异鼠李素	异鼠李素-3-*O*-β-D-葡萄糖苷
异鼠李素-3-*O*-新橙皮苷	异香草醛
银杏内酯B	银杏内酯C
隐绿原酸	原儿茶酸
原花青素B$_2$	原薯蓣皂苷
原纤细薯蓣皂苷	獐牙菜苦苷
蔗糖	重楼皂苷Ⅰ
重楼皂苷Ⅱ	重楼皂苷Ⅶ
猪苓酮A	猪苓酮B
竹节香附素A	紫草氰苷
紫花前胡苷	

对照药材

艾叶	菝葜
白果仁	白花蛇舌草
白前(柳叶白前)	白屈菜
白芍	半夏
北沙参	萹蓄
槟榔	赤芍(川赤芍)
川楝子	川牛膝
垂盆草	椿皮
大腹皮	大黄(唐古特大黄)
大血藤	当归尾
灯心草	地锦草(斑地锦)

丁香　　　　　　　　　　　　　独一味

莪术(广西莪术)　　　　　　　　粉萆薢

凤仙透骨草　　　　　　　　　　浮萍

覆盆子　　　　　　　　　　　　杠板归

高良姜　　　　　　　　　　　　枸杞子

龟甲　　　　　　　　　　　　　海金沙

红参　　　　　　　　　　　　　红花

红景天　　　　　　　　　　　　胡黄连

葫芦巴　　　　　　　　　　　　槐米

黄精　　　　　　　　　　　　　黄连

黄芪甲苷　　　　　　　　　　　鸡冠花

坚龙胆　　　　　　　　　　　　金荞麦

金樱子　　　　　　　　　　　　韭菜子

决明子(钝叶决明)　　　　　　　荔枝核

连翘　　　　　　　　　　　　　莲须

莲子　　　　　　　　　　　　　莲子心

两面针　　　　　　　　　　　　两头尖

凌霄花　　　　　　　　　　　　龙脷叶

芦根　　　　　　　　　　　　　路路通

罗汉果　　　　　　　　　　　　麻黄根

马齿苋　　　　　　　　　　　　麦冬

蔓荆子　　　　　　　　　　　　猫爪草

密蒙花　　　　　　　　　　　　木瓜

木通(三叶木通)　　　　　　　　南五味子

牛膝　　　　　　　　　　　　　蒲黄

牵牛子　　　　　　　　　　　　羌活

青风藤　　　　　　　　　　　　青蒿

拳参　　　　　　　　　　　　　人参

三棱　　　　　　　　　　　　　沙苑子

砂仁(阳春砂)　　　　　　　　　山药

伸筋草　　　　　　　　　　　　石榴皮

水红花子　　　　　　　　　　　丝瓜络

娑罗子　　　　　　　　　桃仁（山桃）

天葵子　　　　　　　　　葶苈子（播娘蒿）

威灵仙（东北铁线莲）　　五味子

西洋参　　　　　　　　　仙鹤草

仙茅　　　　　　　　　　香加皮

小蓟　　　　　　　　　　小通草

续断　　　　　　　　　　银柴胡

玉竹　　　　　　　　　　皂角刺

枳实（甜橙）　　　　　　重楼

猪苓

索 引

中文索引（标准号）

（按汉语拼音顺序排序）

A

汉语拼音索引

（按汉语拼音顺序排序）

A

B

C

D

E

F

G

H